Görres/Roes/Mittnacht/Biehl/Klün
Strategien der Qualitätsentwicklung in Pflege und Betreuung

Strategien der Qualitätsentwicklung in Pflege und Betreuung

Genesis, Strukturen und künftige
Ausrichtung der Qualitätsentwicklung
in der Betreuung von Menschen mit
Pflege- und Hilfebedarf

von
Prof. Dr. Stefan Görres
Prof. Dr. Martina Roes
Barbara Mittnacht
Maria Biehl
Silvia Klün

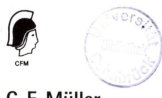

C. F. Müller

Bibliografische Information Der Deutschen Bibliothek

Die Deutsche Bibliothek verzeichnet diese Publikation in der Deutschen Nationalbibliografie; detaillierte bibliografische Daten sind im Internet über http://dnb.ddb.de abrufbar.

© 2006 C. F. Müller Verlag,
Verlagsgruppe Hüthig Jehle Rehm GmbH, Heidelberg
Printed in Germany
Satz: Fotosatz Janß, Pfungstadt
Druck und Bindung: Gulde Druck, Tübingen
ISBN 3-8114-3449-7

Vorwort der Herausgeber
und
Einführung zum Thema

Dieses Gutachten wurde im Rahmen des vom Bundesministerium für Familie, Senioren, Frauen und Jugend (BMFSFJ) geförderten Modellvorhabens „Qualitätsentwicklung in Pflege und Betreuung" von der Bundeskonferenz zur Qualitätssicherung im Gesundheits- und Pflegewesen (BUKO-QS) in Auftrag gegeben. In der BUKO-QS wirken Expertinnen und Experten aus Praxis und Wissenschaft zusammen, um aus interessenunabhängiger Perspektive und vor dem Hintergrund unterschiedlicher beruflicher Erfahrungen und Disziplinen zu grundlegenden Fragen der Qualitätssicherung im Gesundheits- und Pflegewesen Stellung zu beziehen. In diesem Kontext steht das Engagement der BUKO-QS, mit Hilfe des vom BMFSFJ geförderten Modellvorhabens „Qualitätsentwicklung in Pflege und Betreuung" erstmals interdisziplinäre wissenschaftsbasierte Qualitätsniveaus auf der Grundlage unabhängigen Sachverstandes als wissenschaftlich-professionelle Standards zu entwickeln. Dies geschieht auch mit der qualitätspolitischen Absicht, eine Verstetigung der Entwicklung evidenzbasierter Pflege, Betreuung und Hauswirtschaft anzustoßen.

Das Modellvorhaben greift zentrale Fragestellungen der aktuellen Qualitätsentwicklung und der Förderung des Qualitätssicherungssystems im Feld von Pflege, Betreuung und hauswirtschaftlicher Versorgung in der (stationären) Langzeitpflege auf. Dabei wird ein Berufsgruppen übergreifender und wissenschaftsbasierter interdisziplinärer Ansatz verfolgt, der über den Rahmen der Sozialen Pflegeversicherung (SGB XI) hinaus reicht. Dies gilt sowohl für die ausgewählten Thematiken der Qualitätsentwicklung als auch für das Verfahren zur Entwicklung und Erprobung von Qualitätsniveaus. Mit der Wahl des Terminus „Qualitätsniveau" soll eine einengende Festlegung auf Begriffe wie Leitlinien und Standards mit unterschiedlichen Bezügen (z. B. Experten-, Verfahrens- oder Praxisstandards) vermieden werden, die monoprofessionell eingeführt sind und die hinsichtlich ihrer Entwicklung einer spezifischen Vorgehensweise unterliegen.

Die drei derzeit in der Entwicklung befindlichen und im Frühjahr 2006 zu präsentierenden und abzustimmenden Qualitätsniveaus behandeln folgende Thematiken:

- Ernährungs- und Flüssigkeitsversorgung von Menschen mit Einschränkungen in der oralen Nahrungsaufnahme,
- Mobilität und Sicherheit bei Menschen mit demenziellen Einschränkungen, und

- Gewährleistung von Aspekten persönlicher Lebensführung und Teilhabe von Menschen mit Pflege- und Betreuungsbedarf.

Wissenschaftsbasierte (Mindest-)Standards bilden einen Referenzpunkt für die verschiedenen Anstöße zur Sicherung und Entwicklung von Qualität in Pflege, Betreuung und Hauswirtschaft. Sie können nicht von einer staatlichen Stelle oder von einem Sozialleistungsträger oder von Prüfinstanzen (Heimaufsichtsbehörden, Medizinischer Dienst der Krankenversicherung) entwickelt werden. Da Qualität in Pflege, Betreuung und Hauswirtschaft eine gesamtgesellschaftliche Aufgabe ist, wie in § 8 Abs. 1 SGB XI festgestellt wird, ist die Entwicklung von Qualität als eine breit angelegte zivilgesellschaftliche Angelegenheit zu verstehen, an der neben den beteiligten Disziplinen auch Angehörige und sozial Engagierte mitwirken. Ausgangs- und Zielpunkt sind Wissenschaftlichkeit, Interdisziplinarität und Nutzerorientierung. Dabei sind zwei Dimensionen zu berücksichtigen: *qualitätswissenschaftlich* die exemplarische Entwicklung von wissenschaftsbasierten interdisziplinären Qualitätsniveaus und *qualitätspolitisch* das Bemühen um die Herstellung geeigneter Rechtsformen und Finanzierungsstrukturen, die die Unabhängigkeit der Qualitätsentwicklung gewährleisten und die den Interessensausgleich der daran Beteiligten sichern.

Die Entwicklung der genannten drei Qualitätsniveaus wird im Rahmen des Modellvorhabens „Qualitätsentwicklung in Pflege und Betreuung" begleitet durch die Erstellung von Expertisen, die den internationalen und nationalen Stand des Qualitätsmanagements präsentieren und analysieren. Mit Hilfe dieser Expertisen sollen Erkenntnisse darüber gewonnen und kommuniziert werden, auf welche Traditionen, Strukturen und Trends, die im Feld der Qualitätssicherung und -entwicklung vorzufinden sind, die Impulse treffen, die die BUKO-QS setzen will. Neben der mit diesem Band vorliegenden Expertise zur „Genesis, Struktur und künftigen Ausrichtung der Qualitätsentwicklung in der Betreuung von Menschen mit Pflege- und Hilfebedarf" befassen sich die beiden anderen Expertisen mit „Nationalen Strategien zur Qualitätssicherung im Pflegewesen an Beispielen ausgewählter Länder" und mit einer Analyse vorliegender Erfahrungen aus dem In- und Ausland zum Theorie-Praxis-Transfer von Instrumenten und Konzepten zur Qualitätsentwicklung. Eine Veröffentlichung aller Expertisen in dieser Schriftenreihe ist vorgesehen. Weiter zu erwähnen ist das von der Robert-Bosch-Stiftung finanzierte und in der Schriftenreihe der BUKO-QS bereits publizierte Gutachten „Qualitätssicherung in Pflege im Sozialrecht" von Prof. Dr. Karl-Jürgen Bieback (Hamburg). Dieses Gutachten kommt zu dem Ergebnis, dass eine breitere, über den Rahmen des SGB XI hinausweisende gesellschaftliche Verankerung der Qualitätssicherung rechtlich nicht nur möglich, sondern geboten erscheint.

Mit der hier vorliegenden Expertise wird in der Bundesrepublik Deutschland erstmals der Versuch unternommen, Traditionen, Strukturen und Trends in der Qualitätssicherung und -entwicklung verschiedener Betreuungssysteme (das sind: ambulante und stationäre Pflege, Akutpflege, Psychiatrie, Rehabilitation,

Behindertenhilfe sowie Kinder- und Jugendhilfe) herauszuarbeiten und vergleichend zu diskutieren. Dies ist insofern verdienstvoll, da bislang Qualitätsdiskurse primär systemspezifisch geführt und selten systemübergreifend verbunden werden. Eine gewisse Ausnahme stellen hier die aus der Industrie adaptierten Qualitätsmanagementsysteme dar, die systemübergreifend Verbreitung finden.

Qualitätssicherung und Qualitätsentwicklung in gesundheitlichen und sozialen personenbezogenen Dienstleistungen präsentieren sich heutzutage, so das Resümee der vorliegenden Expertise, äußerst heterogen. Diese Aussage gilt sowohl für jedes einzelne der untersuchten Betreuungssysteme intern als auch für den systemübergreifenden Vergleich. In keinem System ist es bis dato gelungen, einen Qualitätskonsens unter Einbeziehung maßgeblich Beteiligter, und sei es auch nur vorübergehend, herbeizuführen. Gefördert wird diese Heterogenität durch divergente Rahmenbedingungen, die auf nationaler Ebene im Sozialrecht gesetzt oder auf örtlicher und dann untergesetzlicher (vertraglicher) Ebene verhandelt werden.

Unterschiedlich ist auch die jeweilige Bedeutung „fachlicher Standards". Während im SGB V und SGB XI sogenannte Lege-artis-Klauseln Leistungsträger, Leistungserbringer und die Beteiligten binden – auch das Heimgesetz greift sie auf –, sind im Sozialhilferecht (SGB XII) und im Kinder- und Jugendhilferecht (SGB VIII) keine mit den wissenschaftlich-professionellen Standards vergleichbaren Verpflichtungen für Struktur-, Prozess- und Ergebnisqualität normiert. Zudem enthalten SGB XII und SGB VIII keine rechtliche Verpflichtung für Träger, ein internes Qualitätsmanagement kontinuierlich zu praktizieren. Wenn in diesen Betreuungssystemen teilweise analoge Aktivitäten zu konstatieren sind – und damit trotz aller Unterschiede systemübergreifend auch gemeinsame Elemente identifiziert werden können –, handelt es sich um Bottom-up-Ansätze vor allem zur fachlichen Weiterentwicklung der Prozessqualität oder um die durch größere Träger favorisierte Implementierung von Qualitätsmanagementsystemen zur Sicherung der Wirtschaftlichkeit. Wissenschaftlich-professionelle Standards und Qualitätsmanagementsysteme als „Eckpfeiler der Qualitätssicherung" (Karl-Jürgen Bieback) lassen sich im Kern also selbst in solchen Betreuungssystemen identifizieren, in denen hierzu keine rechtlichen Vorgaben bestehen. Obgleich Breite und Tiefe von Anstrengungen zur Qualitätssicherung und -entwicklung in allen Betreuungssystemen entscheidend durch Vorgaben des Gesetzgebers beeinflusst worden sind, motivieren vergleichbare Aktivitäten auch die Erfordernisse zur Steigerung von Effektivität und Effizienz sowie wettbewerbliche Steuerungen. Allerdings wurden solche Anstrengungen in keinem der analysierten Betreuungssysteme systematisch und nachhaltig institutionalisiert. Aus Sicht der BUKO-QS stellt sich deshalb unverändert die Aufgabe, konsistente und wissenschaftlich fundierte Qualitätssicherungssysteme unter Würdigung der je spezifischen Bedingungen in den einzelnen Betreuungssystemen zu entwickeln. Im Feld der Langzeitpflege, wo die Einführung eines Qualitätsmanagements bereits gesetzlich verpflichtend geregelt ist, muss ein solcher Anstoß auf die Verstetigung einer unabhängigen und disziplinübergreifenden Entwicklung wissenschaftsbegründeter Qualitätsniveaus zielen.

Es ist das Verdienst der vorliegenden Expertise, die Traditionen, Strukturen und Trends der Qualitätssicherung und -entwicklung in den genannten Betreuungssystemen in ihren jeweiligen Differenzen und Entsprechungen kenntlich gemacht zu haben. Es wird klar heraus gearbeitet, dass die nationale Qualitätsentwicklung in allen Betreuungssystemen weitergeführt werden muss. Als Prüfsteine fungieren: das Vorhandensein eines einheitlichen Qualitätskonsens, die Messbarkeit und Überprüfbarkeit, die Berücksichtigung wissenschaftlicher Erkenntnisse, die Beteiligung aller Akteure sowie die Neutralität und Universalität. Die BUKO-QS zieht aus der Expertise die Folgerung, dass gerade in der Reform der sozialen Sicherungssysteme eine Qualitätssicherung und -entwicklung, die solchen Prüfsteinen gerecht werden zu werden vermag, unabhängig von der Selbstverwaltung in der Sozialversicherung und leistungsträgerübergreifend verortet und einem breiten gesellschaftlichen Diskurs zugeführt werden muss.

Im Rahmen der BUKO-QS wurde diese Expertise von Prof. Dr. Gerhard Naegele in Zusammenarbeit mit Elisabeth Beikirch betreut.

Köln/Berlin, im September 2005

Gerd Naegele   Roland Schmidt

Die Bundeskonferenz für Qualitätssicherung im Gesundheits- und Pflegewesen e. V. wurde im November 1993 in Hamburg gegründet. Der Vorstand wird zur Zeit von Prof. Dr. Gerhard Igl, Hamburg (Vorsitz), Dr. Helmut Braun und Helmut Wallrafen-Dreisow gebildet.

Mitglieder der BUKO-QS sind:

Elisabeth Beikirch, Leiterin des vom BMFSFJ geförderten Modellvorhabens Qualitätsentwicklung von Pflege und Betreuung (Mitgliedschaft ruhend)

Dr. Helmut Braun, Vorsitzender des Vorstandes des KWA, Unterhaching/München,

Ute Braun, Direktorin der Hans-Weinberger-Akademie der Arbeiterwohlfahrt e. V., München

Klaus Ingo Giercke, Geschäftsbereichsleiter Sozial- und Verbandspolitik, AWO Bezirksverband Mittelrhein, Köln

Prof. Dr. Gerhard Igl, Direktor des Instituts für Sozialrecht und Sozialpolitik in Europa der Christian-Albrechts-Universität zu Kiel

Prof. Dr. Thomas Klie, Evangelische Fachhochschule Freiburg

Prof. Dr. Sabine Kühnert, Dipl. Psych., Professorin für Pflegewissenschaft an der Evangelischen Fachhochschule Rheinland – Westfalen – Lippe in Bochum, Leiterin des Friederike-Fliedner-Instituts für Praxisforschung im Gesundheits- und Sozialwesen an der Evangelischen Fachhochschule in Bochum

Prof. Dr. Gerd Naegele, Direktor des Forschungsinstituts für Gerontologie, Dortmund

Franz J. Stoffer, Dipl.-Vw. Geschäftsführer der CBT – Caritas-Betriebsführungs- und Trägergesellschaft mbH (CBT), Köln

Prof. Dr. Roland Schmidt, Fachhochschule Erfurt, FB Sozialwesen

Helmut Wallrafen-Dreisow, Geschäftsführer der Sozial-Holding der Stadt Mönchengladbach GmbH

Vorwort

Die vorliegende Publikation ist auf der Grundlage einer vom Institut für angewandte Pflegeforschung (iap), Universität Bremen, federführend erstellten Expertise entstanden, die im Auftrag der Bundeskonferenz für Qualitätssicherung im Gesundheits- und Pflegewesen e. V. (BUKO-QS) erstellt wurde. Diese und weitere Expertisen wurden von der Robert Bosch Stiftung, Stuttgart, gefördert.

An dieser Stelle möchte ich mich zum einen herzlich bei allen Mitgliedern der Arbeitsgruppe BUKO-QS für zahlreiche Diskussionen und wertvolle Anregungen bedanken, allen voran Frau Elisabeth Beikirch, Leiterin der Geschäftsstelle BUKO und Herrn Prof. Dr. Gerd Naegele, Universität Dortmund, der für die Betreuung dieser Expertise zuständig war. Zum anderen bedanke ich mich bei den Kooperationspartnerinnen und Mitarbeiterinnen, die maßgeblich an der Erstellung der Expertise beteiligt waren: Frau Prof. Dr. Martina Roes, Hochschule Bremen, Frau Barbara Mittnacht, Frau Maria Biehl und Frau Silvia Klün, alle Institut für angewandte Pflegeforschung (iap), Universität Bremen.

Anliegen der vorliegenden Publikation ist, eine analytische und kritische Übersicht über die Qualitätsentwicklung in Deutschland, ihre Genese, ihre Grundstruktur und ihre strategische Ausrichtung in verschiedenen Betreuungssystemen für Menschen mit Pflege- und Hilfsbedarf in strukturierter und – soweit möglich – vergleichender Weise darzustellen. Ausgangspunkt dabei ist die zentrale Feststellung der Autoren, dass Maßnahmen und Instrumente der Qualitätssicherung in Deutschland inzwischen seit mehr als 10 Jahren weit entwickelt sind, bisher aber keine systematische und durchweg vergleichbare sowie verpflichtende Anwendung erfolgte. Vor allem fehlt gerade für die Pflege – und dies im Unterschied zum jüngst eingerichteten Institut für Qualität und Wirtschaftlichkeit in der Medizin – eine Steuerung auf nationaler Ebene, die dies gewährleisten könnte.

Die Publikation soll an dieser Stelle die Diskussion um eine nationale Qualitätssicherungsstrategie insbesondere für die Pflege fundieren und inspirieren.

Bremen, im September 2005

Prof. Dr. Stefan Görres, Leiter des Instituts für angewandte Pflegeforschung (iap), Universität Bremen

Inhaltsverzeichnis

	Seite
1 Einleitung – Ziele der Expertise	1
2 Gegenstand und Aufbau der Expertise	5
3 Methoden zur Erhebung der Qualitätsaktivitäten in den verschiedenen Betreuungssystemen	9
3.1 Literaturrecherche	10
3.2 Experteninterviews	10
4 Entwicklung der Qualitätsaktivitäten in den verschiedenen Betreuungssystemen	13
4.1 Strukturen und Angebote in der ambulanten und (teil-)stationären Pflege	13
4.1.1 Qualitätsaktivitäten in der ambulanten und teil-/vollstationären Pflege	16
4.1.2 Gesetzliche Grundlagen zur Qualitätssicherung	18
4.1.3 Qualitätsmanagementsysteme und -ansätze	25
4.1.4 Instrumente und Methoden zur Qualitätsentwicklung	29
4.1.5 Qualitätssicherung durch externe Qualitätsprüfung bzw. -bewertung	34
4.1.6 Berufsgruppenübergreifende Qualitätsaktivitäten	39
4.1.7 Systemübergreifende Qualitätsaktivitäten	41
4.2 Strukturen und Angebote in der Akutpflege	43
4.2.1 Qualitätsaktivitäten in der Akutpflege	45
4.2.2 Gesetzliche Grundlagen zur Qualitätssicherung	47
4.2.3 Qualitätsmanagementsysteme und -ansätze	54
4.2.4 Instrumente und Methoden zur Qualitätsentwicklung	56
4.2.5 Qualitätssicherung durch externe Qualitätsprüfung	67
4.2.6 Berufsgruppenübergreifende Qualitätsaktivitäten	73
4.2.7 Systemübergreifende Aktivitäten zur Qualitätssicherung	74

	Seite
4.3 Strukturen und Angebote in der Psychiatrie	76
4.3.1 Qualitätsaktivitäten in der Psychiatrie	80
4.3.2 Gesetzliche Grundlagen zur Qualitätssicherung	80
4.3.3 Qualitätsmanagementsysteme und -ansätze	82
4.3.4 Instrumente und Maßnahmen zur Qualitätsentwicklung	84
4.3.5 Qualitätssicherung durch externe Qualitätsprüfungen bzw. -bewertung	88
4.3.6 Berufsgruppenübergreifende Qualitätsaktivitäten	90
4.3.7 Systemübergreifende Qualitätsaktivitäten	90
4.4 Strukturen und Angebote in der Rehabilitation	91
4.4.1 Qualitätsaktivitäten in der Rehabilitation	93
4.4.2 Gesetzliche Grundlagen zur Qualitätssicherung	93
4.4.3 Qualitätsmanagement und -ansätze	95
4.4.4 Qualitätssicherung durch externe Qualitätsprüfung bzw. -bewertung	97
4.4.5 Berufsgruppenübergreifende Qualitätsansätze	98
4.4.6 Systemübergreifende Qualitätsaktivitäten	98
4.5 Strukturen und Angebote in der Behindertenhilfe	100
4.5.1 Qualitätsaktivitäten in der Behindertenhilfe	102
4.5.2 Gesetzliche Vorgaben zur Qualitätssicherung	103
4.5.3 Qualitätsmanagementsysteme und -ansätze	105
4.5.4 Qualitätssicherung durch externe Qualitätsprüfung bzw. -bewertung	108
4.5.5 Berufsgruppenübergreifende Qualitätsaktivitäten	110
4.5.6 Systemübergreifende Qualitätsaktivitäten	110
4.6 Strukturen und Aufgaben in der Kinder- und Jugendhilfe	111
4.6.1 Qualitätsaktivitäten in der Kinder- und Jugendhilfe	116
4.6.2 Gesetzliche Grundlagen zur Qualitätssicherung	116
4.6.3 Qualitätsmanagementsysteme und -ansätze	118
4.6.4 Instrumente und Maßnahmen zur Qualitätsentwicklung	122
4.6.5 Qualitätssicherung durch externe Qualitätsprüfung bzw. -bewertung	125
4.6.6 Berufsgruppenübergreifende Qualitätsaktivitäten	127
4.6.7 Systemübergreifende Qualitätsaktivitäten	129
4.7 Zusammenfassung	130

Seite

5 Grundlegende Kategorien im Qualitätsdiskurs 133

   5.1 Der Qualitätsbegriff 133

   5.2 Qualitätsmanagementsysteme 141

      5.2.1 DIN EN ISO 9000 ff: 2000 143

      5.2.2 EFQM-Modell für Excellenz 144

   5.3 Zertifizierungs- und Bewertungsverfahren 148

      5.3.1 DIN EN ISO 9000-9004 149

      5.3.2 KTQ- (Kooperation für Transparenz und Qualität im Krankenhaus) 150

      5.3.3 proCum Cert- Zertifizierungen (pCC) 152

      5.3.4 EFQM – Bewertung 153

6 Betrachtung des Berufsrechts der Gesundheits-, Alten-, Kranken- und Kinderkrankenpflege sowie der Medizin in Bezug auf die Qualitätsentwicklung 157

   6.1 Berufsrecht der Pflegeberufe 157

      6.1.1 Direktes Berufsrecht 158

      6.1.2 Indirektes Berufsrecht der Pflegeberufe 164

   6.2 Berufsrecht der Ärzte 170

   6.3 Zusammenfassung 174

7 Bewertung der Qualitätsaktivitäten in den verschiedenen Betreuungssystemen 177

   7.1 Einheitlicher Qualitätskonsens 179

   7.2 Messbarkeit und Überprüfbarkeit 186

   7.3 Berücksichtung wissenschaftlicher Erkenntnisse 190

   7.4 Beteiligung aller Akteure 195

   7.5 Neutralität 199

   7.6 Universalität 201

8 Stand der nationalen Diskussion um Qualitätssicherung 203

   8.1 Handlungsempfehlungen zur nationalen Qualitätssicherung 203

   8.2 Abschließendes Fazit: Zukünftiges Qualitätsmanagement ist Change Management 214

9 Literaturverzeichnis 217

Abbildungsverzeichnis

Abb. 1	Aufbau der Expertise	6
Abb. 2	Inhaltliche Dimensionen	7
Abb. 3	Methoden der Expertise	9
Abb. 4	Qualitätsziele der Gesundheitsministerkonferenz 1999	46
Abb. 5	Entwicklung von Qualitätsaktivitäten	132
Abb. 6	Qualitätsmanagementsysteme im Vergleich	146
Abb. 7	Einführung von Qualitätsmanagementsystemen	147
Abb. 8	Vergleich Ausbildungsziele: Gesundheits-/Kranken- und Altenpflege	161

Abkürzungsverzeichnis

ADS	Qualitätsmanagementhandbuch ambulanter Dienste – Sozialstationen der Harzkliniken
AEK	Arbeiter-Ersatzkassen-Verband AGP Aktion gegen Gewalt in der Pflege
AOK	Allgemeine Ortskrankenkasse
AQS	Arbeitsgemeinschaft zur Förderung der Qualität in der Medizin
AQUA	Institut für angewandte Qualitätsförderung und Forschung im Gesundheitswesen
ASTO-Handbuch	Handbuch zur Qualitätssicherung in der ambulanten Substitutionstherapie
AWMF	Arbeitsgemeinschaft Wissenschaft-medizinischer Fortschritt
ÄZQ	Ärztliches Zentrum Qualitätssicherung
BADO	Basisdokumentation für einen Leistungsvergleich
BAGFW	Bundesarbeitsgemeinschaft der Freien Wohlfahrtspflege
BÄK	Bundesärztekammer
BEB	Bundesverband evangelischer Behindertenhilfe e. V.
BfA	Bundesversicherungsanstalt für Angestellte
BMBF	Bundesministerium für Bildung und Forschung
BMGS	Bundesministerium für Gesundheit und Soziales
BPflV	Bundespflegesatzverordnung
BQS	Bundesgeschäftsstelle Qualitätssicherung gGmbH
BSC	Balanced Scorecard
BSHG	Bundessozialhilfegesetz
BUKO-QS	Bundeskonferenz zur Qualitätssicherung im Gesundheits- und Pflegewesen e. V.
BVDN	Bundesverband Deutscher Nervenärzte

Abkürzungsverzeichnis

BZPH	Berliner Zentrum Public Health
CBO	Centraal Begeleidingsorgaan voor de Intercollegiale Toesting
DBfK	Deutscher Berufsverband für Krankenpflege
DEGEMED	Modell der Deutschen Gesellschaft für Medizinische Rehabilitation
DemoProQM	Demonstrationsprojekt Qualitätsmanagement im Krankenhaus
DGPPN	Deutsche Gesellschaft für Psychiatrie, Psychotherapie und Nervenheilkunde
DIN ISO 9000	International Standard Organization; Normierung unterschiedlicher europäischer Qualitätsmaßstäbe und Ansprüche, Festlegung von Mindestanforderungen
DKG	Deutsche Krankenhausgesellschaft
DKI	Deutsches Krankenhausinstitut
DNQP	Deutsches Netzwerk für Qualitätsentwicklung in der Pflege
DPR	Deutscher Pflegerat
DPWV	Der Paritätische Wohlfahrtsverband
EBM	Evidence based medicine
EFOM	European Foundation of Quality Management
FED	Familienentlastende Dienste
Film	Fragebogen zur individuellen Lebensgestaltung von Menschen mit Behinderung
FMEA	Fehler-, Möglichkeits- und Einflussanalyse
GAP-Verfahren	Mitarbeiterentwicklung und -motivation durch Qualitätssicherung
G-BA	Gemeinsamer Bundesausschuss
GBM	Verfahren zur EDV-gestützten Gestaltung der Betreuung für Menschen mit Behinderung
G-DRG	German Diagnoses Related Groups
GKV	Gesetzliche Krankenversicherung
GMG	Gesetz zur Modernisierung der Gesetzlichen Krankenversicherung
GMK	Gesundheitsministerkonferenz
GPV	Gemeindepsychiatrische Verbünde

GQMG	Gesellschaft für Qualitätsmanagement in der Gesundheitsversorgung
H.M.B.-W.	Metzler-Verfahren zur Feststellung des Hilfebedarfs von Menschen mit Behinderung
HeimG	Heimgesetz
IAO	Fraunhofer Institut für Arbeitswirtschaft und Organisation
IGES	Institut für Gesundheits- und Sozialforschung GmbH Berlin
Interkik	Interprofessionelle Kommunikation im Krankenhaus
IQD	Institut für Qualitätskennzeichnung von sozialen Diensten
IQWiG	Institut für Qualität und Wirtschaftlichkeit im Gesundheitswesen
KFPV	Verordnung zum Fallpauschalensystem für Krankenhäuser
KHG	Krankenhausfinanzierungsgesetz
KKVD	Katholischer Krankenhausverband
KLiBB	Klientenbewertung zur Behandlungsbewertung
KTQ	Kooperation für Transparenz und Qualität im Krankenhaus
KVQ	Kontinuierlicher Qualitätsverbesserungsprozess
LEWO	Lebensqualität in Wohnstätten für erwachsene Menschen mit geistiger Behinderung
LQOL	Lancaster Quality life Bogen
LQV	Leistungs- und Qualitätsvereinbarungen
MDK	Medizinischer Dienst der Krankenkasse
NOG	2. Neuordnungsgesetz
PDCA-Zyklus	Plan-Do-Check-Act-Vorgehen
PflEg	Pflegeleistungsergänzungsgesetz
PiC	Bundesfachverband Psychiatrie der Caritas
PPM	Partizipatives Produktivitätsmanagement
PPQ	System Pro Psychiatrie Qualitätssystem
PQS	Pflegequalitätssiegel
PQsG	Pflegequalitätssicherungsgesetz
PQSG	Psychiatric Care Satisfaction Questionnaire

Psych-PV	Psychiatrie-Personalverordnung
QAP	Qualität als Prozess; Selbstbewertung von Einrichtungen entsprechend dem EFQM-Modell
QFD	Quality Function Development
QS-WfB	Instrumentarium zur Qualitätssicherung und Qualitätsentwicklung in Werkstätten für Behinderte der Lebenshilfe
QUOFHI	Qualitätssicherung Offener Hilfen für Menschen mit Behinderung. Ein Instrument zur Qualitätsdokumentation und -evaluation
RAL	Deutsches Institut für Gütezeichen und Kennzeichnung e. V.
SEA	Selbstbewertungssystem für stationäre Einrichtungen in der Altenhilfe
SGB I	Sozialgesetzbuch I
SGB IX	Sozialgesetzbuch IX
SGB V	Sozialgesetzbuch V
SGB XI	Sozialgesetzbuch XI
Siesta	Standardisiertes Instrumentarium zur Evaluation von Einrichtungen in der stationären Altenhilfe
Socialcert-GmbH	Gesellschaft zur Zertifizierung von Organisationen und Dienstleistungen im sozialen Bereich in Europa
SYLQUE	System der Leistungsbeschreibung, Qualitätsbeschreibung, Qualitätsprüfung und Entgeltberechnung
TQM	Total Quality Management
TUBB 2000	Instrument zur differenzierten Erfassung von Zufriedenheit psychiatrischer Patienten
VdAK	Verband der Angestellten-Krankenkasse
VEEMB	Verband evangelischer Einrichtungen für Menschen mit geistiger und seelischer Behinderung
WHO	World Health Organization
ZUF-3	Patientenfragebogen
ZUF-8	Patientenfragebogen

1 Einleitung – Ziele der Expertise

Barbara Mittnacht/ Stefan Görres

In den vergangenen Jahren hat in Deutschland in fast allen Betreuungssystemen für Menschen mit Pflege- und Hilfebedarf das Thema Qualität an gesellschaftspolitischer Bedeutung gewonnen. Für die zunehmende öffentliche Aufmerksamkeit werden im Wesentlichen zwei Gründe angeführt: Durch den demographischen Wandel und den damit verbundenen Anstieg älterer und pflegeabhängiger Menschen zeichnet sich in Deutschland eine Problemlage ab, in der zunehmend die Frage nach mehr Versorgungs- und Lebensqualität von Menschen mit Pflege- und Hilfebedarf gestellt wird. Zudem hat sich in der Bevölkerung in Fragen der Qualität gesundheitlicher und sozialer Versorgung für alle Bereiche ein neues Qualitätsbewusstsein entwickelt. Dies gerade auch im Hinblick auf die Lebensqualität in Einrichtungen für Menschen mit Pflege- und Hilfebedarf. Des Weiteren sind neue Gesetzgebungen Ausgangspunkt dafür geworden, dass interne und externe Qualitätssicherung ein Schlüsselthema für die Verantwortlichen im Gesundheits- und Sozialwesen geworden ist. Der Gesetzgeber hat dabei nicht nur die Aufforderung zur Qualitätserbringung und Qualitätssicherung zu einem zentralen Thema erhoben, sondern auch die Diskussion um die Standardisierung in der pflegerischen und sozialen Arbeit in die Öffentlichkeit gebracht und damit, als Ausdruck der Verantwortung für die gesundheitliche Versorgung der Bevölkerung und als wesentlicher Ausgangspunkt für die Qualitätssicherung, bedarf es hoher Qualitätsanforderungen an das deutsche Gesundheits- und Sozialwesen. Erstmalig bundesweit einheitlich geregelt wurde die Qualitätssicherung im Gesundheitsreformgesetz (GRG) von 1989 und im Gesundheitsstrukturgesetz (GSG) von 1993 (SGB V und SGB XI) sowie im GKV-Modernisierungsgesetz (GMG) von 2004. Die Regelungen zielen angesichts der Kostenentwicklung im Gesundheitswesen insbesondere darauf ab, die Wirtschaftlichkeit der Leistungserbringung zu erhöhen. Mit der Einführung der Pflegeversicherung 1995 wurde für den Bereich der ambulanten und stationären Pflegeeinrichtungen Qualitätssicherung als eigenständiges Themenfeld auf die Agenda gesetzt. In der Folge forderten die Gesundheitsminister der Länder im Juni 1999 einen substantiellen Fortschritt in Richtung einer zeitgemäßen Qualitätskultur im Gesundheitswesen. Zur angestrebten Qualitätskultur zählen sie u. a. eine tatsächliche Orientierung an den Interessen und Bedürfnissen der Adressaten bzw. Nutzer sowie die Gewährleistung von Qualität und Sicherheit durch geeignete Verfahren des internen Qualitätsmanagements und der internen sowie externen Qualitätssicherung von Einrichtungen.

1 Einleitung – Ziele der Expertise

Schließlich sind im Rahmen des Gesundheitsstrukturgesetzes des Jahres 2000 die Verpflichtungen zur Qualitätssicherung für den Geltungsbereich des SGB V nochmals erweitert worden.

Mit dem Inkrafttreten des Pflegequalitätssicherungsgesetzes (PQsG) im Jahr 2002 wird der Verpflichtungsgrad zur Einführung eines Qualitätsmanagements und dessen Überprüfung weiter erhöht. Der Gesetzgeber hat den ambulanten und stationären Pflegeeinrichtungen zum Nachweis eines eingeführten Qualitätsmanagements eine Frist bis Anfang 2004 gesetzt. Die dafür notwendige Qualitätsentwicklung wurde und wird dabei von den einzelnen Partnern und Einrichtungen im Gesundheits- und Sozialwesen als Herausforderung ernst genommen. Durchweg in allen Betreuungsformen ist zu beobachten, dass vielfältige Aktivitäten zur Sicherung und Weiterentwicklung der Qualität in Betreuung und Pflege initiiert werden.

Ein zentraler Punkt der Diskussionen liegt in der Erkenntnis, dass es in Deutschland der breiten Verankerung einer Qualitätsdiskussion bedarf, die alle Akteure des Gesundheits- und Sozialwesens in Qualitätssicherungsmaßnahmen einbindet. Zudem hat sich der Sachverständigenrat in seinem Gutachten 2000/2001 für eine stärkere Einbindung des Adressaten/Nutzers in der Versorgung ausgesprochen. Bisher, so wird vom Rat kritisiert, steht diese Forderung oft im Widerspruch zu Verhaltensmustern und Abläufen in Institutionen und Professionen des Gesundheitswesens. Um der Zielsetzung der sektoren- und systemübergreifenden Qualitätsaktivitäten nachzukommen, ist die Entwicklung und Erweiterung neuer tragfähiger Rahmenbedingungen erforderlich, die eine kooperative Beteiligung aller Akteure ermöglicht. Es gilt, sich gemeinsam auf Qualitätsniveaus zu verständigen und wirksame Verfahren der Qualitätssicherung zu entwickeln, um eine langfristige und nachhaltige Qualitätsentwicklung zu fördern. Die Implementierung eines Rahmenkonzeptes zur Qualitätssicherung, das sich durch Transparenz, Wissenschaftlichkeit und unabhängigen Sachverstand auszeichnet, kann damit zu einem wesentlichen Bestandteil der nationalen Qualitätsentwicklung werden.

Die Bundeskonferenz zur Qualitätssicherung im Gesundheits- und Pflegewesen e. V. (BUKO-QS) verfolgt im Auftrag des Bundesministeriums für Familie, Senioren, Frauen und Jugend (BMFSFJ) die Entwicklung national verbindlicher Qualitätsniveaus für den Bereich der Pflege und Betreuung. Zur erfolgreichen Einführung und Etablierung eines systematischen und berufsgruppenübergreifenden, nationalen Gesamtkonzeptes zur Qualitätssicherung bedarf es fundierter Kenntnisse über die Genese der Qualitätsaktivitäten in den einzelnen Bereichen. Zu diesem Zweck wurde eine Expertise zu methodischen und verfahrensmäßigen Strategien gegenwärtiger Qualitätsentwicklungen in Deutschland in Auftrag gegeben.

Die Ziele dieser Expertise sind im Einzelnen:
- eine Darstellung der derzeitigen nationalen Grundstruktur und strategischen Ausrichtung der aktuellen Qualitätsaktivitäten,

- eine Bewertung des gegenwärtigen Qualitätssicherungssystems in Deutschland
- und die Ableitung von zentralen Handlungsempfehlungen für Erfolg versprechende Qualitätssicherungsaktivitäten.

Eine Bestandsaufnahme der Qualitätssicherungsaktivitäten muss immer unvollständig bleiben und veraltet sehr schnell. Viele Akteure verstehen unter Qualitätssicherung trotz nationaler und internationaler Standardisierungsbemühungen immer noch Unterschiedliches. Die Entwicklung qualitätssichernder Maßnahmen hat sich nicht zuletzt aufgrund gesetzlicher Vorschriften und öffentlicher Förderungsprogramme in den letzten Jahre deutlich beschleunigt, so dass die „Halbwertzeit" einer Bestandsaufnahme relativ niedrig ist und diese daher kontinuierlich fortgeführt werden muss.

2 Gegenstand und Aufbau der Expertise

Barbara Mittnacht/ Stefan Görres

In die Recherche und Analyse wurden alle sozialen und gesundheitlichen Felder einbezogen, um ein möglichst vollständiges Bild über die aktuelle deutsche Qualitätsentwicklung zu erhalten: Pflege und Betreuung, medizinische Akutversorgung, Psychiatrie, berufliche, medizinische und geriatrische Rehabilitation, Behindertenhilfe sowie Kinder- und Jugendhilfe. Dabei wurden diese Felder nach den dort jeweils tätigen zentralen Berufsgruppen untersucht.

Ein Schwerpunkt bei der Recherche nach Qualitätsstrategien lag im Auffinden managementbezogener Ansätze einzelner Einrichtungen oder ihrer Träger und Verbände. In den beiden Bereichen Pflege und Betreuung und Medizinische Akutversorgung wurden in der Analyse alle Bereiche aufgenommen. Im Feld der Psychiatrie wurden grundsätzlich alle Bereiche bis auf die forensische Psychiatrie in der Expertise berücksichtigt. Im Bereich Rehabilitation bezieht sich die Analyse der Literatur schwerpunktmäßig auf die medizinische und geriatrische Rehabilitation. Die berufliche Rehabilitation fließt nur marginal in die Auswertung ein.

Das Ressort Behindertenhilfe zeichnet sich als sehr heterogenes Feld aus. Aufgrund der unzureichenden Anzahl an verfügbaren Fachpublikationen und Praxisberichten muss deshalb darauf verwiesen werden, dass lediglich die publizierte Literatur ausgewertet wurde und daher kein Anspruch auf Vollständigkeit besteht. Auch begrenzt sich die Analyse weitgehend auf Einrichtungen der Eingliederungshilfe nach dem Bundessozialhilfegesetz (BSHG). Die Bildungs- und Fördereinrichtungen der Behindertenhilfe wurden nur am Rande berücksichtigt.

Der Bericht zur Kinder- und Jugendhilfe bezieht sich vor allem auf die Qualitätsaktivitäten in Einrichtungen der Erziehungshilfe und der Jugendämter sowie der Kindertagesstätten. Ausgenommen sind hier die Bereiche der Kinder- und Jugendpsychiatrie, die im Einzelfall aufgrund des Betreuungsbedarfs bereichsübergreifend mit der Behindertenhilfe und der Kinder- und Jugendhilfe zusammenarbeiten. Weiterhin bleiben die Beratungsstellen und ehrenamtlichen Aktivitäten von Laien, die unterstützend in der Kinder- und Jugendhilfe mitwirken, unberücksichtigt. Die nachfolgende Abbildung (Abb. 1) zeigt die untersuchten Betreuungssysteme im Überblick.

2 Gegenstand und Aufbau der Expertise

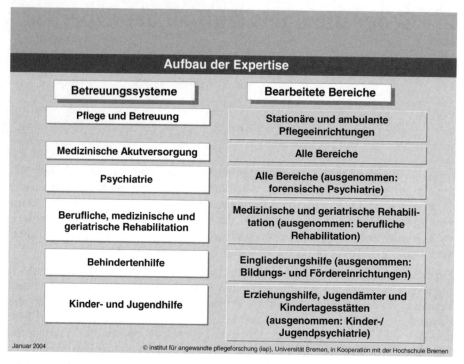

Abb. 1: Aufbau der Expertise

Die Beantwortung der zentralen Fragestellungen der Expertise erfolgt in zwei Schritten und entlang zweier inhaltlicher Dimensionen (Abb. 2).
- Zunächst werden die vielfältigen und unterschiedlichen nationalen Strategien zur Qualitätssicherung und -entwicklung in den einzelnen Betreuungssystemen mittels eines einheitlichen Schemas in strukturierter und systematischer Form vorgestellt (Kap. 4). Besonders berücksichtigt werden dabei die Aspekte „Qualitätsmanagementsysteme" und „Zertifizierungs- und Bewertungsverfahren" (Kap. 5) Der Aufbau der einzelnen Betreuungssysteme orientiert sich in seiner Darstellung an der Entwicklung von Qualitätsaktivitäten (Dimension 1).
- Im zweiten Schritt erfolgt eine vergleichende Analyse und Bewertung im Hinblick auf die Frage, inwieweit zentrale Anforderungen, die an ein übergreifendes Qualitätssicherungssystem gestellt werden müssen, in den einzelnen Bereichen und vor allem quer dazu erfüllt werden. Die Analyse und Bewertung erfolgt unter Hinzuziehung zentraler Anforderungen an die Qualitätssicherung und -entwicklung (Dimension 2). Daraus werden abschließend Handlungsempfehlungen abgeleitet (Kap. 8).

2 Gegenstand und Aufbau der Expertise

Inhaltliche Dimensionen

Dimension 1 - Entwicklung von Qualitätsaktivitäten
- Normative Vorgaben und gesetzliche Regelungen
- Qualitätsmanagementsysteme und –ansätze
- Unabhängige Sachverständigeninstanzen
- Berufsgruppenübergreifende Qualitätsaktivitäten
- Systemübergreifende Qualitätsaktivitäten
- Zusammenwirken externer Kontrollen und interner Entwicklungsprozesse

Dimension 2 - Zentrale Anforderungen
- Beteiligung aller Akteure
- Einheitlicher Qualitätskonsens
- Berücksichtigung wissenschaftlicher Erkenntnisse
- Überprüfbarkeit und Messbarkeit
- Neutralität
- Universalität

Januar 2004 © institut für angewandte pflegeforschung (iap), Universität Bremen, in Kooperation mit der Hochschule Bremen

Abb. 2: Inhaltliche Dimensionen

3 Methoden zur Erhebung der Qualitätsaktivitäten in den verschiedenen Betreuungssystemen

Barbara Mittnacht/ Silvia Klün/ Maria Biehl/ Martina Roes

Aus den potenziell zur Verfügung stehenden Methoden zur Erhebung der Qualitätsaktivitäten wurden insgesamt zwei Ansätze ausgewählt: Literaturrecherche und Experteninterviews (Abb. 3). Dieser Methodenmix gewährleistet die Erfassung eines möglichst breiten Spektrums an Aktivitäten.

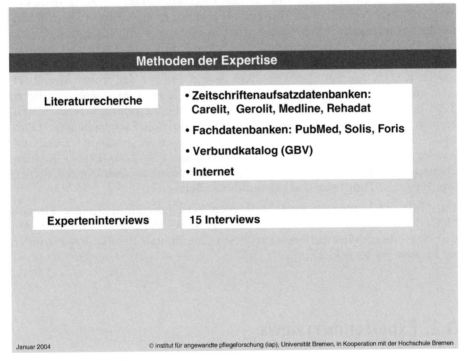

Abb. 3: Methoden der Expertise

3 Methoden zur Erhebung der Qualitätsaktivitäten

3.1 Literaturrecherche

In der ersten Phase der Expertise erfolgte eine detaillierte, umfangreiche und national angelegte Literaturrecherche, die die Grundlage der Expertise darstellt. Dabei wurde auch das Internet als ergänzende Informationsquelle genutzt. Ziel der Recherche war es, einen Überblick über den nationalen Diskussionsstand zur Qualitätsentwicklung und die derzeitige strategische Ausrichtung von Qualitätsmaßnahmen in den verschiedenen Betreuungssystemen, sowohl aus der Perspektive der Wissenschaft und Praktiker als auch in ihren Ansätzen aus Sicht des Gesetzgebers, zu gewinnen. Darüber hinaus sollten aktuelle und bereits realisierte Qualitätsprojekte rezipiert werden.

Gesucht wurde in Fachdatenbanken und Katalogen jeweils im Titel und im Abstract nach Schlüsselbegriffen wie: Qualität und Pflege, Qualität und Medizin, Qualität und Rehabilitation, Qualität und Psychiatrie, Qualität und Behindertenhilfe sowie Qualität und Kinder- und Jugendhilfe. Um die Zielgenauigkeit zu verbessern, wurden diese Suchbegriffe auch in Kombination verwandt. Zusätzlich wurde nach Schlagworten wie Case Management, Integrierte Versorgung, Praxisnetze, Qualitätszirkel, Qualitätskommission, Qualitätskonferenz und Qualitätsentwicklung recherchiert. Eingegrenzt wurde die Recherche zunächst auf den Zeitraum 1999 bis 2003. Ausgehend von den recherchierten Titeln wurden jedoch auch die dort zitierten und für relevant erachteten älteren Titel berücksichtigt. Auf diese Weise wurden die Zeitschriftenaufsatzdatenbanken Carelit, Gerolit, Medline und Rehadat sowie die Fachdatenbanken PubMed, Solis und Foris durchsucht. Zusätzlich wurden die Bestände im Verbundkatalog des Gemeinsamen Bibliotheksverbundes (GBV) der Länder Bremen, Hamburg, Mecklenburg-Vorpommern, Niedersachsen, Sachsen-Anhalt, Schleswig-Holstein, Thüringen und Hessen durchsucht.

Mit Hilfe einer Internetrecherche wurden Forschungseinrichtungen identifiziert, die in Deutschland zum Thema „Qualität" Projekte durchführen. Auf den Webseiten der Institutionen nachgewiesene, digitale Publikationen wurden in der Analyse berücksichtigt.

3.2 Experteninterviews

Den ersten Teil der empirischen Untersuchung bilden Interviews mit Experten*, die aufgrund ihrer zentralen Position in interessierenden Feldern über gebündelte Informationen bezüglich der Qualität und der strategischen Entwicklung

---

* Aufgrund der besseren Lesbarkeit wurde auf das Verwenden von Doppelformen und anderen Kennzeichen für weibliche und männliche Personen verzichtet und die Begriffe geschlechtsneutral verwendet.

in den verschiedenen Betreuungssystemen verfügen. Schwerpunktmäßig wurden sowohl Vertreter staatlicher Institutionen als auch Vertreter von Kommunen und Professionen befragt. Das Interview war standardisiert angelegt. Die einbezogenen Experten sollten weitere Informationen zur derzeitigen und zukünftigen Qualitätsentwicklung in den verschiedenen sozialen und gesundheitlichen Feldern liefern. Zur Umsetzung der Interviews wurde ein Leitfaden entwickelt.

Der Leitfaden enthielt folgende vier Fragenblöcke:
1. Die Qualitätssicherung in den verschiedenen Betreuungssystemen für Menschen mit Pflege- und Hilfebedarf wird national durch regulierende Aktivitäten des Gesetzgebers gesteuert.
   - Wie wird der Zusammenhang zwischen Qualitätssicherung und staatlicher Regulierung beurteilt?
2. Aktuell zeichnet sich die Qualitätsentwicklung in den verschiedenen Betreuungssystemen für Menschen mit Pflege- und Hilfebedarf durch unterschiedliche und facettenreiche Ansätze aus. Wie beurteilen Sie im Kontext der Qualitätsentwicklung in Ihrer Profession folgende Fragen:
   - Liegt ein einheitlicher Qualitätskonsens unter den beteiligten Akteursgruppen vor?
   - Werden neue wissenschaftliche Erkenntnisse berücksichtigt?
   - Wie schätzen Sie die Bedeutung von neutralen Instanzen zur Qualitätsfeststellung ein?
   - Inwieweit werden die verschiedenen Akteursgruppen an der Einführung von Qualitätssicherungssystemen beteiligt?
3. Wohin entwickeln sich die Systeme der Qualitätssicherung in den verschiedenen Betreuungssystemen in den kommenden zehn Jahren?
4. Welchen Handlungsbedarf sehen Sie für die künftige Qualitätsentwicklung in folgenden sozial gesundheitlichen Feldern:
   - Pflege und Betreuung
   - Medizinische Akutversorgung
   - Berufliche, medizinische und geriatrische Rehabilitation
   - Psychiatrie
   - Behindertenhilfe
   - Kinder- und Jugendhilfe?

   Welchen Handlungsbedarf sehen Sie für die künftige Qualitätsentwicklung
   - bei den dort tätigen zentralen Berufsgruppen?
   - bei den managementbezogenen Ansätzen der Einrichtungen oder der Träger?

   Welche Lösungsvorschläge bzw. Empfehlungen für diese Felder sind Ihrer Ansicht nach besonders geeignet, zur Qualitätsentwicklung beizutragen?

Bei der Fragestellung wurde darauf geachtet, dass grundsätzlich nur neutrale Formulierungen gewählt wurden. Die ausgewählten Personen wurden sowohl schriftlich als auch telefonisch angesprochen, um einen Interviewtermin zu vereinbaren. Zur Vorbereitung des Termins wurden sowohl die Fragestellung als auch der Leitfaden vorher versandt.

Die Interviews wurden in der Regel telefonisch geführt und dauerten zwischen 45 Minuten und 1 Stunde. Mit dem Einverständnis der Befragten wurde das Gespräch auf Tonband aufgezeichnet. In zwei Fällen wurden die Fragen schriftlich beantwortet und in einem Fall wurde das Interview persönlich geführt. Nach der Durchführung des Interviews erfolgte eine schriftliche Aufzeichnung, auf deren Basis die Auswertung vorgenommen wurde.

4 Entwicklung der Qualitätsaktivitäten in den verschiedenen Betreuungssystemen

In diesem Kapitel werden die in Deutschland existierenden Betreuungssysteme mit Blick auf die jeweiligen Qualitätsaktivitäten und deren Genese untersucht. Ein einheitliches Schema stellt sicher, dass die Darstellung in systematischer Form erfolgt und damit eine Vergleichbarkeit der einzelnen Bereiche gewährleistet ist. Die Vielzahl der identifizierten Qualitätsaktivitäten macht die besondere Relevanz des Themas für alle Akteure eindrucksvoll deutlich. Klar wird durch die umfangreiche Analyse aber auch, dass die gegenwärtige Situation durch eine Vielfalt an Aktivitäten in Verbindung mit einem Methodenpluralismus gekennzeichnet ist.

4.1 Strukturen und Angebote in der ambulanten und (teil-)stationären Pflege

Martina Roes/ Maria Biehl

Der ambulante und stationäre Pflegebereich hat sich infolge der in den letzten Jahrzehnten gravierenden gesellschaftlichen Veränderungsprozesse, die mit einem bevölkerungs- und sozialpolitischen Strukturwandel einhergehen, zu einem bedeutenden Dienstleistungssektor in der gesundheitlichen und sozialen Versorgung entwickelt. Gleichzeitig sehen sich die ambulanten und stationären Pflegeeinrichtungen in ihren Arbeitsbedingungen und -formen sowie ihrem Aufgabenspektrum durch neue Gesetzgebungen einem erheblichen Veränderungsdruck ausgesetzt, insbesondere durch das Gesetz zur Pflegeversicherung (SGB XI).

Voraussetzung für die Gewährung der Pflegeversicherungsleistungen für pflegebedürftige Personen ist die Anerkennung der Pflegebedürftigkeit (§ 14 SGB XI) nach Zuordnung in Pflegestufe I bis III durch den Medizinischen Dienst der Krankenkassen (§ 15 SGB XI). Die Leistungen werden entsprechend den Vereinbarungen mit den Pflegekassen von Pflegediensten in Form von zusammengefassten „Leistungskomplexen" erbracht, die nach einheitlichem Punktesystem vergütet werden. Darüber hinausgehende in Anspruch genommene Pflegeleistungen sind vom Leistungsempfänger selbst zu tragen. So hat der Grundsatz „ambulant vor stationär" (§ 3 SGB XI) nicht nur wegen seiner inhaltlichen, sondern auch auf Grund der finanziellen Ausrichtung zu einer enormen Zunahme der ambulanten Pflegedienste in den letzten Jahren beigetragen. Seit dem Inkrafttreten des Pflegeversicherungsgesetzes im Jahr 1995 sind bei den ambulanten Pflegediensten durchschnittliche jährliche Wachstumsraten zwischen fünf und zehn Prozent zu verzeichnen.[1] Die Zunahme der Pflegebedürftigen in Einpersonenhaushalten von 20 % im Jahre 1991 auf 30 % im Jahre 2030 lässt die Nachfrage nach professioneller Pflege weiter ansteigen.[2]

Das Aufgabenspektrum der *ambulanten Pflegedienste* ist vielfältig und wird sich in Zukunft weiter ausdifferenzieren. Grundlage der ambulanten Versorgung durch einen ambulanten Pflegedienst bildet der Versorgungsvertrag mit den Pflegekassen. Kernangebote der ambulanten Pflegedienste beziehen sich auf die pflegerische Versorgung in Form der Krankenhausvermeidungspflege und der Sicherungspflege (Sicherung der ärztlichen Behandlung) nach § 37 SGB V. Im Einzelfall werden hier die erforderliche Grund- und Behandlungspflege sowie die hauswirtschaftliche Versorgung durch die Krankenkassen sichergestellt, sofern eine Krankhausbehandlung geboten, aber nicht ausführbar ist oder wenn sie durch die häusliche Krankenpflege vermieden oder verkürzt wird. Der Anspruch besteht bis zu vier Wochen je Krankheitsfall (SGB V Abs. 1). Behandlungspflege als häusliche Krankenpflege wird dann gewährt, wenn sie zur Sicherung des Ziels der ärztlichen Behandlung erforderlich ist. Im Bedarfsfall kann auch die Grundpflege und die hauswirtschaftliche Versorgung von der Krankenkasse übernommen werden. Nach Eintritt von Pflegebedürftigkeit wird der Anspruch gegenüber der Pflegeversicherung (SGB XI) geltend gemacht (SGB V Abs. 2).

Ergänzend dazu sind im SGB XI (Soziale Pflegeversicherung von 1995) Leistungen zur Absicherung des Risikos der Pflegebedürftigkeit festgeschrieben. Die Pflegekassen als Träger der Sozialen Pflegeversicherung übernehmen die notwendigen Leistungen, wenn eine kontinuierliche längerfristige Pflege- und Versorgungsbedürftigkeit vorliegt (§ 1 Abs. 4 SGB XI).

Die hauswirtschaftliche Versorgung bezieht sich vor allem auf Angebote wie die Zubereitung von Mahlzeiten, Einkäufe und Besorgungen, Reinigungsarbeiten, Wäschepflege und Beheizung. Hauswirtschaftliche Versorgung und pflegerische Dienstleistungen sind im praktischen Alltag nicht trennscharf voneinander abzugrenzen. Demzufolge werden hauswirtschaftliche Leistungen in geringem Umfang aus Kostengründen im Rahmen der pflegerischen Versorgung meist von Alten- und Krankenpflegekräften erbracht. Ergänzend werden diese Aufgaben auch an Zivildienstleistende, Freiwillige oder andere Helfer delegiert.

Innerhalb dieser Versorgungsleistungen bieten ambulante Pflegedienste spezielle fachpflegerische Dienstleistungen für besondere Zielgruppen an, z. B. ambulante Kinderkrankenpflege, psychiatrische und gerontopsychiatrische

---

1 Vgl. Roth, G. (2001a), S. 3.
2 Vgl. Rothgang, H.: Finanzwirtschaftliche und strukturelle Entwicklungen in der Pflegeversicherung bis 2040 und mögliche alternative Konzepte. 2001. zit. nach: Roth, G. (2001), S. 70.

Pflege, Aids-Pflege, Intensivpflege und pflegerische Spezialangebote in Form von Stomatherapie, ambulante Schmerztherapie, Pflege von onkologischen Patienten und ambulante Hospizdienste. Letztere werden durch die Änderung des § 39 SGB V Abs. 2 im Gesetz zur Ergänzung der Leistungen bei häuslicher Pflege von Pflegebedürftigen mit erheblichem Betreuungsbedarf (Pflegeleistungsergänzungsgesetz (PflEg), 1. Jan. 2002) ausdrücklich von den Krankenkassen gefördert. Auch im ambulanten Bereich stellt die Pflege von Menschen mit einer Demenzerkrankung eine besondere Anforderung dar. Um hier eine bessere Versorgung zu gewährleisten, sind zusätzliche Betreuungsleistungen im § 45b Pflegeergänzungsgesetz (PflEg) festgeschrieben. Darüber hinaus bieten ambulante Pflegedienste Zusatzleistungen wie z. B. Beratung und Anleitung von Angehörigen,[3] Hausnotrufdienste, Organisation von Essen auf Rädern, Gesprächskreisen und Selbsthilfegruppen sowie Fahrdienste, Verleih von Hilfsmitteln usw..[4]

Pflegebedürftige der *stationären Pflegeeinrichtungen* sind zu einem überwiegenden Anteil älter als 80 Jahre und weiblich. Frauen sind zu einem größeren Teil mit den höchsten Pflegestufen in stationären Pflegeeinrichtungen vertreten. Aus der Beurteilung der Pflegebedürftigkeit werden anschließend zu erbringende Leistungen und deren Erbringungsgrad abgeleitet. Eine Unterbringung in einer stationären Pflegeeinrichtung hängt oft mit dem Grad der mentalen Beeinträchtigungen[5] sowie Kontinenzproblemen[6] zusammen. Da ein großer Anteil der Bewohner schwer pflegebedürftig ist, sind die Anforderungen an die Pflegeeinrichtung und ihre Mitarbeiter besonders hoch. Dementsprechend ist das Aufgaben- und Leistungsspektrum vielfältig und reicht von betreutem Wohnen über teilstationäre Pflege, Kurzzeitpflege[7] bis zur vollstationären Betreuung und Versorgung inklusive hauswirtschaftlicher Leistungen.[8]

---

3   Die Unterstützung von pflegenden Angehörigen wurde mit dem PQsG und dem PflEg weiter ausgebaut: siehe hierzu die §§ 7 (2) und (4); 37 und 45 SGB XI. Zur Sicherstellung einer differenzierten Pflegeinfrastruktur gehören auch niedrigschwellige Betreuungsangebote.
4   Vgl. Damkowski & Klie, T. & Kronseder, E. (1997) S. 36 ff.
5   So stellen z. B. schon heute die dementiell Erkrankten die größte Gruppe von Bewohnern mit geistig-seelischer Beeinträchtigung dar. Vgl. Bölicke, C. & Steinhagen-Thiessen, E. (2002), S. 179–190.
6   Vgl. Bartholomeyczik, S. & Ulmer, EM. & Linhart, M. (1999), S. 104 f.
7   Die maximale Verweildauer ist auf 28 Tage pro Kalenderjahr begrenzt. Die Qualität der Kurzzeitpflege wird durch den MDK geprüft und lehnt sich an die konzeptionellen Rahmenvereinbarungen der Spitzenverbände der Wohlfahrtspflege zur Kurzzeitpflege.
8   Da bis auf zwei Ausnahmen keine Literatur zum Thema „Qualität und Hauswirtschaft" gefunden wurde, wird dieser Leistungsaspekt nicht weiter thematisiert. Vgl. Bayerisches Staatsministerium für Arbeit und Sozialordnung, Familien und Frauen in Kooperation mit dem Verband der Bayerischen Bezirke, der Arbeitsgemeinschaft der Pflegekassenverbände in Bayern, der Arbeitsgemeinschaft der Spitzenverbände der freien Wohlfahrtspflege in Bayern sowie dem Bundesverband privater Anbieter sozialer Dienste (LG Bayern), (2002). Vgl. auch Altenpflege Messe 2002: Anforderungen eines zukunftsweisenden Qualitätsmanagements aus der Sicht der Oecotrophologie, ein Beitrag von Prof. Dr. Sobotka, Fachhochschule Münster. Sie sieht den Hauswirtschaftsbereich neben der Pflege als Grundlage für die Betreuung und Versorgung von Bewohnern und plädiert für eine Einteilung der hauswirtschaftlichen Qualität in Struktur (z. B. Hygiene), Prozess (z. B. Abstimmung zwischen Pflege und Hauswirtschaft) und Ergebnis (Bewohnerzufriedenheit).

4 Entwicklung der Qualitätsaktivitäten

Gemäß Pflegeversicherungsgesetz besteht die Aufgabe von Kurzzeitpflegeeinrichtungen darin, die häusliche Versorgung pflegebedürftiger Menschen bei vorübergehendem Ausfall der Hauptpflegeperson vollstationär zu übernehmen. Ziel ist es, die ambulante Pflege langfristig zu sichern und die pflegenden Angehörigen zu entlasten.

Der Versorgungsvertrag zwischen Leistungsanbieter und Kostenträger fordert vor allem die Gewähr einer leistungsfähigen und wirtschaftlichen Versorgung sowie die Einführung und Weiterentwicklung eines einrichtungsinternen Qualitätsmanagements (§ 80 SGB XI; Änderung 2001). Mit der Einführung der Pflegeversicherung und aufgrund des Gesetzes zur Qualitätssicherung und zur Stärkung des Verbraucherschutzes in der Pflege (2001) wurde das Prinzip der Marktordnung und des Wettbewerbs verpflichtend (§ 7 Abs. 3 SGB XI), d. h. ambulante und stationäre Pflegeeinrichtungen sind aufgefordert, nach betriebswirtschaftlichen Gesichtspunkten zu arbeiten und in Wettbewerb zu anderen Unternehmen zu treten. Aufgrund der Preisbindung des modularen Leistungskomplexsystems bleibt der Rahmen, innerhalb dessen sich ambulante und stationäre Pflegeeinrichtungen am Wettbewerb beteiligen können, eingeschränkt. Das bedeutet, dass Verbraucher/Pflegebedürftige bzw. Bewohner sich in ihrer Entscheidung, welche Einrichtung sie bevorzugen, nicht nur am Preis-Leistungsverhältnis orientieren können.[9] Ambulante und stationäre Pflegeeinrichtungen sind daher aufgefordert, entsprechend der gesetzlichen Regelung Qualitätsnachweise vorzulegen, und können gleichzeitig darüber hinaus die Qualität ihrer Arbeit nach außen darstellen.[10]

Ein wichtiger Impuls geht auch von der Neuregelung der Krankenhausfinanzierung nach den DRGs, die seit 2004 Anwendung finden, aus. Durch die damit verbundene vermutete Verkürzung der Verweildauer in den Krankenhäusern nimmt die Bedeutung der ambulanten und stationären Pflege als Kooperationspartner für die Nachsorge der stationär behandelten Patienten zu.[11]

4.1.1 Qualitätsaktivitäten in der ambulanten und teil-/vollstationären Pflege

Die Qualitätssicherungsdebatte in der gesundheitlich-pflegerischen Versorgung reicht zurück bis in die erste Hälfte der 70er Jahre. Jedoch fand die Diskussion hauptsächlich für den Bereich der Akutversorgung statt. Innerhalb der Pflege zeichneten sich schon im Vorfeld der gesetzlichen Regelungen unterschiedliche interne Aktivitäten zur Kontrolle und Verbesserung der Pflegequalität in den Einrichtungen ab.[12] Der mit der Einführung der Pflegeversicherung einher-

---

9 Vgl. Garms-Homolova, G. (2002). S. 248 f.
10 Vgl. G. Igl, G, Klie, T. (2002). S. 6.
11 Vgl. Arbeitgeber- und Berufs-Verband Private Pflege e. V.: Private ambulante Pflege: Erwartungen an die Gesundheitsreform: Internet: www.abvp.de Stand 27. 02. 2003.
12 Vgl. Görres, S. (1996). S. 65.

gehende Wettbewerb zwischen den Leistungsanbietern bewirkte eine zunehmende Qualitätsdiskussion auf allen Ebenen.

„Ungeachtet der in den neunziger Jahren eingeleiteten Strukturveränderungen, insbesondere im Pflegebereich, erweist sich die praktische Umsetzung der Forderung nach Qualitätsentwicklung und -sicherung bei Diensten und Einrichtungen als ein schwieriges und aufwendiges Unterfangen. Zum einen ist dies motiviert durch eine zunehmend ökonomisch geführte Debatte, die den Fokus zunächst auf Effizienzkriterien der Versorgung richtet, und damit Fragen der Qualität zwar nicht grundsätzlich, aber in der praktischen Umsetzung häufig als nachrangig betrachtet. Zum anderen hat mit der Einführung der Qualitätsverpflichtung eine zuweilen unüberschaubare Diskussion um Begriffe, Konzepte und Vorstellungen begonnen, die neben rein fachlich-inhaltlichen Auseinandersetzungen auch von den unterschiedlichen Interessen der Akteure geprägt ist".[13]

Im Wesentlichen werden Qualitätssicherungs- und Qualitätsentwicklungsaktivitäten auf der Implementierungsebene fokussiert. Durch die Einführung des Pflegequalitätssicherungsgesetzes (PQsG) wird dies noch normativ verstärkt.[14, 15] Hier wird die Einführung eines Qualitätsmanagements und dessen Überprüfung zur Qualitätssicherung durch den MDK oder durch unabhängige Sachverständige eingefordert. Gemäß PQsG sind ambulante und stationäre Pflegeeinrichtungen ab 2004 dazu verpflichtet, ein Qualitätsmanagement nachzuweisen.

Der Maßnahmenkatalog, der derzeit in den stationären Pflegeeinrichtungen realisiert wird, ist sehr umfangreich und umfasst folgende Aspekte:

- Anpassung und Veränderungen des Leistungsangebots,
- strukturelle Veränderungen (baulich, personell, qualifizierend),
- Managementaktivitäten (u. a. Veränderung der Aufbau- und Ablauforganisation),
- Qualitätsaktivitäten (u. a. Einführung von Qualitätsmanagementsystemen, Pflegestandards, Qualitätszirkeln, Ernennung von Qualitätsbeauftragten, Beteiligung an Betriebsvergleichen und Zertifizierungen etc.),

---

13 Vgl. Schönberg, F. & Schnabel, E. (2002), S. 203. Als Akteure sind hier gemeint Gesetzgeber, Leistungs- und Kostenträger, Interessenvertretungen der Nutzer sowie Berufsverbände etc.
14 Vgl. Schmidt, R. (2002), S. 289.
15 Zur gleichen Zeit trat auch das Pflegeleistungs-Ergänzungsgesetz in Kraft. Erstmals werden mit diesem Gesetz für altersverwirrte, aber auch für geistig behinderte und psychisch kranke Pflegebedürftige mit erheblichem allgemeinem Betreuungsbedarf zusätzliche Leistungen und verbesserte Versorgungsangebote vorgesehen. Das Gesetz enthält vier Bausteine: 1. Pflegebedürftige mit erheblichem allgemeinem Betreuungsbedarf in häuslicher Pflege erhalten einen Anspruch auf einen zusätzlichen Betreuungsbetrag; 2. Entwicklung neuer Versorgungskonzepte und Versorgungsstrukturen insbesondere für demente Pflegebedürftige; 3. Beratungsangebote für Pflegebedürftige und ihre pflegenden Angehörigen werden verbessert und erweitert; 4. gezielte Öffentlichkeitsarbeit von Bundesregierung und Pflegekassen.

4 Entwicklung der Qualitätsaktivitäten

- stärkere Kundenorientierung,
- kundenfreundlichere Heimverträge,
- Einführung bzw. Ausdehnung qualifizierter Angehörigenarbeit sowie stärkerer Einbezug des Heimbeirates.

Relativ neu sind die Bemühungen, Pflegequalitätskonzepte für dementiell Erkrankte zu entwickeln.[16] Es wird davon ausgegangen, dass sich in den Altenpflegeeinrichtungen das Verhältnis zwischen dementen und nicht-dementen Bewohnern erheblich verschoben hat.[17] Dies stellt insofern eine besondere Herausforderung dar, als die Pflege dementiell Erkrankter in hohem Maße personenzentriert ist.[18]

4.1.2 Gesetzliche Grundlagen zur Qualitätssicherung

Vor Einführung der Pflegeversicherung war die Altenpflegepolitik überwiegend Aufgabe der Bundesländer und wurde durch das Bundessozialhilfegesetz (BSHG) geregelt.[19] Das bedeutete auch, dass bis zur Einführung der Pflegeversicherung 1995 eine Absicherung gegen das finanzielle Risiko der Pflegebedürftigkeit aus Eigenmitteln erfolgte.[20] Das Mitte der 70er Jahre eingeführte Heimgesetz zielte erstmals auf den verbesserten Schutz der Heimbewohner. Im Zuge der Wiedervereinigung wurden die bisherigen Strukturen in Ostdeutschland zum großen Teil „durch die westdeutschen Regulierungs-, Finanzierungs- und Angebotsstrukturen ersetzt. (…). Während sich ihre letztlich realisierten Programme nur unwesentlich unterschieden, haben die Länder diese allerdings auf unterschiedliche Weise über planerische Vorgaben fundiert".[21]

---

16 Das dem Thema Betreuung dementiell Erkrankter erhöhte Aufmerksamkeit geschenkt wird, ist daran zu erkennen, dass mehrere Projekte in diesem Schwerpunkt seit Mitte der 90er Jahre realisiert werden; es erfolgten z. B. im Jahre 2004 mehrere Anfragen bzw. Anträge im Bundestag zu diesem Thema. So wird z. B. gefordert, dass die Bemessungsinstrumente zur Feststellung der Pflegebedürftigkeit einer strengen Qualitätssicherung unterliegen müssen. Außerdem wird eine größere Transparenz hinsichtlich der Qualität der Leistungen als erforderlich erachtet. Hierzu sind, so die Forderung, transparente und unabhängige Qualitätskontrollen erforderlich (BT-Drs. 15/2372).
17 Vgl. Weyerer, S. et. al.: Evaluation der besonderen stationären Dementenbetreuung in Hamburg, Juli 2004 (Internetversion) www.bsf.hamburg.de. Das Projekt wurde mit finanzieller Unterstützung der Hamburger Behörde für Soziales und Familie und des BMFSFJ realisiert und befasste sich mit der Optimierung der Betreuung von Schwerstdementen bzw. den Auswirkungen spezifischer Interventionen. Zum Vergleich wurde eine Kontrollgruppe herangezogen (www.bsf.hamburg.de). Siehe auch das Hamburger Vorläuferprojekt von Damkowsky, Seidelmann, Voß (1994) zur Evaluation des Hamburger Modellprogramms stationärer Dementenbetreuung, den Bericht des BMFSFJ (2001) zum Modellprojekt Qualität in der stationären Versorgung Demenzerkrankter oder auch die Literatur-Expertise von Radzey, Kuhn und Rau (2001) zur Qualitätsbeurteilung der institutionellen Versorgung und Betreuung dementiell Erkrankter, BMFSFJ (Hrsg.).
18 Vgl. Bölicke, C. & Steinhagen-Thiessen, S. (2002). S. 179–190.
19 Vgl. Klie, T. (1991). S. 54–69.
20 Klie, T. & Buhl, A. & Entzian, H. & Schmidt, R. (2002). S. 45.
21 Vgl. Schölkopf, M (2002). S. 31.

In § 132a SGB V wird die Strukturqualität in der häuslichen Pflege und insbesondere die Aufforderung, Maßnahmen zur Qualitätssicherung zu realisieren, gefordert. Die Strukturqualität bezieht sich auf einen „berufsrechtlichen Regelungsinhalt";[22] so besteht z. B. für einen Altenpfleger in der Regel keine Möglichkeit, einen ambulanten Pflegedienst zu leiten.[23]

Das Heimgesetz[24] (HeimG) setzt Rahmenbedingungen für den Betrieb von Heimen fest, dessen Ziele die Sicherung und Weiterentwicklung der Betreuungsqualität in Heimen sowie die Verbesserung des Schutzes und der Rechtsstellung der Bewohner sind. Des Weiteren sind für das Wohnen und die Pflege in vollstationären Altenhilfeeinrichtungen die Heimpersonalverordnung und Heimmindestbauverordnung von Bedeutung sowie die Rahmenbedingungen des SGB XI.[25, 26] Oberste Maxime ist es, Heimbewohnern ein an den Grundsätzen der Menschenwürde ausgerichtetes Leben zu sichern.[27] Die Heimbeiräte als Interessenvertretung der Bewohner können diesbezüglich zukünftig eine größere Mitbestimmung ausüben.[28] Nachdrücklich gestärkt sind die Rechte von Menschen mit Behinderungen, die in Heimen leben. So muss der Träger eines Heims Qualitätssicherungsmaßnahmen[29] dokumentieren, aus denen die für die Bewohner von Einrichtungen der Behindertenhilfe erstellten Förder- und Hilfepläne, einschließlich ihrer Umsetzung, ersichtlich werden. Auch werden die Eingriffsmöglichkeiten der Heimaufsicht gestärkt und Heimaufsicht, Medizinischer Dienst der Krankenversicherung (MDK), Pflegekassen und Sozialhilfe zur Zusammenarbeit verpflichtet.[30] Außerdem wird die Weiterentwicklung der Qualität der Betreuung und Pflege in Heimen gefordert.

Weitere Veränderungen im neuen HeimG sind u. a. eine jährlich Überprüfung durch die Heimaufsicht, die Prüfliste in §§ 12, 23, 25 sowie § 75 SGB XI.[31] Die Anforderungen an den Heimbetrieb werden in sozial- und betriebswirtschaftli-

---

22 Klie, T. (2002b), S. 93.
23 Vgl. hierzu insbesondere die umfangreiche Analyse der gesetzlichen, qualitätsrelevanten Grundlagen in K.-J. Bieback (2004).
24 In der Fassung vom 05. Nov. 2001, vgl. Bundesgesetzblatt 2001, Nr. 57 (G5702).
25 Bundesministerium für Familie, Senioren, Frauen und Jugend (BMFSFJ) (Hrsg.) (2001a), S. 134.
26 Das Gesetz gilt auch für Einrichtungen der Tages- und Nachtpflege. Vgl. Heimgesetz in der Fassung vom Nov. 2001.
27 Bundesministerium für Familie, Senioren, Frauen und Jugend (BMFSFJ) (Hrsg.) (2001), S. 26.
28 Der Heimbeirat soll u. a. mindestens 1 mal jährlich die Bewohner zu einer Versammlung einladen. Vgl. § 10 – Mitwirkung der Bewohnerinnen und Bewohner HeimG.
29 Vgl. § 11 HeimG – beschrieben sind die Anforderungen an den Betrieb eines Heimes, u. a. wird in Abs. 1 (3) gefordert, dass eine angemessene Qualität der Betreuung einschließlich der Pflege nach dem allgemein anerkannten Stand der medizinisch-pflegerischen Erkenntnisse sicher zu stellen ist sowie in Abs. 2 (4) ein Qualitätsmanagement betrieben werden muss.
30 Vgl. § 15 – Überwachung HeimG.
31 § 75 SGB XI: Rahmenverträge und Bundesempfehlungen über die pflegerische Versorgung: Wirtschaftlichkeit, Wirksamkeit und Qualität.

cher Sicht erheblich ausgeweitet. Das neue HeimG, so wird kritisiert, wartet mit uneingeschränkter Prüfungs- und Überwachungsbefugnis auf.[32]

Das Pflegequalitätssicherungsgesetz (PQsG) wurde am 1. Nov. 2000 vom Bundeskabinett beschlossen. Am 1. Jan. 2002 ist das Gesetz zur Qualitätssicherung und zur Stärkung des Verbraucherschutzes in der Pflege in Kraft getreten. Kernziele sind die Sicherung und die Weiterentwicklung der Pflegequalität und die Stärkung der Verbraucherrechte (u. a. § 7 SGB XI Aufklärung und Beratung, womit Optionen auf weitere Beratungsinstanzen eröffnet werden). Im Mittelpunkt steht die Stärkung der Eigenverantwortung der Pflegeeinrichtungen. In der Frage der Überwachung und Kontrolle der Anbieter von professionellen Pflegeleistungen ist das PQsG von der Grundphilosophie getragen, Qualität nicht von außen in die Einrichtung hineinzuprüfen, sondern aus der Eigenverantwortung der Einrichtung heraus zu entwickeln. Es verpflichtet die Einrichtung in regelmäßigen Abständen zum Nachweis der Qualität ihrer Leistungen und zur Einführung einrichtungsinterner Qualitätsmanagementsysteme zur Qualitätssicherung und -verbesserung. Ziel aller internen Maßnahmen zur Qualitätssicherung muss sein, unter Einbindung aller am Betreuungsprozess Beteiligten die Ergebnisqualität aufrechtzuerhalten und zu erhöhen.[33, 34]

4.1.2.1 Anforderungen an die Rahmenbedingungen

In § 69 SGB XI werden zwei Aspekte hervorgehoben: Gewährleistet werden muss eine bedarfsgerechte und dem allgemeinen Stand medizinisch-pflegerischer Erkenntnisse entsprechende Leistung. Hierzu werden u. a. die Leistungs- und Qualitätsvereinbarung (LQV) zwischen Leistungserbringer und Kostenträger verabschiedet. In den §§ 71 und 72 SGB XI[35] werden die Minimalforderungen festgelegt. Als weitere Zulassungsvoraussetzung sieht das PQsG künftig

---

32 Zum jetzigen Zeitpunkt wird bezweifelt, dass eine ausufernde, demokratische Überfrachtung der Pflegeeinrichtung den Bewohnern mehr eintragen wird als letztlich die Qualität auf dem Papier. Vgl. Bundesministerium für Familie, Senioren, Frauen und Jugend (BMFSFJ) (Hrsg.) (2002c), S. 26 bis 30. „Die Kontrollpraxis des MDK und der Heimaufsicht ist z. T. sehr umstritten. So wird die Qualitätsheterogenität der Prüfer ebenso kritisch diskutiert wie die mangelnde empirische Absicherung der zugrunde gelegten Prüfverfahren. Darüber hinaus besteht für den Nutzer bzw. Verbraucher keine Transparenz hinsichtlich der Ergebnisse von Qualitätskontrollen, weder überregional noch regional. Das heißt, die Ergebnisse der Prüfungen sind – zumindest derzeit – der Öffentlichkeit nicht zugänglich. Vgl. Nübling. R. & Schrempp, C. & Kress, C. & Löschmann, C. & Neubart, R. & Kuhlmey, A, (2004), H. 2, S. 137.
33 Vgl. Bundesministerium für Familie, Senioren, Frauen und Jugend (BMFSFJ) (Hrsg.) (2001), S. 28.
34 Vgl. Bieback, K.-J. (2004). „Inzwischen wird im aktuellen Referentenentwurf des BMGS diskutiert, alternativ zu den Prüfungen durch MDK und Heimaufsicht einen Qualitätsnachweis anzuerkennen, der sich an international oder in Deutschland bewährten Verfahren (z. B. ISO, EFQM) orientiert" Vgl. Nübling. R. & Schrempp, C. & Kress, C. & Löschmann, C. & Neubart, R. & Kuhlmey, A, (2004), H. 2, S. 137.
35 § 71 SGB XI: Pflegeeinrichtung, § 72 SGB XI: Zulassung zur Pflege durch Versorgungsvertrag.

neben der Erfüllung der Anforderungen aus § 71 und der Gewähr für eine leistungsfähige und wirtschaftlich medizinische Versorgung auch die Verpflichtung des Trägers zur Einführung und Weiterentwicklung eines einrichtungsinternen Qualitätsmanagements vor. In § 75 (3) SGB XI[36] finden sich erstmalig Bestimmungen zur Personalausstattung mit der Zielsetzung, die Pflegesatzverhandlungen auf eine gesicherte Grundlage zu stellen.[37]

In § 80 SGB XI werden die Maßstäbe und Grundsätze zur Sicherung und Weiterentwicklung der Pflegequalität geregelt. Neu ist § 80a SGB XI,[38] d. h. ab dem 01. Jan. 2004 setzt der Abschluss einer Pflegesatzvereinbarung (§ 85) bei teil- oder vollstationärer Pflege den Nachweis einer wirksamen Leistungs- und Qualitätsvereinbarung (LQV) durch den Träger der zugelassenen Einrichtung voraus. Die LQV ist kein Vertrag, sondern stellt das Bindeglied zwischen Versorgungsauftrag und Vergütungsvereinbarung dar. Sie dient der konkreten Festlegung und Absicherung der Leistungs- und Qualitätsmerkmale einer Pflegeeinrichtung. Folgende Leistungs- und Qualitätsmerkmale sind festzulegen: Die Struktur und die voraussichtliche Entwicklung des zu betreuenden Personenkreises, die Art und der Inhalt der Leistungen, die zu erwarten sind sowie die personelle und sächliche Ausstattung einschließlich der Qualifikation der Mitarbeiter. In § 85 SGB XI wird die Beteiligung des Heimbeirates bei der Festlegung der LQV eingefordert.

4.1.2.2 Anforderungen an die Überprüfung der Qualität

Neu ist der Pflegeheimvergleich, der in § 92a SGB XI geregelt ist. Über eine Rechtsverordnung kann die Bundesregierung mit Zustimmung des Bundesrates einen Pflegeheimvergleich anordnen.[39] Mit dem länderbezogenen Pflegeheim-

---

36 § 75 SGB XI: Rahmenverträge und Bundesempfehlungen über die pflegerische Versorgung.
37 Es wird darauf hingewiesen, dass einerseits die Fachkraftquote einen Beitrag zur hohen Qualität der Betreuung und Pflege leistet, andererseits jedoch keine generellen Aussagen darüber getroffen werden können, ob die Personalausstattung und der Pflegefachkraftanteil ausreichend sind. Gleichzeitig wird darauf verwiesen, dass die Sicherung der Personalausstattung auch von der Attraktivität des Pflegeberufes und den Rahmenbedingungen in den Einrichtungen abhängt. Deshalb müssen auch Bemühungen um ein systematisches Qualitätsmanagement stärker beachtet werden (BT Drs. 15/3241).
38 § 80a SGB XI: Leistungs- und Qualitätsvereinbarungen mit Pflegeheimen (LQV). Nach Abs. 4 ist der Träger verpflichtet, mit dem in der Leistungs- und Qualitätsvereinbarung als notwendig anerkannten Personal die Versorgung der Heimbewohner jederzeit sicherzustellen. Bei wesentlichen Veränderungen können beide Vertragspartner eine Neuverhandlung verlangen. Die Idee des Gesetzgebers ist die weitere Differenzierung der Leistungserbringer im Hinblick auf eine individuelle Qualität zur Stärkung des Wettbewerbs. LQV bieten eine Möglichkeit, die Qualität auch hinsichtlich der Behandlungspflege und der sozialen Betreuung zu vereinbaren. Der Erfolg dieser neuen Vereinbarung wird sich u. a. daran zeigen, ob die Pflegekassen bereit sind, für entsprechende Qualität auch eine angemessene Bezahlung zu leisten.
39 Ziel ist es, Vergleichsmaßstäbe für LQV zu schaffen und die Durchführung von Wirtschaftlichkeits- und Qualitätsprüfungen sowie die Bemessung der Vergütungen und Entgelte zu unterstützen.

4 Entwicklung der Qualitätsaktivitäten

vergleich[40, 41] werden mehrere Ziele verfolgt: Unterstützung bei der Ermittlung von Vergleichsmaßstäben der unabhängigen Sachverständigen und Prüfstellen im Verfahren der Erteilung der Leistungs- und Qualitätsnachweise (LQN) nach § 113, der Landesverbände der Pflegekassen bei der Durchführung von Qualitäts- und Wirtschaftlichkeitsprüfungen sowie der Vertragspartner (§ 85) bei der Bemessung der Vergütung und Entgelte und der Pflegekassen bei der Erstellung der Vergleichsdaten. Dazu ist im § 117 SGB XI die Zusammenarbeit zwischen der Heimaufsichtsbehörde und den Landesverbänden des MDK neu geregelt.[42]

Ebenfalls neu ist § 97a, externe Qualitätssicherung durch Sachverständige und Prüfstellen.[43] Im § 112 wird die Verpflichtung der Pflegeeinrichtung zur Teilnahme an Maßnahmen der Qualitätssicherung sowie deren regelmäßiger Nachweis formuliert. Die Prüfungen sind auf die Qualität, die Versorgungsabläufe und die Ergebnisse der Leistungen sowie deren Abrechnung zu erstrecken.[44] Dem MDK wird eine Beratungskompetenz eingeräumt. Ziel der Beratung sind im Wesentlichen die Prävention und die Unterstützung in Qualitätssicherung und Qualitätsentwicklung. § 113 enthält die Verpflichtung des Trägers ambulanter und stationärer Pflegeeinrichtungen, in regelmäßigen Abständen die von ihm erbrachten Leistungen und deren Qualität nachzuweisen und zwar mit Hilfe der Leistungs- und Qualitätsnachweise (LQN), diese Vorgehensweise kann derzeit allerdings noch nicht verwirklicht werden.[45] Die hierzu gehörende

---

40 Als Vergleichsdaten sind vorrangig die verfügbaren Daten (Versorgungsverträge, LQN, Pflegesatz- und Entgeltvereinbarung) zu nutzen.
41 Zur Vereinfachung des landesbezogenen Heimvergleichs wurde vom Wissenschaftlichen Institut der AOK (WidO) ein Softwareprogramm entwickelt, welches die im § 92a SGB XI formulierten Anforderungen erfüllt. Um einen Qualitätsvergleich zu ermöglichen sind drei Phasen der Datenbearbeitung erforderlich: 1. Phase – die Zusammenfassung der Leistungsähnlichkeit durch die Bildung von Gruppen analog der Pflegestufen; 2. Phase: mittels Clusteranalyse werden ähnliche Einrichtungen zu einer Gruppe zusammengeführt; 3. Phase: innerhalb dieser Gruppen werden die Daten entsprechend der Betriebsgröße in drei weitere Untergruppen eingeteilt. Vgl. Gerste, B. & Rehbein, I. (2001), H 3, S. 34–37.
42 Aus Sicht der befragten Experten kann zum jetzigen Zeitpunkt noch nicht auf die externen, staatlich geregelten Überprüfungen durch den MDK verzichtet werden. Allerdings ist derzeit auch noch ungeklärt, wie langfristig eine Zusammenarbeit zwischen MDK und unabhängigen Sachverständigen aussehen könnte.
43 § 97a SGB XI: Qualitätssicherung durch Sachverständige und Prüfstellen, diese werden von den Landesverbänden der Pflegekassen bestellt.
44 Kritisiert wird die Vorgabe, dass die Pflegekassen und der MDK zu den Garanten der Qualität in den Einrichtungen werden, nicht nur durch ihre Prüfungen, sondern auch durch die Vorgaben hinsichtlich der Maßstäbe der Qualitätsprüfung. Erforderlich ist ein unabhängiger Fachdiskurs über Maßstäbe, z. T. auch Standards, in der Pflege als Referenzdiskurs für Einrichtungsträger und Kostenträger. Klie, T., Qualität in gemeinsamer Verantwortung (das PQsG zwischen reaktiver und gestaltender Pflegepolitik) Altenheim 1/2001, S. 19.
45 Ab dem 01. Jan. 2004 wird ein Anspruch auf Vergütung erst dann bestehen, wenn der LQN nicht länger als 2 Jahre zurückliegt. Die Pflegeprüfordnung wurde vorerst im Bundesrat abgelehnt, dennoch gilt das Gesetz weiterhin und regelt die Inhalte der Prüfung. Das PQsG ist durch die Aussetzung der Pflegeprüfverordnung nicht automatisch nichtig. Lediglich die Termine werden nach hinten verschoben. Die Einrichtungen sind dennoch aufgefordert, mit der Etablierung eines internen Qualitätsmanagements zu beginnen bzw. dies zu intensivieren. Vgl. www.mdk.de (im Oktober 2003). Aus Sicht der befragten Experten wird

Rechtsverordnung (§ 118 SGB XI) wurde im Rahmen der Verabschiedung des Gesetzes zwar im Bundesrat abgelehnt, der Nachweis ist dennoch von den ambulanten und stationären Pflegeeinrichtungen zu erbringen.

In § 114 SGB XI ist geregelt, dass der MDK oder die bestellten Sachverständigen berechtigt sind, jederzeit (un)angemeldet Leistungs- und Qualitätsprüfungen vorzunehmen. Neu ist auch § 115 SGB XI, in dem der Datenaustausch der Prüfergebnisse zwischen den Landesverbänden der Pflegekassen, dem zuständigen Sozialhilfeträger oder der Heimaufsichtsbehörde und der Pflegekasse geregelt ist. Die Ergebnisse sind den Pflegeeinrichtungen mitzuteilen. Bei Mängeln hat die Pflegeeinrichtung die Möglichkeit, den Sachverhalt aus ihrer Perspektive darzulegen. In § 115 (4) ist auch geregelt, dass bei Mängeln die Pflegekasse dem Heimbewohner die Möglichkeit eines Wechsels in eine andere Einrichtung anzubieten hat.

Das PQsG baut sowohl auf der Idee der staatlichen Regulierung als auch auf dem Vertrauen auf die Selbstverantwortung der Leistungserbringer auf.[46] Insgesamt betrachtet geht das PQsG von einem gestuften Qualitätssicherungssystem aus und hat damit eine Grundlage für die externe und interne Qualitätssicherung geschaffen. Basis des gestuften Systems ist die Verpflichtung, in jeder Einrichtung ein umfassendes Qualitätsmanagement zu betreiben. Im Mittelpunkt stehen jene Aktivitäten der Pflegeeinrichtung, die auf eine qualitative Leistungserbringung ausgerichtet sind. Damit wird der internen Qualitätssicherung Priorität eingeräumt. Die stationären Pflegeeinrichtungen müssen ihre Qualität durch Leistungs- und Qualitätsnachweise (LQN) darlegen.[47] Externe Prüfungen erfolgen durch den MDK und die Heimaufsicht.[48] Die Basis der Prüfung ist eine umfassende Analyse der Pflegeeinrichtung anhand eines Prüfkatalogs.[49] Erfasst werden Struktur-, Prozess- und Ergebnisqualität. Auf der Grund-

---

diese Entscheidung eher zu einer abwartenden Haltung bei den Pflegeeinrichtungen führen, d. h. es wird darauf gewartet, was Gegenstand der externen Prüfung sein könnte, um dementsprechend die Qualitätsaktivitäten ausrichten zu können.

46 Igl, G. (2002), S. 4.

47 Die Pflegeeinrichtung sollte sich einer Zertifizierung durch unabhängige Sachverständige und Prüfstellen unterziehen. Durch das Scheitern der Pflegeprüfverordnung im Bundesrat kann die 2. Stufe derzeit nicht realisiert werden. Solange die Pflegeprüfverordnung nicht verabschiedet ist, müssen die Einrichtungen keine LQN vorlegen. Diese können somit auch nicht zur Voraussetzung zum Abschluss eines Versorgungsvertrages gemacht werden. Eine Veränderung ist vom Gesetzgeber zu erwarten. Unabhängig davon bleibt es bei der Verpflichtung zum internen Qualitätsmanagement und der externen Qualitätsprüfungen durch den MDK.

48 Im PQsG sind die Prüfrechte des MDK erweitert worden. So kann der MDK jederzeit Prüfungen unangemeldet durchführen. Der MDK verfügt über einen beratungsorientierten Prüfansatz, d. h. dass sich der MDK als Begleiter der Pflegeeinrichtung im Prozess der Qualitätsentwicklung sieht.

49 Im Aug. 2004 präsentiert z. B. der Verband Deutscher Alten- und Behindertenhilfe (VDAB) verschiedene Vorschläge zur Reform der Pflegeversicherung. Unter anderem wird gefordert, dass die LQN aus dem Gesetz zu streichen sind. Hauptaugenmerk müsse die Wirksamkeit von Pflege- und Betreuungsmaßnahmen sowie das Wohlbefinden der Pflegebedürftigen sein. Es bedürfe, so der VDAB in seiner Begründung weiter, keiner „zusätzlichen,

lage der Ergebnisse gibt der MDK Empfehlungen zur Qualitätsverbesserung. Die Bewohner werden befragt und beobachtet sowie die Pflegedokumentation analysiert. Ein Abschlussgespräch findet zwischen MDK und Einrichtung statt, anschließend wird ein Prüfbericht erstellt. Der Prüfbericht soll das interne Qualitätsmanagement unterstützen. Werden Mängel festgestellt, so muss die Einrichtung eine Stellungnahme abgeben.[50]

Thematisiert wird in diesem Zusammenhang auch, dass Gesetze Mindestnormen festlegen und der Überwachung und Weiterentwicklung bedürfen. Diffus ist aus Sicht der (Alten-) Pflegeprofession jedoch, *wer*[51] *was*[52] überprüft. Der Anteil der Fachkräfte ist z. B. ein wesentliches Qualitätskriterium für die Versorgung im Heim, wenn die Fachkräfte beruflichen Standards entsprechend qualifiziert sind.[53]

Kritisiert wird u. a., dass bislang verabschiedete „rechtliche Steuerungsinstrumente" nicht in gewünschter Weise greifen. Verwiesen wird insbesondere darauf, dass es sowohl auf den Ebenen der Qualitätsmaßstäbe, der Qualitätsniveaus, der Qualitätsstandards und -leitlinien als auch auf der Ebene der Qualitätssicherungsverfahren große Unsicherheit und in erheblichem Maß Desiderata festzustellen gilt.[54] Es bleibt abzuwarten, ob, und wenn ja, wie, sich die Qualitätslandschaft in den Pflegeeinrichtungen durch die neuen Gesetzgebungen verändern wird. Kritisch betrachtet unterscheidet sich das SGB XI durch seine Kontrollperspektive vom SGB V, das mehr auf professionelle Selbstverpflichtung und Konsensusverfahren zwischen den Akteuren setzt. „Ein Zusammenhang von engen normativen Regelungen und dem erreichten Niveau der Qualitätssicherung in unterschiedlichen Sozialversicherungszweigen lässt sich bis dato nicht nachweisen".[55]

---

sondern sachgerechter Prüfungen unter Nutzung bestehender Instrumente" (www.vdab.de Stellungnahme vom 31. 08. 2004). Kritisiert wird auch die hohe Belastung, die sich für die Pflegeeinrichtungen durch die diversen Überschneidungen der verschiedenen Prüfinstitute ergeben.

50 Auf der Grundlage der Stellungnahme wird entschieden, ob, und wenn ja, welche Maßnahmen zu ergreifen sind, um die Qualität zu verbessern. Durch Wiederholungsprüfungen wird die Verbesserungsleistung festgestellt. Die Pflegekassen haben durch das PQsG differenzierte Sanktionsmöglichkeiten erhalten.

51 MDK, Heimaufsicht oder laut PQsG unabhängige Sachverständige oder Prüfstellen.

52 Gefahr der thematischen Dopplung, die derzeit bereits aufgrund unzureichender Harmonisierung zwischen den externen Prüfinstanzen und der unterschiedlichen Schwerpunktsetzung bzw. Aufträge besteht.

53 Während vor allem von Pflegefachkräften gefordert wird, dies auch in Zukunft weiter als Standard festzulegen oder sogar noch zu erhöhen, argumentieren vor allem die für die Finanzierung Verantwortlichen (u. a die Pflegekassen) zugunsten einer differenzierten Regelung, die für jedes Heim – je nach Anteil der mehr oder weniger pflegebedürftigen Personen – einen ausreichenden Anteil von Fachpersonal festsetzt. Heftig umstritten ist die gesetzliche Vorgabe in der Heimpersonalverordnung, nach der 50 % des Personals der Pflegeeinrichtungen Fachpersonal sein muss. Vgl. Bundesministerium für Familie, Senioren, Frauen und Jugend (BMFSFJ) (Hrsg.) (2001a), S. 135.

54 Klie, T. (2002b), S. 98.

55 Vgl. Schmidt, R. (2002b), S. 86.

4.1.3 Qualitätsmanagementsysteme und -ansätze

Im Vergleich zu den umfangreichen Publikationen in der Fachliteratur zum Thema „Qualitätsentwicklung im pflegerisch-medizinischen Bereich" liegen nur wenige Forschungsstudien zur „Qualität in der stationären und der ambulanten Pflege" vor. Angestoßen durch das Pflegequalitätssicherungsgesetz (PQsG) sehen sich die Pflegeeinrichtungen allerdings in der Handlungspflicht. Dementsprechend erscheinen in der neueren Fachliteratur immer mehr Berichte über Modellvorhaben oder Projektinitiativen und Studien zur Implementation eines Qualitätsmanagementsystems sowie zu Instrumenten und Maßnahmen zur Qualitätsentwicklung in den Einrichtungen.

Um eine Verbesserung der Aufbau- und Ablauforganisation und des Qualitätsmanagements einzuleiten, werden umfassende Qualitätsmanagementverfahren, wie z. B. DIN EN ISO, EFQM oder TQM[56] bzw. verbandsinterne Qualitätsmanagementsysteme (z. B. DPWV) genutzt. Kritisiert wird in diesem Zusammenhang, dass die meisten trägerspezifischen Qualitätsmanagementsysteme sich vorzugsweise an den Normen der DIN EN ISO orientieren, wenn auch grundsätzlich davon ausgegangen werden kann, „dass alle modernen Qualitätsmanagementsysteme vom ausgewogenen Verhältnis zwischen internen und externen Formen der Qualitätssicherung leben".[57] Kritisiert wird auch, dass Qualitätsmanagement „noch nicht als selbstverständlicher Aspekt professionellen Handels gesehen [wird], weder auf der Ebene der Versorgung noch auf der Ebene des übergeordneten Managements".[58]

Auf die Darstellung der Qualitätsmanagementsysteme DIN EN ISO, EFQM oder TQM wird an dieser Stelle verzichtet. Die namentliche Erwähnung unterschiedlicher Aktivitäten zur Qualitätsentwicklung hat exemplarischen Charakter, da hier nicht der Anspruch auf Vollständigkeit erfüllt werden kann.

4.1.3.1 Ambulante Pflege

Im ambulanten Sektor werden Qualitätsmanagementsysteme entwickelt, die sowohl die Konzeptionen nach EFQM (Schwerpunkt Selbstbewertung), das Normierungssystem nach DIN EN ISO 9000 ff. als auch das Führungskonzept nach TQM, allerdings mit unterschiedlichen Schwerpunkten und Instrumenten, integrieren. Ferner werden EFQM-orientierte Verfahren zur Entwicklung eines Qualitätsmanagements für ambulante Pflegedienste angeboten, die das Führungsverhalten, die Mitarbeiter- und Patientenperspektive, die Systematisierung ihrer Verbesserungsmaßnahmen und deren Bewertung einbe-

---

56 Vgl. Barth, M. (2002); Vgl. Blonski, H. (1998); Vgl. Büse, F. (1996); Vgl. Offermann, C. (2001), S. 200–212.
57 Vgl. Göpfert-Divivier, W. & Robitzsch, M. (2002), S. 230.
58 Vgl. Nübling. R. & Schrempp, C. & Kress, C. & Löschmann, C. & Neubart, R. & Kuhlmey, A, (2004), H. 2, S. 139.

4 Entwicklung der Qualitätsaktivitäten

ziehen.[59, 60, 61, 62] Im Mittelpunkt stehen dabei allerdings weniger die Implementierung eines Qualitätsmodells als vielmehr Bestrebungen, die Qualitätsentwicklung in den Einrichtungen zu fördern. Beispielhaft sind etwa folgende Qualitätsentwicklungsprojekte zu nennen:

Beispiel	Ansätze	In Anlehnung an
„Qualitätsgemeinschaft Pflege" Qualitätsmanagement des paritätischen Wohlfahrtsverbandes[63]	in einem Qualitätshandbuch formulierte Anforderungen erfüllen und einhalten Mitarbeiterbeteiligung in Qualitätszirkeln Austausch von Erfahrungen innerhalb der Qualitätsgemeinschaft Bereitschaft, gemeinsame Inhalte zu definieren, die sich in festgelegten Mindestanforderungen, Wahlleistungen und Entwicklungsstandards darstellen	DIN EN ISO 9000 ff.
diözesanes Modellprojekt DiCVQuM zur Implementierung eines Qualitätsmanagementsystems im Caritasverband Bamberg[64]	gesetzlichen Mindestanforderungen, fachlichen Standards und trägerspezifischen Anforderungen Ziel der Zertifizierung Einführung von regelmäßig stattfindenden Qualitätszirkeln – Ergebnisse mit beratender Funktion einrichtungsübergreifende Qualitätskonferenzen	DIN EN ISO 9001/2000 ProCumCert Selbstevaluation interne Audits
Konzept des Bundesverbandes Arbeiterwohlfahrt für alle verbandseigenen sozialen Einrichtungen[65]	anerkannte Verfahrensstandards verbandsintern entwickelte Qualitätsstandards und Qualitätsziele (aus Leitbild abgeleitet) Ziel der Zertifizierung Muster-Qualitätsmanagement-Handbücher	

---

59 Vgl. Newsletter, Vincentz Verlag: Internet: www.vincentz-net.de: 8. 11. 2001.
60 Vgl. Internet: www.domino-ev.de/qualitaet/qu-main.html
61 Vgl. Friesacher, H. (2004) 150 7/8 2004.
62 Ackermann, S.: www.gab-münchen.de (Aug. 2004).
63 Vgl. Deutscher Paritätischer Wohlfahrtsverband, Landesverband Hamburg: „Gemeinsam für die Qualität" Qualitätsanforderungen für ambulante Pflegedienste in der Qualitätsgemeinschaft Pflege.
64 Vgl. Qualität: Caritas entwickelt eigens DIN-gerechtes System. In: CareConkret 18. Juli 2003 S. 3. Internet: www.caritas-bamberg.de.
65 Vgl. Brückers, R. (2003a).

Beispiel	Ansätze	In Anlehnung an
Projekt „ProQua" Landesregierung Schleswig-Holstein fördert seit 2003[66]	Ziel allgemeingültige Qualitätsstandards einzuführen Ziel ein Qualitätsmanagementsystem aufzubauen	System der Selbstbewertung
10-Schritte-Methode der Qualitätsverbesserung orientiert am Plan-Do-Check-Act Zyklus[67]	Beteiligung der Mitarbeiter und Engagement der Führungskräfte Standardisierung selbstkritische Rückkopplung der Qualität Kommunikation der Ergebnisqualität Kennzahlen zur Strukturqualität, Qualitätsinhalte zur Ergebnisqualität wie Beschwerden, Komplikationen, Wundinfektionen und Dekubitusrate angegeben[68]	Indikatoren

4.1.3.2 Stationäre Pflege

Auch im Bereich der stationären Pflege finden sich Qualitätsmanagementsysteme bzw. Qualitätsentwicklungsinitiativen, die an Qualitätsmanagementsystemen, wie EFQM, DIN EN ISO und TQM, orientiert sind.

Beispiel	Ansätze	In Anlehnung an
AWO-Qualitätsmanagementsystems[69]	Leitbildorientierung (Sonderkonferenz der AWO) und Qualitätspolitik Partizipation aller Beteiligten Qualitätsmanagement-Handbücher Ziel der Zertifizierung	Verfahrensstandards der DIN EN ISO 9000 ff. (bzw. 9004, Teil 2) Qualitätsauditoren nach DIN EN ISO AWO-Qualitätssiegel
Qualitätsgemeinschaft (QgP) der Spitzenverbände der freien Wohlfahrtspflege (AWO, Caritas, Diakonie, DRK, Paritätischer Wohlfahrtsverband) Land Brandenburg (seit 2002)[70]	120 Leistungsstandards, Checklisten Formblätter Verfahrensanweisungen	EFQM

---

66 Sozialministerium Schleswig- Holstein (2003).
67 Vgl. www.deming.de/deming/deming3.html (Okt. 2004).
68 Vgl. Heyn, A. (2000). S. 21–25.
69 Vgl. Brückers, R. (2003b), S. 221 ff. Mit Hilfe dieser Handbücher möchte die AWO den Nachweis erbringen, dass die DIN EN ISO auch im Dienstleistungsbereich eingesetzt werden kann.
70 Das Handbuch gliedert sich in 5 Teile und dient der Standortbestimmung sowie dem Aufzeigen von Verbesserungsbereichen.

Beispiel	Ansätze	In Anlehnung an
Modellprojekt DiCV-QuM von der Erzdiözese Bamberg e. V. (1997 bis 2000)[71]	Qualitätsmanagementkonzept: Qualität soll intern erhalten und weiterentwickelt werden und die Leistungen zur Zufriedenheit und zum Wohlbefinden der Menschen beitragen Qualitätszirkel Zertifizierung	DIN EN ISO 9001:2000 ProcumCert

- Weitere bekannte Instrumente, die u. a. zur Einführung eines internen Qualitätsmanagements genutzt, wegen der Komplexität hier jedoch nicht explizit vorgestellt werden, sind:
  - „Homes are for living in" (Heime zum Leben),[72]
  - SIESTA (Qualitätsdiagnose),[73]
  - SEA (Selbstbewertungssystem),[74]
  - QAP (Qualität als Prozess),[75]
  - KDA Qualitäts-Handbuch,[76]
  - GAP-Verfahren (Mitarbeiterentwicklung und -motivation durch Qualitätssicherung).[77]

Zusammenfassend kann festgehalten werden, dass sich in der Literatur vielfältige Ansätze zur Implementation eines Qualitätsmanagements bzw. zur Einführung eines Qualitätsprogramms im Bereich der ambulanten und stationären Pflege nachweisen lassen. In den neueren Publikationen wird allerdings auch deutlich, dass Qualitätsmanagementsysteme sich zur Zeit weitgehend nur in Ansätzen widerspiegeln oder sich in der Erprobungsphase befinden. Vor allem die freien Träger der Wohlfahrtsverbände, die im Gegensatz zu kleineren Pflegeeinrichtungen über mehr personelle und finanzielle Ressourcen verfügen, entwickelten in den vergangenen Jahren verbandseigene Qualitätsmanagementsysteme, die sich weitgehend an Verfahren aus dem industriellen Bereich nach DIN EN ISO 9000 ff., an der European Foundation for Quality Management (EFQM) und am Total Quality Management (TQM) orientieren. Als In-

---

71 Vgl. Caritasverband für die Erzidözese Bamberg e. V. (2002): DiCV-QuM, www.caritas-bamberg.de.
72 R. Harris, et. al.: Heime zum Leben: Wege zur bewohnerorientierten Qualitätssicherung, Hannover 1995.
73 Vgl. Berger, G. & Gerngross- Haas, G. (1999), H. 3, 1999; Vgl. Berger, G. (1999), S. 146–161; Vgl. Berger, G. (1997), S. 123–173; Vgl. Gebert, A. & Kneubühler, H. U. (2001), S. 365–369; Vgl. Klein, B. (1997), S. 13–15.
74 Vgl. Klein, B. (1997), S. 16–17; Vgl. Hoffmann, G. (1997), S. 112–122.
75 Vgl. Blonski, H. (1998), S. 57; Vgl. Frey Akademie (1998); Vgl. Gebert, A. & Kneubühler, H. U. (2001), S. 396–410.
76 Vgl. Kuratorium Deutsche Altenhilfe (KDA) (1998a); Vgl. Gebert, A. & Kneubühler, H. U. (2001), S. 369–372.
77 Vgl. http://www.gab-muenchen.de (Okt. 2003).

strumente der Qualitätsentwicklung werden in diesem Fall verbandseigene Richtlinien, Verfahrensanweisungen, Prozessbeschreibungen, Verantwortungsklärungen (insbesondere Schnittstellen zwischen den beteiligten Professionen oder den verschiedenen Hierarchieebenen) und Dienstanweisungen in Form von Qualitätshandbüchern entwickelt und als Qualitätsnachweis vorgehalten.

4.1.4 Instrumente und Methoden zur Qualitätsentwicklung

Seit Einführung des Pflegeversicherungsgesetzes sind auf Verbandsebene (Berufs- und Fachverbände), kommunaler Ebene und Länderebene von fachbezogenen Instituten und in Eigeninitiative von ambulanten und stationären Pflegediensten vielfältige Instrumente, Maßnahmen und Methoden zur Qualitätssicherung entwickelt und initiiert worden.

Als problematisch wird konstatiert,

„... dass hierzulande nur wenig gesicherte wissenschaftliche Informationen zum tatsächlichen Stand der Pflegequalität vorliegen. Die methodisch zuverlässige Messung und Überprüfung sowie systematische Sicherung der Pflegequalität sind vergleichsweise wenig entwickelt. Es fehlen insbesondere vergleichbare großflächige, analytisch tief greifende und methodisch anspruchsvolle empirische Forschungen zur Ergebnisqualität (...). Ein wesentlicher Mangel in Deutschland ist, dass die in der Praxis durchaus vielfältigen, einzelnen Bemühungen um Qualitätssicherung nicht methodisch kontrolliert, d. h. entsprechend wissenschaftlich evaluiert und publiziert werden. Vielmehr werden solche Konzepte ad hoc aus der und für die Praxis entwickelt sowie auf einem unübersichtlichen und auch durch ökonomische Interessen beeinflussten Beratungsmarkt gehandelt, so dass eher begrenzte subjektive Erfahrungsberichte in einschlägigen Praxismagazinen denn objektive Erkenntnisse in wissenschaftlichen Organen zu finden sind".[78]

4.1.4.1 Ambulante Pflege

Es zeigen sich insbesondere Initiativen zur dezentralen Entwicklung von Standards bzw. standardisierten Handlungsbeschreibungen in der ambulanten Pflege:

Beispiel	Ansatz
Projekt zur Entwicklung von Kriterien und Standards zur Pflegedokumentation der Caritas-Sozialstationen am Untermain[79]	systematisches Vorgehen auf der Grundlage von Struktur-, Prozess- und Ergebnisqualität Methode der Delphi-Technik zur Erreichung eines fachlichen Konsenses Pflegefachkräfte ambulanter Altenhilfeeinrichtungen

---

78 Vgl. Roth, G. (2002).
79 Vgl. Uhl, A. (2001).

Beispiel	Ansatz
Projekt zur „Qualität der Beratungsbesuche nach § 37 Abs. 3 SGB XI" durch eine Kreispflegekonferenz in Soest[80]	dezentrale Entwicklung von Standards
	Kriterien: Struktur, Prozess und Ergebnis
	ein Leitfaden für den Einsatz der Beratung entworfen
	zweijährigen Probelauf; Evaluation des Verfahrens
	Ziel: bundeseinheitlichen Standard

Instrumente der Qualitätssicherung beziehen sich auf einzelne Bereiche des Pflegedienstes oder des Pflegeprozesses. Zu nennen sind

Einarbeitungskonzepte für neue Mitarbeiter,[81]

eine Studie zur Beurteilung der Eignung von Pflegedokumentationen zur Messung der Pflegequalität[82] sowie

Konzepte der Pflegevisite als zentrale Qualitätssicherungsmaßnahme.[83]

Weiterhin werden folgende Qualitätsentwicklungs- und -sicherungsinstrumente in der vorliegenden Literatur benannt:

Beschwerdemanagement,[84] Kundenbefragung[85] sowie

die Erstellung und Nutzung eines Qualitätshandbuches (z. B. das Qualitätshandbuch „Häusliche Pflege Hand in Hand – Wege zu einer familienorientierten Pflege für Klienten, Angehörige und beruflich Pflegende" des Kuratoriums Deutscher Altershilfe (KDA),[86]

das Muster-Qualitätshandbuch der Diakonie[87] sowie

das Qualitätsmanagementhandbuch ambulanter Dienste – Sozialstationen der Harzkliniken (ADS)[88]).

Einen hohen Stellenwert zur Qualitätsentwicklung nehmen die *Qualitätszirkel* in den ambulanten Einrichtungen ein. Qualitätszirkel werden als geeignete Maßnahme in den Grundsätzen und Maßstäben zur Qualitätsentwicklung vom Gesetzgeber vorgeschlagen. Sie sind sowohl als Instrument der Personalent-

---

80 Vgl. Grieshaber, U. (2002).
81 Vgl. Thelen, A. (2001); Vgl. Sager, M. (2000).
82 Vitt, G. (2002).
83 Erhebungen zur Durchführung von Pflegevisiten: Roth, G. (2003). S. 65–102.
84 Vgl. Beschwerdestelle der Stadt München. Internet: www.muenchen.de/beschwerdestelle-altenpflege/fachveröff.htm (Okt. 2003).
85 Damit wird auch einer Qualitätsanforderung entsprochen, die Donabedian schon Ende der 60er Jahre in seinem Qualitätsansatz formulierte, in dem er darauf hinwies, dass die Einbindung des Kunden in die Qualitätsbeurteilung wichtig ist. Vgl. Donabedian, A. (1992); Vgl. Reck- Hog, U. (2000); Vgl. Schnabel, E. & Schönberg, F. (2003); Vgl. Müller-Mundt, G. & Höhmann, U. & Schulz, B. & Anton, H. (2000), Vgl.: IKK- Landesverband Niedersachsen (Hrsg.) (2000).
86 Vgl. Gerste, B. (2002). Das Handbuch bezieht sich auf den Bereich der direkten Pflege und Hauswirtschaft und ist nach den 13 Aktivitäten und existentiellen Erfahrungen des Lebens (AEDL-Bereiche) nach M. Krohwinkel gegliedert.
87 Vgl. Gerull, P. (2000b).
88 Vgl. Haubrock, M. & Gohlke, S. (2001). S. 63.

wicklung als auch im Sinne der berufsgruppenübergreifenden Zusammenarbeit zu nutzen und verfolgen in ihrer Arbeitsweise häufig einen partizipativen Ansatz.[89] In den Ergebnisberichten der Evaluation des Deutschen Netzwerkes für Qualitätsentwicklung in der Pflege (DNQP) zum Expertenstandard „Dekubitusprophylaxe" zeigt sich, dass die an der Implementation in der Erprobungsphase beteiligten ambulanten Pflegedienste das Instrument „Qualitätszirkel" genutzt haben.[90] Ebenso werden Qualitätszirkel initiiert, um Qualitätsmanagementsysteme erfolgreich in den Einrichtungen einzuführen (s. o.). Qualitätszirkel werden vor allem als Instrument für berufsgruppen- und sektorenübergreifende Qualitätsentwicklungsmaßnahmen genutzt.

Benchmarking ist ein Verfahren, welches in der ambulanten Pflege bisher nicht weit verbreitet ist. An einem bundesweiten Betriebsvergleich nahmen 1997 75 ambulante Dienste teil. Erste Modellerfahrungen mit neun Einrichtungen liegen aus Gelsenkirchen vor, die neben den Betriebsdaten die Mitarbeiter- und Kundenzufriedenheit umfassten.[91] Eine Benchmarking-Studie ambulanter Pflegeeinrichtungen unterschiedlicher Trägerschaft wurde von Haubrock und Gohlke durchgeführt. Als Voraussetzung wurde ein Sollkonzept auf der Grundlage von Struktur-, Prozess- und Ergebnisqualität erstellt, anhand dessen sich acht ambulante Pflegedienste bewerten ließen. Es konnten unterschiedliche Stärken und Verbesserungsbereiche der verschiedenen Pflegedienste aufgezeigt werden, die zum Erfahrungs- und Wissensaustausch anregen und die einrichtungsübergreifende Qualitätsentwicklung unterstützen können.[92]

4.1.4.2 Stationäre Pflege

Fragen der pflegerischen Leistungsqualität bzw. des pflegerischen Qualitätsstandards (Qualitätsniveau) sind in der stationären Altenhilfe nicht hinreichend geklärt. Oft bilden die durch externe Prüfinstanzen erfassten Qualitätsmängel den thematischen Aufhänger, um über die Definition von Qualität und deren Instrumente zu sprechen. Erschwerend ist, dass die Annahmen über das theoretisch Erreichbare uneinheitlich sind und regionale, trägerspezifische, verbands- und einrichtungsspezifische Unterschiede aufweisen. Was die einen als professionelle Standards herausstellen, muss für die anderen nicht verbindlich sein.[93] Während es einerseits als nachvollziehbar angesehen wird, dass es

---

89 Vgl. Görres, S. & Luckey, K. & Stappenbeck, J. (1997).
90 Vgl. www.dnqp.de (Okt. 2003).
91 Sießegger, T. (1997).
92 Vgl. Haubrock, M. & Gohlke, S. (2001).
93 Im 3. Altenbericht wird konstatiert, dass bei Vorliegen pflegewissenschaftlicher Erkenntnisse, die einem pflegebedürftigen Heimbewohner Erleichterung bringen würden, das Personal in die Lage versetzt werden muss, nach diesen pflegewissenschaftlichen Erkenntnissen zu handeln. Wenn es alternative Verfahren gibt, die in Bezug auf die Qualität des Ergebnisses das gleiche leisten, dann ist das ökonomisch günstigste zu wählen, vorausgesetzt, das Pflegepersonal beherrscht dieses ökonomisch günstigere Verfahren. Wenn in einem Heim nicht nach dem Stand pflegewissenschaftlicher Erkenntnisse gehandelt wird, so kann dies am Informationsdefizit des verantwortlichen Personals liegen, am Informations-

4 Entwicklung der Qualitätsaktivitäten

auf Grund unvollständiger Qualifikationen oder auf Grund unvorhersehbarer Belastungsspitzen zu Situationen kommen kann, in denen komplizierte pflegerische Vorgänge nicht mit der erforderlichen Qualität erfolgen, so wird andererseits eine ausreichende grundlegende körperliche Pflege des Heimbewohners vorausgesetzt.[94]

Dementsprechend stellt die Erarbeitung von Pflegestandards in der stationären Pflege nach wie vor ein Feld dar, welches dringend der Bearbeitung bedarf.[95] Für die Qualitätsentwicklung wird gegenwärtig die Formulierung von Strukturstandards als wirkungsvoller erachtet. Ein altbewährtes Managementinstrument für Planung, Organisationsentwicklung und Konzeptarbeit ist die Zusammenstellung eines Kataloges, in dem die Stärken, Schwächen und Verbesserungsbereiche einer Einrichtung ausgewiesen sind.[96] Gleichzeitig ist das Verständnis darüber, was unter Pflegestandard zu verstehen ist, diffus. Einerseits werden standardisierte Tätigkeiten und normierte Handlungsanweisungen als Standards definiert.[97] Andererseits wird die Definition des Deutschen Netzwerkes für Qualitätsentwicklung in der Pflege (DNQP) zugrunde gelegt, die „Standard" als Grad der Übereinstimmung zwischen professionell abgestimmten Anforderungen und der tatsächlichen Leistung bezeichnet.[98] Dieser Begriffsbestimmung liegt zudem eine qualitätswissenschaftsbasierte Vorgehensweise zugrunde.

Die Bundesregierung stimmt der Kommission des vierten Altenberichts zu, dass nahezu keine bundesweit verbindlichen Qualitätsstandards für die Altenpflege existieren. Für eine grundlegende Verbesserung der Pflegequalität ist nach Auffassung der Kommission des vierten Altenberichts die Entwicklung und Umsetzung nationaler evidenzbasierter Pflegestandards erforderlich, die

---

defizit des Trägers, der sich davon überzeugen muss, dass sein Personal die fachlichen Standards beherrscht, oder daran, dass Rahmenbedingungen herrschen, die eine Anwendung professioneller Standards behindern oder verhindern. Vgl. Bundesministerium für Familie, Senioren, Frauen und Jugend (BMFSFJ) (Hrsg.) (2001a), S. 136.

94 Berichte über Heimskandale, Fälle von Gewalt, Misshandlung und Vernachlässigung können, laut 3. Altenbericht, in diesen Fällen nicht auf die gesetzlichen Rahmenbedingungen einschließlich des Pflegeversicherungsgesetzes zurückgeführt werden. Es gibt in Deutschland keine Pflegesätze, die es nicht erlauben, für eine angemessene Grundpflege zu sorgen. Vgl. Bundesministerium für Familie, Senioren, Frauen und Jugend (BMFSFJ) (Hrsg.) (2001a), S. 136.

95 Für Pflegemängel werden drei Verursachungsbereiche konstatiert: individuelle Fehlhandlungen der beschäftigen Personen (menschliches Versagen), Fehler der Träger oder des Managements (systematische Fehler in der Organisation), Unzulänglichkeiten der gesetzlichen Rahmenbedingungen (Novellierungsbedarf). Vgl. Bundesministerium für Familie, Senioren, Frauen und Jugend (BMFSFJ) (Hrsg.) (2001a), S. 137.

96 Vgl. 3. Altenbericht (2001), S. 138.

97 „Pflegestandards sind allgemein gültige und akzeptierte Normen, die den Aufgabenbereich und die Qualität der Pflege definieren. Sie legen themen- und tätigkeitsbezogen fest, was die Pflegeperson in einer konkreten Situation generell leisten solle und wie diese Leistung auszusehen hat". Vgl. Barth, M. (2002), S. 121.

98 www.dnqp.de (im Oktober 2003) sowie die Arbeitsunterlagen zur Konsensuskonferenz nationaler Expertenstandards.

durch Konsensusverfahren entwickelt werden.[99] Nach einer Übergangsfrist sollten diese Standards von Einrichtungen und Diensten eingehalten und ein Kriterium für den Versorgungsauftrag werden. Bei Nichteinhaltung nationaler Standards sollte die Möglichkeit bestehen, den Versorgungsvertrag zur Disposition zu stellen.[100] Das BMFSFJ hat deshalb damit begonnen, Qualitätsstandards erarbeiten zu lassen. Ob daneben die Schaffung einer unabhängigen nationalen Institution zur Entwicklung und Formulierung von Standards notwendig ist, bedarf einer eingehenden Prüfung auf der Grundlage der gemachten Erfahrungen mit dem novellierten Heimgesetz und dem PQsG.[101]

Des Weiteren lassen sich in der stationären Pflege folgende Initiativen aufzeigen:

Beispiel	Ansatz
Qualitätshandbuch „Wohnen im Heim" 1998 vom Kuratorium Deutsche Altershilfe (KDA)[102]	pflegerische, hauswirtschaftliche und sozialarbeiterische Leistungen in vollstationären Einrichtungen
	einrichtungsinterne Qualitätszirkel
	aufgebaut analog „Aktivitäten und existentiellen Erfahrungen des Lebens" (AEDL)
	umfasst ca. 7000 Fragen und Stichworte
„Benchmarking in der Pflege" 2004 vom BMGS gefördertes Modellprojekt[103, 104]	fokussiert die Ernährung und Flüssigkeitsversorgung älterer Menschen
	aufbauend auf dem Geriatrischen Minimum Data Set (GEMIDAS)[105]
	Ziel: die stationäre Versorgung von älteren und hochaltrigen Patienten in geriatrischen Einrichtungen im Rahmen eines einrichtungsübergreifenden Benchmarkingprojektes zu verbessern

Weitere bekannte Instrumente zur Qualitätssicherung, die sich weitestgehend auf Einzelbereiche innerhalb des Pflege- und Betreuungsprozesses beziehen, sind u. a.

Qualitätszirkel,[106]

---

99 In Anlehnung an das vom Deutschen Netzwerk für Pflege (DNQP) entwickelte Verfahren zur Entwicklung, Konsentierung, Implementierung und Auditierung nationaler Expertenstandards. Vgl. www.dnqp.de.
100 Vgl. Bundesministerium für Familie, Senioren, Frauen und Jugend (BMFSFJ) (Hrsg.) (2002c), S. 279.
101 Vgl. Bundesministerium für Familie, Senioren, Frauen und Jugend (BMFSFJ) (Hrsg.) (2002c), S. 34.
102 Vgl. KDA (Hrsg.): Qualitätshandbuch „Wohnen im Heim" – Ein Handbuch zur internen Qualitätsentwicklung in den AEDL-Bereichen, Köln 1998.
103 Vgl.: www.bmgs.bund.de (Juni 2004). Die geförderten Projekte lagen zum Zeitpunkt der Berichtsfassung noch nicht vor.
104 Vgl.: Pressemitteilung vom 09. Okt. 2003, www.bmgs.bund.de (Nov. 2003).
105 Vgl.: M. Borchelt et. al.: Verbundprojekt „GEMIDA-QM: Benchmarking in der geriatrischen Patientenversorgung", Projektbeschreibung vom Aug. 2003, www.gemidas-qm.de (Nov. 2003).
106 Vgl. Görres, S. & Luckey, K. & Stappenbeck, J. (1997), Vgl. Barth, M. (2002), S. 200 ff.

Pflegevisiten[107] und

Kundenbefragungen.[108] Letztgenanntes oft im Kontext von Beschwerdemanagement.

Aus der vorliegenden und analysierten Literatur und aus den Aussagen der befragten Experten[109] wird deutlich, dass die einrichtungsspezifische Entwicklung bzw. die Anpassung der Qualitätsmanagementsysteme oft durch entsprechende Institute wissenschaftlich begleitet wurde. Die anschließende Implementierung erfolgt jedoch nur in wenigen Fällen. Dadurch ist nicht nachvollziehbar, inwiefern das Ziel der nachhaltigen Qualitätsentwicklung tatsächlich erreicht wird. Es zeigen sich sowohl Verfahren zur Implementierung von Qualitätsmanagementsystemen, die den Schwerpunkt auf eine „top down" Strategie legen als auch Verfahren, die eine „bottom-up" Strategie bevorzugen. Beide Verfahrensweisen beziehen sowohl Mitarbeiter als auch Leitungskräfte, entsprechend ihren Funktionen, ein. Gleichwohl vielfache Aktivitäten und Maßnahmen zur Entwicklung und Einführung eines Qualitätsmanagementsystems zu verzeichnen sind, befinden sich die Bemühungen erst in der Anfangsphase. Inwieweit sich die hier vorgestellten und analysierten Aktivitäten in der Praxis bewähren und die Qualität in der täglichen Arbeit fördern, kann anhand der vorliegenden Literatur nicht beurteilt werden.

4.1.5 Qualitätssicherung durch externe Qualitätsprüfung bzw. -bewertung

Die Einforderung von Qualitätsentwicklung und -sicherung in der Pflegeversicherung zielt primär auf eine externe Bewertung der Pflegequalität. Als Auslöser für die Qualitätssicherungsdiskussion und damit für interne Qualitätsbemühungen waren und sind vorwiegend externe Impulse zu benennen, wie z. B.

- die von den Einrichtungen und Leistungsträgern wahrgenommenen Anforderungen des Marktes,
- die Vermeidung von oder Reaktion auf Mängelrügen externer Qualitätssicherungsinstanzen (MDK und Heimaufsicht)[110]
- Kritik seitens der Öffentlichkeit oder der Angehörigen.

---

107 Vgl. Brüggemann, J. (2002), S. 346f; Vgl. Barth, M. (2002), S. 176 ff.
108 Vgl. Schneider, R. (2002), S. 246–268.
109 Hierbei handelt es sich um die Aussagen der selbst durchgeführten Experteninterviews.
110 Pflegefehler bei der Grundversorgung von Heimbewohnern sind deshalb nach Ansicht der Autoren des 3. Altenberichts der Bundesregierung nicht etwa auf unzureichende finanzielle Ressourcen zurückzuführen, sondern stellen eindeutig ein Organisationsverschulden des Trägers und/oder ein Verschulden der verantwortlichen Pflegenden dar (vgl. 3. Altenbericht 2001, S. 134). Im Rahmen einer annähernd flächendeckenden Prüfung kommt der MDS zu erschreckenden Ergebnissen. In 5 % der Einrichtungen ist die Versorgung derart ungenügend, dass hieraus für die Heimbewohner lebensbedrohliche Konsequenzen resultieren. Fachleute sprechen von gefährlicher Pflege. Nach Einschätzung des MDS arbeiten 40 % der Einrichtungen allenfalls ausreichend; in 10 % der Einrichtungen

Eher selten wurden aufgrund interner Entscheidungen Verbesserungsvorschläge und damit Qualitätssicherungsbemühungen initiiert; gegenwärtig sind vielmehr gesetzliche Vorgaben und zu erwartende Qualitätsprüfungen ausschlaggebend für Bemühungen um ein Qualitätsmanagement. Im Rahmen der Qualitätskontrolle ist ein punktueller Vergleich zwischen den Anforderungen und der tatsächlich erbrachten Leistung vorgesehen, so dass Aussagen über den Zielerreichungsgrad von Maßnahmen getroffen werden können. Entscheidend im Kontext der Qualitätssicherung ist die Herangehensweise:

- wer definiert die Qualitätsanforderungen,
- wer ist am Kontrollprozess beteiligt,
- was geschieht mit den Ergebnissen,
- wie werden Verbesserungen initiiert.[111]

Seitens der Pflegekassen wird eine Begutachtung durch den Medizinischen Dienst der Krankenkassen (MDK) und/oder die Heimaufsicht durchgeführt. Beide Prüfkonzepte beruhen auf den Vorgaben der gesetzlichen Anforderungen nach § 80 SGB XI und deren gemeinsamen Grundsätzen und Maßstäben sowie dem Heimgesetz. Grundlage sind Struktur-, Prozess- und Ergebnisqualität, bezogen auf alle Bereiche der Einrichtung, einschließlich einer systematisierten Erhebung des Pflegezustandes des Pflegebedürftigen. Die Ergebnisse fließen in eine Bewertung ein und werden der Einrichtung in Berichtsform, inklusive eines Stärken- und Schwächenprofils, zurückgemeldet.[112]

Aufgrund der gesetzlichen Regelungen sind ambulante und stationäre Pflegeeinrichtungen zur externen Qualitätssicherung durch entsprechende Gutachten oder alternativ zum Nachweis der Zertifizierung verpflichtet (§ 80 SGB XI Änderungsgesetz). Dementsprechend zeigen sich in der Praxis vielfältige Ansätze und Verfahren zur Zertifizierung oder zur Erreichung eines Gütesiegels, die von Verbänden, Interessenvertretern und traditionellen Prüfstellen entwickelt wurden und auf dem freien Markt konkurrieren. Aus der vorliegenden Literatur können folgende Zertifizierungsverfahren für ambulante und stationäre Pflegeeinrichtungen benannt werden:

---

wird die Pflege als gut bewertet. So formuliert der MDS, dass Pflegeskandale keine Einzelfälle sind und auf strukturelle Defizite der Pflege zurückzuführen sind. Vgl. König, J. (2003), S. 218. Bisher liegen Auswertungen von mehr als 4000 Qualitätsprüfungen vor, die zumindest Hinweise auf Problemschwerpunkte liefern können (ca. 15 % aller Pflegeeinrichtungen). Von diesen Prüfungen fanden etwas mehr als die Hälfte in der stationären Altenhilfe statt. Hinsichtlich der Prozessqualität wird vorwiegend bemängelt, dass der Pflegeprozess aus der Dokumentation nicht eindeutig erkennbar ist. Weiterhin besteht das Problem, dass die Pflege passivierend durchgeführt wird. Vgl. Bundesministerium für Familie, Senioren, Frauen und Jugend (BMFSFJ) (Hrsg.) (2002c), S. 280.

111 Am Beispiel der Pflegevisite kann dieser Unterschied verdeutlicht werden: Wird die Pflegevisite von der Leitung einer Pflegeeinrichtung als Kontrollinstrument zur Überprüfung der Leistungen ihrer Mitarbeiter (top-down) oder als interkollegiales Reflexionsinstrument mit dem Ziel der kontinuierlichen Verbesserung (bottom-up) genutzt oder wird die Implementierung dieses Instruments extern gefordert, ohne dass deren Intention klar formuliert wurde. (vgl. Görres, S. & Luckey, K. & Stappenbeck, J. (1997), S. 419 ff.

112 Vgl. Brüggemann, J. (2001).

4 Entwicklung der Qualitätsaktivitäten

- Verbandsinterne Überprüfungsmaßnahmen wie z. B. Instrumente zur Evaluation des Qualitätsmanagementsystems, um durch externe Audits von einer autorisierten unabhängigen Institution ein Zertifikat zu erhalten.[113]
- Gemeinsamkeiten zeichnen sich zum einen durch die Ausrichtung am Normierungssystem DIN EN ISO 9000 ff. unter Berücksichtigung der jeweiligen verbandseigenen Profile aus, oder durch Gütezeichen, die auf Initiative des Deutschen Berufsverbandes für Krankenpflege (DBFK) entwickelt und/oder vom Deutschen Institut für Gütezeichen und Kennzeichnung e. V. (RAL) oder anderen Institutionen anerkannt wurden.
- Zertifizierungen nach DIN EN ISO 9000 ff. durch unabhängige autorisierte Institutionen wie z. B.
  - das Institut für Qualitätskennzeichnung von sozialen Diensten (IQD) oder
  - die Gesellschaft zur Zertifizierung von Organisationen und Dienstleistungen im sozialen Bereich in Europa (Socialcert-GmbH) sowie
  - der Pflege-TÜV Süddeutschland, die in Zusammenarbeit mit dem Bundesverband privater Alten- und Pflegeheime und ambulanter Dienste (bpa) ein eigenes Prüfverfahren erstellt haben.
- EFQM-orientierte Verfahren zur Einschätzung der Qualität durch Selbst- und Fremdbewertung, wie z. B.
  - das Pflegequalitätssiegel (PQS) des Instituts für angewandte Pflegeforschung (iap) der Universität Bremen.[114] Dieses Verfahren ist, in Anlehnung an den TQM-Ansatz und unter Berücksichtigung der Kundenperspektive, auf eine kontinuierliche Qualitätsverbesserung ausgerichtet, die durch interne systematische Überprüfung der Aktivitäten anhand des PDCA-Zyklus erzielt werden soll.
  - Oder das vom Fraunhofer-Institut für Arbeitswirtschaft und Organisation (IAO) entwickelte „Selbstbewertungssystem für stationäre Einrichtungen in der Altenhilfe".[115] Grundlage für die Selbstbewertung sind die Implementierung eines werteorientierten Qualitätsmanagements (Heime zum Leben) und die Verwendung von Qualitätsstandards. Erfasst wird der gesamte Prozess der Leistungserstellung. Überprüft wird, inwieweit die formulierten Qualitätsstandards erreicht wurden. Ziel der Selbstbewertung ist es, einen kontinuierlichen Verbesserungsprozess in Gang zu setzen.

Gemeinsam ist diesen Bewertungsverfahren, dass sie einerseits Informationen über den Ist-Zustand der Einrichtung liefern und auf der Grundlage dieser Da-

---

113 Weitere Beispiele sind: Das vom Diakonischen Institut für Qualitätsmanagement entwickelte Diakoniesiegel durch EQ-Cert-Institut in Ulm, Qualität: Caritas entwickelt eigenes DIN-gerechtes System. In: CareConkret 18. Juli 2003 S. 3. AWO-Siegel durch TÜV-Cert Rheinland Vgl. Brückers, R. (2003a). Qualitätsmanagement der Caritas Bamberg (DiCVQuM) durch die Zertifizierungsgesellschaft proCum Cert Vgl. Richter, E. (2000).
114 Vgl. Görres, S. & Mittnacht, B. (2004), S. 153–164.
115 Vgl. Hoffmann, G. (1997).

ten Stärken und Verbesserungsbereiche identifiziert werden können. Andererseits können diese Informationen genutzt werden, um eine „interne Diskussion um Art und Qualität der Leistungserbringung zu qualifizieren und konzeptionell zu verankern".[116] Schwerpunktmäßig werden folgende Qualitätsaspekte durch eine externe Qualitätssicherung bzw. Überprüfung bewertet:

- die Dimensionen der Struktur-, Prozess- und Ergebnisqualität,
- die Einhaltung berufsrechtlicher Vorschriften,[117]
- die individuelle Dienstleistungsqualität und die Transparenz der Einrichtung[118] sowie
- die Qualität aus Sicht des Kunden.

Angeregt durch neue Gesetzesregelungen rückt gegenwärtig die Ergebnisqualität (Patientenzufriedenheit, Beschwerdemanagement und die Erfassung des Pflegezustandes) in den Vordergrund. Einige Zertifizierungskonzepte für ambulante und stationäre Pflegeeinrichtungen sehen Kundenbefragungen[119] vor. Diese Anforderung gestaltet sich zum Teil schwierig für die Pflegeeinrichtungen, da bisherige Studien vorwiegend auf den Krankenhausbereich fokussiert waren. Entsprechend vielfältig sind Methoden und Konzepte, die angewendet werden und deren Ergebnisse zumindest einer kritischen Überprüfung bedürfen.

---

116 KDA (Hrsg.). Qualitätshandbuch „Wohnen im Heim" – Ein Handbuch zur internen Qualitätsentwicklung in den AEDL-Bereichen, Köln 1998, S. 15.
117 RAL Deutsches Institut für Gütesicherung und Kennzeichnung e. V.: Ambulanter Pflegedienst Gütesicherung RAL-GZ 114. St. Augustin, 1999. Vgl.: Internet: www.guetegemeinschaft-pflege.de (Okt. 2003).
118 Ackermann, S. (2002).
119 Vgl. Büssing, A. & Glaser, J. (2000). Ein optimales Instrument zur Erfassung der Qualität aus Kundensicht wurde bisher nicht entwickelt, vor allem da unterschiedliche Auffassungen dahingehend bestehen, was der Gegenstand der Bewertung sein soll und mit welcher Methode die Erfassung am besten zu realisieren sei. Am häufigsten vorzufinden sind allgemeine Zufriedenheitsbefragungen, allerdings mit dem Nachteil, dass sie „regelmäßig zu bemerkenswert positiven Gesamteinschätzungen des Versorgungsgeschehens" (Wingenfeld, K. (2003), S. 11) führen, d. h. die Qualität wird von Pflegebedürftigen weitaus positiver bewertet, als aus Professionssicht erwartet wird. Dadurch entsteht der „Gesamteindruck einer bemerkenswerten und erklärungsbedürftigen Diskrepanz zur aktuellen Qualitätsdiskussion" (Wingenfeld, K. (2003), S. 12). Auch sehen sich Befragungen von Pflegebedürftigen mit den schon Anfang der 90er Jahre von Aust analysierten Einflußfaktoren (z. B. Zeitpunkt der Befragung, Bildungshintergrund, Alter etc.) konfrontiert, die sich aus methodischer Sicht auf die Bewertung der Zufriedenheit mit einem Versorgungsgeschehen auswirken. Erschwerend kommt hinzu, dass die Nutzung der Kategorie (Kunden-)Zufriedenheit und deren Zusammenhang mit dem Leistungsgeschehen unterschiedlich interpretiert wird, so dass – ausgehend vom derzeitigen Forschungsstand – ungewiss bleibt, inwiefern sich die Kundenbefragung (Zufriedenheitsbefragung) als Aussage im Qualitätsdiskurs eignet. Vgl. hierzu insbesondere die Arbeiten von Aust, B. (1994): Zufriedene Patienten? Eine kritische Diskussion von Zufriedenheitsuntersuchungen in der gesundheitlichen Versorgung. Berlin: Veröffentlichungsreihe der Forschungsgruppe Gesundheitsrisiken und Präventionspolitik, Wissenschaftszentrum Berlin für Sozialforschung. Vgl.: Wingenfeld, K. (2003): Studien zur Nutzerperspektive in der Pflege, IPW Bielefeld (www.ipw-bielefeld.de).

4 Entwicklung der Qualitätsaktivitäten

Notwendig für eine externe Überprüfung im Sinne einer Qualitätssicherung sind u. a. eine nach vorgegebenen Qualitätskriterien erstellte Selbstauskunft,[120] Qualitätshandbücher und/oder Checklisten,[121] Begehungen der Pflegeeinrichtung und die Begleitung von Pflegekräften zu einzelnen Pflegebedürftigen bzw. Bewohnern einschließlich Untersuchungen und Befragungen von Pflegebedürftigen/Bewohnern und deren Angehörigen.[122] Ziel dieser Aktivitäten ist es, Transparenz für den Leistungsanbieter und für die Adressaten im Sinne des Verbraucherschutzes herzustellen.[123]

Insgesamt sind Zertifizierungen vorherrschend, die unter Vorgabe von Qualitätshandbüchern und geschulten Kräften, z. T. aus der Profession Pflege, oder durch neutrale Begutachter durchgeführt werden. Der Überblick zu den Instrumenten der Qualitätssicherung zeigt eine große Vielfalt an Projekten auf. Die Praxisberichte geben jedoch keine Informationen darüber, inwieweit diese Instrumente in der Praxis nachhaltig wirksam sind. Selbstevaluation oder Evaluationsprojekte sind anhand der Literatur nicht nachweisbar. Kesselheim[124] beklagt, dass die Heime nicht bereit sind, objektivierbare Daten vorzulegen.

„Mit der Pflegeversicherung hat all das wenig zu tun, dagegen viel mit einem erschreckenden Desinteresse der Träger an nachprüfbaren und kontrollierbaren Pflegestandards sowie am Missmanagement".[125]

Bislang ungeklärt ist auch, wie sich das Preis-Leistungsverhältnis und das Kosten-Nutzenverhältnis qualitätsorientierter Maßnahmen bewerten lässt. Die Zertifizierung ist zwar ein Instrument der Qualitätssicherung, inwieweit sie jedoch eine Qualitätsentwicklung in den Einrichtungen anregt, ist derzeit noch weitestgehend unklar. Grundsätzlich werden die mangelnde wissenschaftliche Fundierung der meisten Zertifizierungsverfahren, die große Variabilität und die immer unübersichtlicher werdende Vielfalt an Angeboten kritisiert.[126] Ebenso wird bemängelt, dass ein deutliches Missverhältnis zwischen der Breite der Diskussion und der Zahl der Publikationen zum Thema Qualitätssicherung und der Umsetzung von Qualitätsbemühungen besteht.[127] Gesteigerte Aktivität und unterschiedliche Interessen der beteiligten Akteure stehen einer großen Verunsicherung hinsichtlich der Auswahl geeigneter Strategien, Konzepte und

---

120 Tews, B. & Seitz, M. (1999).
121 IQD-GmbH: Internet: www.iqd.de/ambulant (Okt. 2003).
122 Vgl. Reck-Hog, U. (2000). S. 173–182. Vgl. Bullinger, H. J. & Klein, B.: Fraunhofer-Institut (IAO) (1997).
123 Institut für angewandte Pflegeforschung: Tagungsdokumentation: Zukunftorientiertes Qualitätsmanagement in ambulanter und stationärer Pflege. Bremen: 05/2003.
124 Die Pflegeversicherung hat, so König weiter, nicht die schlechte Qualität provoziert, sondern aufgezeigt. Tatsächlich konnten Einrichtungen bis vor 5 Jahren nahezu unkontrolliert schalten und walten, obwohl rund ¾ ihrer Einnahmen aus öffentlichen Kassen stammten. Leistungsnachweise haben die Geldgeber dazu nie verlangt. Vgl. König, J. (2003), S. 219.
125 Kesselheim zit. nach: König, J. (2003), S. 219.
126 Vgl.: Nübling. R. & Schrempp, C. & Kress, C. & Löschmann, C. & Neubart, R. & Kuhlmey, A, (2004), H. 2, S. 133–40; Blonski, H. (1998); Roth, G. (2002).
127 Roth, G. (2002), S. 15.

Instrumente der Qualitätssicherung gegenüber.[128] Das Wissenschaftliche Institut der AOK hat im Zeitraum von 2003 bis 2004 eine bundesweite Untersuchung über Qualitätssiegel und Zertifikate für Pflegeeinrichtungen durchgeführt. Ziel dieser Analyse war es, die Aussagekraft von Qualitätssiegeln und Zertifikaten zu prüfen..[129] Hier wird bestätigt, dass, bedingt durch die hohe Vielzahl der Verfahren, ein relativ hohes Maß an Intransparenz besteht.

„Ein qualitätsorientierter Verbraucher, der innerhalb kurzer Zeit eine Pflegeeinrichtung für einen Angehörigen ausfindig machen möchte (...) findet heute noch immer wenige öffentlich zugängliche Entscheidungshilfen für die Wahl einer guten Einrichtung".[130]

Dies gilt auch für die Pflegeeinrichtungen. Roth kommt anhand von Expertenbefragungen im Rahmen der Studie „Qualitätsmängel in der Pflege" zu dem Ergebnis, dass der Prozess der internen Qualitätssicherung erst begonnen hat.[131] Zudem besteht das Problem, dass Qualitätsprobleme bzw. Qualitätsmängel[132] fast ausschließlich von externen Prüfinstanzen und/oder durch Berater thematisiert werden, bei gleichzeitiger Ignoranz interner Qualitätsanstrengungen sowie der Nutzung qualitätswissenschaftsbasierter Forschungsergebnisse für die Praxis. Damit gerät die deutsche Diskussion um Qualitätssicherung in der Pflege zur „Nabelschau[133]".

4.1.6 Berufsgruppenübergreifende Qualitätsaktivitäten

Im Bereich der berufsgruppen- und sektorenübergreifenden Aktivitäten zur Qualitätsentwicklung können zentrale Instanzen auf gesetzes- und berufspolitischer Ebene sowie dezentrale Methoden und Aktivitäten zur Qualitätsentwicklung in den Einrichtungen unterschieden werden. Das Arbeitsfeld der ambulanten und stationären Pflegeeinrichtungen weist in vielfacher Hinsicht unterschiedliche Schnittstellen auf, die eine Kooperation mit anderen Bereichen der Gesundheitsversorgung und sozialen Arbeit notwendig machen; beispielhaft zu nennen sind:
- Überleitungskonzepte, Patientenbegleitbogen und Entlassungsmanagement zur besseren Kommunikation zwischen ambulanter und stationärer Versorgung.[134,135]
- Kooperationen mit Hausärzten,[136]

---
128 Vgl. Gebert, A. & Kneubühler, H. U. (2001), S. 163.
129 Gerste, B. & Schwinger, A. (2004), S. 7.
130 Gerste, B. & Schwinger, A. (2004), S. 13.
131 Vgl. Roth, G. (2001a),S. 174.
132 Vgl. auch die umfangreichen Mängellisten die u. a. auf der Website des www.mdk.de zu finden sind (Okt. 2003).
133 Vgl. Gebert, A. & Kneubühler, H. U. (2001), S. 230.
134 Vgl. Courté-Wienecke, S. & Wenng, S. & Herkert, B. & Satzinger, W. (2000). S. 14–17.
135 Vgl. Mittnacht, B. (2000).
136 Vgl. PAGT: Projekt Ambulantes gerontologisches Team zur interdisziplinären Zusam-

4 Entwicklung der Qualitätsaktivitäten

- Teambesprechungen mit Ärzten, Pflegepersonal und Therapeuten (Krankengymnasten)[137] sowie
- die Zusammenarbeit mit Angehörigen, Nachbarn, und freiwilligen Helfern.[138]

Inwieweit die Ergebnisse dieser vielfältigen Ansätze zusammengeführt, systematisiert und für die Qualitätsentwicklung in multiprofessionellen Pflegearrangements genutzt werden, wird zum Teil anhand der Einrichtung von Beratungsstellen und fortführenden Aktivitäten im Sinne einer berufsgruppen- und sektorenübergreifenden Kooperation zur Verbesserung der gesundheitlichen Versorgung, in den Kommunen deutlich.[139]

Ambulante Pflege

Beispiel	Ansatz
Konzept zur Beratung und Schulung von Angehörigen am Patienteninformationszentrum in Lippstadt (PIZ-Projekt)[140]	Ziel, die Quantität und Qualität der Laienpflege zu sichern, Familien bei der Betreuungsarbeit pflegebedürftiger Angehöriger zu unterstützen
Studienprojekt dezentrale berufsgruppen- und sektorenübergreifende Qualitätssicherung in Zusammenarbeit mit ambulanten und stationären pflegerischen Einrichtungen und einer kommunalen Verwaltung[141]	Qualitätszirkel mit Vertretern der pflegerischen Einrichtungen, Selbsthilfegruppen, Ärzten, Pflegebedürftigen, Angehörigen, ehrenamtlichen Helfern und des Bezirksamtes Qualitätszyklus Verselbständigung der Arbeitsgruppen angestrebt Instrumente und Verfahrensweisen, u. a. zur Vernetzungsstruktur der Gesundheitseinrichtungen in den einzelnen Stadtteilen

---

menarbeit eines Hausarztes mit einer Patientenbegleiterin. www.uni-hamburg.de (Okt. 2003).
137 Schmidt, R. (2003).
138 Vgl. Naegele, G. (2003), S. 11–28.
139 Vgl. Schmidt, R. (2003). S. 29–47.
140 Vgl. Büker, Ch. (2002), S. 36–38.
141 Dangel, B. & Korporal, J. (2001).

Stationäre Pflege

Beispiel	Ansatz
Qualitätsprojekt vom Hessischen Ministerium für Umwelt, Energie, Jugend, Familie und Gesundheit gefördert.[142, 143]	Abstimmungsprobleme bei institutionellen Übergängen kooperative Qualitätssicherung Ziele: Entwicklung und Erprobung eines bedarfsgerechten und qualitätsorientierten Qualitätskonzeptes sowie der Ausbau von Versorgungsstrukturen durch institutionen- und berufsgruppenübergreifende Kooperationen
internationales Kooperationsprojekt „Koordinierung komplexer Hilfeleistungen für ältere Menschen: Case Management in verschiedenen nationalen Altenhilfesystemen"[144]:	Case-Management kann zur Koordination, Vernetzung, Effizienz der Altenarbeit beitragen und als Form der Bürgerbeteiligung realisiert werden politischer Stellenwert wird als entscheidend für die Etablierung derartiger Case Management Strukturen gesehen, um stabile Qualitätsverbesserungen für die betroffenen alten Menschen zu erreichen[145]

Zusammenfassend kann konstatiert werden, dass vor dem Hintergrund bestehender Unterschiede in den Versorgungsstrukturen der ambulanten und stationären Pflege vielfältige Initiativen zur verbesserten Zusammenarbeit der Berufsgruppen gestartet wurden. Dabei gilt die Aufmerksamkeit in erster Linie noch dem Aufbau von Vernetzungsstrukturen und der Konkretisierung gemeinsamer Inhalte und erst in zweiter Linie der Qualitätsverbesserung.

4.1.7 Systemübergreifende Qualitätsaktivitäten

Systemübergreifende Aktivitäten können im Bereich der stationären Pflege in fachinhaltliche, evidenzorientierte und berufspolitische Aktivitäten unterteilt werden.

Den *fachinhaltlichen* Aktivitäten können u. a. die umfangreichen Initiativen und Aufgaben des „Kuratoriums Deutsche Altershilfe" (KDA)[146] zugeordnet werden. In den letzten Jahren befasste sich das KDA u. a. aktiv mit Fragen der Qualitätssicherung und Qualitätsentwicklung in stationären Pflegeeinrichtungen. Entwickelt wurden Qualitätshandbücher wie „Wohnen im Heim", „Leben mit Demenz" und „Häusliche Pflege Hand in Hand". Im Mittelpunkt der Handbücher steht die aktive Einbindung der Mitarbeiter stationärer Pflegeein-

---

142 Vgl. Schmidt, R. (2002a), S. 290.
143 Vgl. Höhmann, U. & Müller-Mundt, G. & Schulz, B. (1998); Vgl. Höhmann, U. (2002).
144 Vgl. Bundesministerium für Familie, Senioren, Frauen und Jugend (BMFSFJ) (Hrsg.) (1999b).
145 Vgl. Herweck, R. (1999), S. 81–87.
146 Das KDA wurde 1962 mit dem Ziel gegründet, sich mit der Lebenssituation alternder und betagter Menschen zu befassen und diese zu beeinflussen.

4 Entwicklung der Qualitätsaktivitäten

richtungen und der Bewohner in den Prozess der Ausgestaltung der Lebensqualität im Pflegeheim. Das KDA war ebenfalls an der Diskussion um die Bildung wohnlicher Organisationseinheiten in Kombination mit einem Bezugspersonenpflegesystem maßgeblich beteiligt. Außerdem beteiligt sich das KDA mit vier anderen Organisationen an der „Aktion gegen Gewalt in der Pflege" (AGP). 1998 gründete das KDA gemeinsam mit dem Institut für Pflegewissenschaft der Universität Witten-Herdecke eine nationale Pflegeassessmentgruppe, die sich mit der Entwicklung und dem Einsatz von Personalbemessungsverfahren befasst.[147]

Einen umfangreichen Überblick der Aktivitäten zur Vernetzung gibt das Projekt „Synopse innovativer Ansätze zur vernetzten Versorgung älterer Menschen in Deutschland" des Instituts für Medizin-Soziologie in Hamburg, das im Auftrag des Bundesverbandes der AOK durchgeführt wurde. Die AOK zielt damit auf die Gestaltung eines effizienten und qualitätsorientierten Gesundheitssystems zur Verbesserung der Hilfe und Unterstützung für ältere chronisch kranke Menschen. Aus der Perspektive der Qualitätsentwicklung können hier zwei wesentliche Ergebnisse aufgezählt werden.[148] Die Ergebnisse dieser Synopse zeigen, dass im Bereich der Vernetzung des Gesundheits- und Sozialwesens für ältere Menschen ein großes Erfahrungswissen vorliegt. Es besteht jedoch ein erheblicher Mangel an systematischer Evaluation. Sofern die Implementation von Case- und Care-Management gelungen ist, konnte eine Qualitätssteigerung in der einzelfallbezogenen Gesundheits- und Sozialversorgung festgestellt werden. Kritik wird an folgenden Punkten geübt: Die internen Evaluationen wurden weitgehend ohne Berücksichtigung der Auswirkungen auf die Zufriedenheit und Lebensqualität der Leistungsempfänger durchgeführt. Nur in wenigen der untersuchten Projekte fand eine wissenschaftliche Begleitung statt, so dass die Situation kaum Aussagen zu einer nachhaltigen Implementation und Weiterführung nach der Projekt- oder Modellphase getroffen werden können. Meist sind es nur einzelne Bausteine oder Strukturen, die fortgeführt werden.[149]

Den *evidenzbasierten* Aktivitäten können insbesondere die Aktivitäten zur Entwicklung nationaler Expertenstandards zugeordnet werden. Diese können (mit einer Ausnahme: nationaler Expertenstandard Entlassungsmanagement) in allen Sektoren (Krankenhaus, ambulante und stationäre Pflegeeinrichtung) eingesetzt werden.[150]

---

147 Vgl. Gerste, B. (2002), S. 117–128.
148 Kofahl, Ch. & Dahl, K. & Döhner, A.: „Synopse innovativer Ansätze zur vernetzten Versorgung älterer Menschen in Deutschland" Version: ProNETZ_030614 Internet: www.uke.uni-hamburg.de/institute/medizinsoziologie/ims2/gerontologie/ProNETZ Bericht 030614 pdf (Okt. 2003).
149 Vgl. Stamer, M.: Qualitätsverbesserung auf der Ebene des Care-Managements: Kommunikation, Kooperation und Koordination in der ambulanten Versorgung: www.zg-aekn.de (Okt. 2003).
150 Auf nationaler Ebene ist das Deutsche Netzwerk für Qualitätsentwicklung in der Pflege (DNQP) angesiedelt, das im Auftrag des BMGS qualitätswissenschaftsbasierte nationale Expertenstandards entwickelt, konsentiert, implementiert und auditiert. Vgl. Schiemann, S. & Moers, M. (2002), S. 205–225.

Den *berufspolitischen* Aktivitäten ist u. a. die Bundeskonferenz zur Qualitätssicherung im Gesundheits- und Pflegewesen e. V. (BUKO-QS)[151] zuzurechnen. Mittlerweile wurden mehrere Memoranden[152] und zahlreiche Veranstaltungen[153] von der BUKO-QS realisiert. In ihrem 2. Berliner Memorandum vom Dezember 2000 nimmt sie explizit Stellung zur Qualitätssicherungsdebatte in der Pflege.[154] 2001 wurde von ihr die „Konzertierte Initiative zur Qualitätsentwicklung von Pflege und Betreuung" ins Leben gerufen. Formuliert wurden wesentliche Eckpunkte „für ein sich selbst steuerndes auf Qualitätsentwicklung bauendes unabhängiges Qualitätssicherungssystem".[155] Erwähnenswert ist auch das Projekt „Perspektiven der politischen Beteiligung älterer Menschen", eine Untersuchung zur Effektivität der Seniorenvertretung auf kommunaler Ebene am Beispiel Nordrhein-Westfalens. Im Mittelpunkt stand die Betrachtung der Beteiligungschancen sowie der Wahrnehmung der Angebote durch die Seniorenbeiräte, verstanden als politische Beteiligung älterer Menschen.[156] Ein Ergebnis dieser Untersuchung war, dass es die Aufgabe der Seniorenbeiräte zu sein scheint, „sich neben einer Beteiligung an den bedeutsamen Fragen und Entscheidungen in allen kommunalen Angelegenheiten in gleichem Maße der kleineren Dinge anzunehmen, die ebenfalls einen nicht unbeachtlichen Anteil am Bereich der Kommunalpolitik bilden".[157]

Abschließend kann aus der Sichtweise der Qualitätsentwicklung festgehalten werden, dass aufgrund der fehlenden systematischen Evaluationen die Ergebnisse weitgehend nicht transparent und daher die Erfahrungen nur in geringem Umfang zu weiteren Verbesserungsmaßnahmen und Synergieeffekten nutzbar gemacht werden können. Inwieweit die Ansätze aus den Projekten oder Modellvorhaben im Einzelfall weiterwirken, kann hier nicht beurteilt werden.

4.2 Strukturen und Angebote in der Akutpflege

Martina Roes

Es existiert eine eindeutige gesetzliche Regelung (§§ 107 und 108 SGB V) hinsichtlich der Zulassung von Krankenhäusern und deren Leistungsspektrum. Die Vergütung der Leistungen ist im Krankenhausfinanzierungsgesetz (KHG), in der Bundespflegesatzverordnung (BPflV von 1995 und 2004 mit dem Fall-

---

151 Vgl. www.buko-qs.de (im Oktober 2003).
152 Vgl. www.buko-qs.de (im Oktober 2003).
153 Unter anderem 1994 in Möchengladbach, Thema: „SGB XI als Herausforderung für die Kommunen"; 1995 in München, Thema: Qualitätsmanagement in der Pflege"; 1999 in Köln, Thema: „Kooperative Qualitätssicherung".
154 Das Berliner Memorandum ist auf der Homepage www.buko-qs.de zu finden.
155 Vgl. Gerste, B. (2002), S. 121 ff.
156 Vgl. Kauss, T. & Naegele, G. (1999), S. 301–312.
157 Vgl. Kauss, T. & Naegele, G. (1999), S. 311.

4 Entwicklung der Qualitätsaktivitäten

pauschal- und Sonderentgeltkatalog) sowie in der Verordnung zum Fallpauschalensystem für Krankenhäuser (KFPV), inklusive des DRG-Fallpauschalenkataloges, geregelt.[158] § 5 KHEntgG schreibt einen Krankenhausvergleich der medizinischen Budgets und Pflegesätze vor, für den die Deutsche Krankenhausgesellschaft oder die Bundesverbände der Krankenhausträger und die Spitzenverbände der Krankenkassen zuständig sind. Ein Vergleich findet länderbezogen statt.

Am 26. Sept. 2003 und am 17. Okt. 2003 wurde im Bundestag das Gesetz zur Modernisierung der Gesetzlichen Krankenversicherung (GMG) verabschiedet, das ab Jan. 2004 gültig ist.[159] Wesentliche Änderungen beziehen sich u. a. auf folgende Themen:

- Stärkung der Patientensouveränität (z. B. Patientenbeauftragten[160] und elektronische Gesundheitskarte[161]),
- Verbesserung der Qualität der Patientenversorgung (z. B. unabhängiges Institut für Qualität und Wirtschaftlichkeit im Gesundheitswesen),
- Weiterentwicklung der Versorgungsstrukturen[162] (z. B. neue Versorgungsformen, medizinische Versorgungszentren und Öffnung der Krankenhäuser für ambulante Leistungen).

Die ärztlichen Selbstverwaltungsgremien sind bemüht, ihre Qualitätssicherungsaktivitäten anzugleichen und aufeinander abzustimmen. Da die Zuständigkeiten der beiden Gremien unterschiedlich sind, bestehen zum Teil verschiedene Auffassungen darüber, wie Qualitätssicherung im ambulanten bzw. stationären Akutbereich realisiert werden kann.[163]

---

158 Im Krankenhausentgeltgesetz (KHEntgG) vom April 2002 ist in § 3 (2) geregelt, dass für ein Krankenhaus, das nach § 17b (4) Satz 4–7 das neue fallpauschalierte DRG-Vergütungssystem 2003 anwendet, ein Gesamtbeitrag in Anwendung der Bundespflegesatzverordnung § 6 (1) zu vereinbaren ist. Grundlage dieser Vereinbarung ist der für das Jahr 2002 vereinbarte Gesamtbetrag. Für das Jahr 2004 müssen die Krankenhäuser ebenfalls auf der Grundlage der Bundespflegesatzverordnung den Gesamtbeitrag vereinbaren. Vgl. Krankenhausfinanzierungsrecht, im KU-Sonderheft vom Juli 2003.
159 Die angeführten Veränderungen beziehen sich auf die 34. Auflage des Sozialgesetzbuches (2004). Weitere Ausführungen zum GMK sind in Kap. 4.2.2 zu finden.
160 Vgl. SGB V § 140a: Amt, Aufgabe und Befugnisse der oder des Beauftragten der Bundesregierung für die Belange der Patienten. Diese Person – mit einem befristeten Mandat – wird, zur Wahrnehmung ihrer Aufgaben, bei allen Gesetzes-, Verordnungs- und sonstigen wichtigen Vorhaben beteiligt, soweit sie Fragen der Rechte und des Schutzes von Patient/innen behandeln oder berühren.
161 Zwei Anwendungsbereiche werden unterschieden: die elektronische Übermittlung ärztlicher Verordnungen sowie ein elektronischer Berechtigungsnachweis zur Inanspruchnahme von Leistungen im EU-Ausland.
162 Dies bezieht sich unter anderen auf medizinische Versorgungszentren nach § 95 SGB V, die ambulante Behandlung im Rahmen von Disease Management Programmen (DMP) nach § 116b (1) SGB V sowie die integrierte Versorgung gemäß § 140 SGB V. Siehe hierzu auch Kap. 4.7.7: Systemübergreifende Qualitätsaktivitäten.
163 Die Kassenärztliche Vereinigung (KV; Landesebene) und Kassenärztliche Bundesvereinigung (KBV) sind öffentlich-rechtliche Körperschaften.

Die Vertretung der Profession Pflege ist durch Heterogenität geprägt. Erst durch die Etablierung des Deutschen Pflegerates (DPR) im Jahr 2001 wurde durch die Einbindung aller Verbände und Interessensgemeinschaften[164] ein gemeinsames berufspolitisches Dach gegründet. Mediziner und Pflegende treffen im Rahmen der Wahrnehmung ihrer Aufgaben hinsichtlich Qualitätssicherung und -entwicklung in unterschiedlichen Gremien, sowohl auf Bundes- als auch Landesebene, zusammen. Zu nennen sind u. a. die Arbeitsgemeinschaft zur Förderung der Qualität in der Medizin (AQS), die Kooperation für Transparenz und Qualität im Krankenhaus (KTQ), die Arbeitsgruppe der Gesundheitsministerkonferenz der Länder „Strategische Ziele der Qualitätssicherung", das Bundeskuratorium, verantwortlich für die extern vergleichende Qualitätssicherung, Qualitätssicherung bei Fallpauschalen und Sonderentgelten, sowie die Konzertierte Aktion im Gesundheitswesen. Die bisher von der AQS wahrgenommen Aufgaben zur Förderung der Qualität nach § 137 SGB V werden seit Jan. 2004 vom Gemeinsamen Bundesausschuss (G-BA) wahrgenommen.[165]

4.2.1 Qualitätsaktivitäten in der Akutpflege

Auf der Gesundheitsministerkonferenz in Trier 1999 wurden elf hierarchisch geordnete und zeitlich unterschiedlich dimensionierte Ziele für eine einheitliche Qualitätsstrategie formuliert und mit den betroffenen Spitzenorganisationen vereinbart (vgl. Abb. 4).

---

164 Folgende Verbände arbeiten im DPR: Arbeitsgemeinschaft Deutscher Schwesternverbände und Pflegeorganisationen e. V. (ADS), Bundesausschuss der Lehrerinnen und Lehrer der Pflegeberufe e. V. (BA), Verband Bundesarbeitsgemeinschaft Leitender Pflegepersonen (BALK), Bund deutscher Hebammen e. V. (BDH), Bundesfachvereinigung Leitender Krankenpflegepersonen der Psychiatrie e. V. (BFLK), Berufsverband Kinderkrankenpflege Deutschland e. V. (BeKD e. V.), Deutscher Berufsverband für Pflegeberufe (DBfK), Deutscher Berufsverband für Altenpflege e. V. (DBVA), Deutsche Gesellschaft für Fachkrankenpflege und Funktionsdienste e. V. (DGF), Deutscher Pflegeverband (DPV), Verband der Pflegedirektorinnen und Pflegedirektoren der Universitätsklinika in Deutschland (VPU). Der Deutsche Pflegerat (DPR) als Bundesarbeitsgemeinschaft der Pflegeorganisationen ist Partner der Spitzenorganisationen der Selbstverwaltung und vertritt die Belange des Pflege- und Hebammenwesens in Deutschland. Der DPR hat das Ziel, die Positionen der Pflegeorganisationen zu koordinieren und deren politische Durchsetzung zu steuern.

165 Der Internet-Auftritt des G-BA ist jetzt vom „Aktionsforum Gesundheitssystem (afgis)" mit dem Qualitätssiegel ausgezeichnet worden. Das Gütesiegel „afgis" ist das Siegel des Aktionsforums Gesundheitssystem, einem Zusammenschluss von Organisationen, Verbänden und Unternehmen, die qualitätsgesicherte Informationen im Internet anbieten wollen. „afgis" stellt ein Logo zur Kennzeichnung der Qualität von Gesundheitsinformationen im Internet bereit. Durch das Logo wird die Einhaltung der von „afgis" entwickelten Qualitätskriterien dokumentiert. www. http://www.aqs.de/ivs/afgissiegel.htm (Sept. 2004). Vgl. http://www.g-b-a.de (Pressemitteilung vom 03. Mai 2004).

4 Entwicklung der Qualitätsaktivitäten

Qualitätsziele der Gesundheitsministerkonferenz 1999

Ziele	Operationalisierung	Bis	realisiert (z.B.)
1. Patientenorientierung	Patientenbefragungen regelmäßig Unabhängige Patientenberatungsstellen Entwürfe für Patientenvertretungen	2003	geplant
2. ärztl. Leitlinien & Pflegestandards	für 10 prioritäre Krankheiten	2005	AWMF/DNQP
3. sektorübergreifende/s Qualitätssicherung-/management	Versorgungsketten Integrierte Versorgung	2005	Modellprojekte
4. alle Einrichtungen implementieren QM		2005	teilweise
5. Verbesserung der Datenlage zur Q-Bewertung	10 Q-Indikatoren sind erhoben und einrichtungsintern beurteilt	2003/ 2005	QMK-Modell Ergebnisorientierte Vergütung Indikatoren
6. jährliche Q-Berichte	50 % müssen nach bundeseinheitlichen Kriterien ihre Qualität darlegen	2005	BQS § 137 SBG V
7. Q-orientierte Steuerung	Prüfungen Leistungen & Qualität verbindlich verknüpfen Ergebnisqualität zentral messen	2008	Extern vergleichende Qualitätssicherung KTQ
8. Anreize zur kontinuierlichen QS	Bundesebene, Landesebene	2001	Gesetze, Modellprojekte
9. Unterstützung & Moderation für Q-Entwicklung	Wissenschaftlich ausgerichtete neutrale Beratungsstellen einrichten	2003/ 2005	Modellprojekte
10. verstärkte Koordination bei der Umsetzung der Q-Ziele	AWMF, inkl. Pflege Neue Gremien auf Länderebene	ohne Angabe	ÄQS, BQS
11. Professionalität auf dem Gebiet von QS und QM weiterentwickeln		2003/ 2005	Modellprojekte

Abb. 4: Qualitätsziele der Gesundheitsministerkonferenz 1999[166]

Kastenholz bezeichnet den einstimmigen Beschluss der Gesundheitsministerkonferenz für die Weiterentwicklung der Qualitätssicherung als wegweisend.[167] Eine Überprüfung dieser Ziele sollte fünf Jahre nach ihrer Verabschiedung erfolgen. Aus diesem Grund wurden seit 1999 eine Vielzahl an Qualitätsaktivitäten in den Krankenhäusern (zum Teil mit Unterstützung des BMGS) initiiert, realisiert sowie wissenschaftlich begleitet und überprüft. Auf der 77. Gesundheitsministerkonferenz (2004) wurde einstimmig beschlossen, dass, unter Berücksichtigung der zwischenzeitlich erfolgten Veränderungen im Gesundheitswesen, zur 79. GMK eine Übersicht zum aktuellen Stand gegeben und ein Vorschlag für die Weiterentwicklung der Qualitätsstrategie (72. GMK, 1999) vorgestellt wird.[168] Diese Qualitätsaktivitäten sind auch im Hinblick auf die

---
166 Legende:
   AWMF: Arbeitsgemeinschaft der Wissenschaftlichen Medizinischen Fachgesellschaften
   AQS: Arbeitsgemeinschaft zur Förderung der Qualitätssicherung
   BQS: Bundeskuratorium Qualitätssicherung
   DNQP: Deutsches Netzwerk zur Qualitätssicherung in der Pflege
   QMK: Qualitätsmodell Krankenhaus
   KTQ: Kooperation für Transparenz und Qualität
167 Vgl. Kastenholz, H.: Einstiegsreferat zum Workshop 2000 im Rahmen des DemoProQM Projektes, www.demo-pro-qm.de (Okt. 2003).
168 Vgl. www.gmkonline.de/beschluesse (Aug. 2004).

Frage, warum Einrichtungen sich mit dem Thema Qualität befassen, zu betrachten: aus internem Druck (z. B. Professionsbestrebungen, Unternehmenskultur wie Partizipationsmodell und Mittelknappheit) oder aus externem Druck (z. B. gesetzlicher Auftrag, Nachweis der Leistungsqualität, Wettbewerb oder Kundenanforderungen).

4.2.2 Gesetzliche Grundlagen zur Qualitätssicherung

Das SGB V[169] stellt die zentrale Informationsquelle für die Verankerung und routinemäßige Anwendung von Qualitätssicherungsmaßnahmen im Gesundheitswesen dar. Die Umsetzung der rechtlichen Grundlagen obliegt insbesondere den Kosten und Krankenhausträgern und ihren jeweils auf Bundes- und Landesebene angegliederten Organisationen, in denen sowohl die standes- und interessenpolitischen als auch die gemeinsamen Versorgungsaufgaben thematisiert werden. Bereits 1986 wurde eine Kooperationsvereinbarung zwischen der Bundesärztekammer (BÄK) und der Deutschen Krankenhausgesellschaft (DKG) über die Einführung qualitätssichernder Maßnahmen in der Krankenhausversorgung unterzeichnet. Die DKG sah damals ihre Aufgabe darin, sich bei ihren Mitgliedern für die Umsetzung der Qualitätssicherungsmaßnahmen einzusetzen. Deshalb wurde 1991 eine Rahmenempfehlung[170] zu Verfahrensgrundsätzen in der stationären Akutversorgung verabschiedet. Sie wurde zwischen der DKG und den Spitzenverbänden der Krankenkassen unter Beteiligung der BÄK getroffen.[171] Mittlerweile ist auch die Einbindung der Berufsorganisation der Krankenpflegeberufe durch eine Kompetenzzuweisung an den Deutschen Pflegerat (DPR) in § 137 SGB V geregelt.[172] Das Ärztliche Zentrum Qualitätssicherung (ÄZQ) koordiniert die Arbeit der ärztlichen Spitzenorganisationen auf dem Gebiet der Qualitätssicherung.[173]

Das Gesundheitsstrukturgesetz läutete 2000 das Ende der Freiwilligkeit in der externen Qualitätssicherung ein,[174] indem der Gesetzgeber die Nicht-Teilnahme an vorgeschriebenen Qualitätssicherungsmaßnahmen mit finanziellen Sanktionen belegte. Qualitätssicherung wurde somit im Gesetz erstmalig unter dem Kostendeckungsprinzip definiert, während in den vorherigen Fassungen

---

169 Aktuelle Fassung von 2003 (30. Auflage). Das Berufsrecht wird hier nicht extra berücksichtigt.
170 Rahmenempfehlung im Sinne einer Konkretisierung der §§ 137 und 112 (2) SGB V.
171 Die explizite Beteiligung der BÄK wurde erst durch das Gesundheitsstruktur-Gesetz (1992) im § 137 SGB V berücksichtigt.
172 Aus Sicht der befragten Experten wird allerdings einerseits eine gesetzliche Überregulierung und andererseits die faktische Entmachtung der Profession Pflege im Qualitätsdiskurs nach dem Gesundheitsmodernisierungsgesetz (GMG) kritisiert. Kritisch betrachtet wird von den befragten Experten auch, dass es derzeit noch keine einheitliche Vorstellung über Qualität im Allgemeinen und im Besonderen zwischen den verschiedenen am Versorgungsprozess beteiligten Professionen gibt.
173 Vgl. www.aezq.de (im Oktober 2003).
174 Vgl. Hermanek, P. (2002), S. 485–487.

eine monetäre Betrachtung von untergeordneter Bedeutung war. Jetzt sind Mindestanforderungen durch Selbstbestimmungsorgane zu definieren. Aus der Servicestelle Qualitätssicherung[175] ging die Bundesgeschäftsstelle Qualitätssicherung (BQS)[176, 177] hervor, die am 1. Januar 2001 ihre Arbeit aufgenommen hat. Ihr Auftrag bestand in erster Linie darin, die Umsetzung der verpflichtenden externen vergleichenden Qualitätssicherung zu realisieren.[178] Sie leitete und koordinierte die inhaltliche Entwicklung und organisatorische Umsetzung der verbindlichen externen vergleichenden Qualitätssicherung nach §§ 135a und 137 SGB V in den deutschen Krankenhäusern.[179] Mit dem Inkrafttreten des Gesundheitsmodernisierungsgesetzes (1. Jan. 2004) liegt auch die Beschluss- und Regelungskompetenz für das Verfahren der externen stationären Qualitätssicherung und die Veröffentlichung der Bundesauswertung, einschließlich der dazugehörigen Qualitätsreporte, beim Gemeinsamen Bundesausschuss (G-BA). Die bisherige BQS-Struktur der Arbeitsgruppen auf Bundes- und Länderebene besteht weiterhin. Demnach bleibt die BQS das kommunikative und organisatorische Zentrum für die externe vergleichende Qualitätssicherung in Deutschland.

Die in den Krankenhäusern gesammelten Daten durchlaufen verschiedene Etappen: Qualitätssicherungsdokumentation mit Plausibilitätsprüfung und anonymisiertem Export sowie Entgegennahme und Bestätigung auf Landes- und Bundesebene. Die Ergebnisse der externen vergleichenden Qualitätssicherung sind für drei Ebenen von Bedeutung: die Institutionsebene (Nutzen für die Einrichtung), die Länderebene (externer Vergleich pro Bundesland) und die Bundesebene (in erster Linie Politik und Selbstverwaltung).[180] Im Konsensverfahren werden von den beteiligten Partnern in den jeweiligen Fachgremien Qualitätsziele formuliert und ein Auslöseverfahren, der Qualitätssicherungsfilter, entwickelt.[181] Im Kontext der Einführung der DRG's wurde eine Modifizierung

---

175 Früher für Fallpauschalen und Sonderentgelte zuständig.
176 Vgl. BQS: Qualität sichtbar machen – Geschäftsbericht 2002/2003, Düsseldorf 2003. Gewähr für den Rang der Sachkundigen in den BQS-Fachgruppen leisten die Bundesärztekammer, die Deutsche Krankenhausgesellschaft, der Deutsche Pflegerat, die Spitzenverbände der gesetzlichen Krankenkassen und der Verband der privaten Krankenversicherung sowie die wissenschaftlichen Fachgesellschaften. Für die Betreuung der Qualitätssicherungsmaßnahmen arbeiten in der BQS Projektgruppen, die sich aus Fachärzten, Informatikern und Biometrikern zusammensetzen. Die Projektgruppen stellen in enger Zusammenarbeit mit den Fachgruppen die Entwicklung, den Routinebetrieb und die Weiterentwicklung der Messinstrumente für die Qualitätssicherung sicher. Vgl. auch www.bqs-online.de (Oktober 2003).
177 Vgl. www.bqs-online.de (im Oktober 2003).
178 Vgl. Vereinbarung über Maßnahmen der Qualitätssicherung für nach § 108 SGB V zugelassene Krankenhäuser gemäß § 137 Abs. 1 Satz 3 Nr. 1 SGB V/§ 135 SGB V (zum 31. Dez. 2003 in Kraft getreten). Im Jahr 2004 mussten aus Sicht der Pflege Daten zur Dekubitusprophylaxe in Kopplung an verschiedene Leistungsbereiche (z. B. Hüft/Knie TEP etc.) erfasst werden.
179 Seit dem 01. Jan. 2004 liegt die Beschlusskompetenz für die externe vergleichende Qualitätssicherung in deutschen Krankenhäusern gemäß § 137 SGB V beim G-BA.
180 Vgl. BQS: Qualität sichtbar machen – BQS-Qualitätsreport 2001.
181 Vgl. BQS: Qualität sichtbar machen – Geschäftsbericht 2002/2003.

hinsichtlich der Dokumentationserfassung von Leistungen vorgenommen. Mit Hilfe des Qualitätssicherungsfilters werden ab 2004 in erster Linie Prozeduren (OPS-Kodes[182]) und Diagnosen sowie deren Kombination für die extern vergleichende Qualitätssicherung erfasst. Mit der Einführung des neuen Entgeltsystems zum 1. 1. 2004 sind auch hier weitere Änderungen zu erwarten: Die externen Qualitätssicherungsmaßnahmen (Qualitätssicherung Fallpauschale und Sonderentgelt, Qualitätssicherung Herz) werden grundsätzlich fortgeführt, jedoch an die Rahmenbedingungen des DRG-Fallpauschalensystems angepasst. D. h. die externe vergleichende Qualitätssicherung wird sich auch im DRG-System nicht auf jeden Krankenhausfall, sondern wie bisher auf definierte Teilmengen aller Krankenhausfälle erstrecken. Die bisherige Koppelung der Teilmengendefinition (einbezogene Leistungen) und des Vollständigkeitsabgleichs an die Entgeltregeln wird aufgegeben. Zukünftig sortiert ein Qualitätssicherungs-Grouper (QS-Grouper), analog zum DRG-Grouper,[183] anhand der im Krankenhaus vorgenommenen Kodierung aus der Gesamtzahl der Krankenhausfälle die Teilmenge der zu qualitätssichernden Krankenhausfälle heraus. Eine derartige Lösung ist unabhängig von der DRG-Klassifikation und damit nicht entgeltbezogen.[184, 185]

In diesem Zusammenhang wird vielfach kritisiert, dass eine externe Prüfung lediglich die Konformität mit den Regelungsbemühungen belegt. Außerdem bestehen EDV-technische Probleme der Datensammlung (welche Daten sind von Relevanz, methodische Ebene), des Datentransfers (wie), der Datenauswertung (welche Qualität kann nachgewiesen werden) und des Datenschutzes (welche Daten sind von Interesse).

Die Verpflichtung, ein einrichtungsinternes Qualitätsmanagement sowie Qualitätssicherung und -weiterentwicklung zu realisieren, wird im § 135a SGB V geregelt. In § 137 (6) SGB V wird eine weitere Auflage formuliert: die Erstellung und Publizierung strukturierter Qualitätsberichte.[186] Erstmalig sind Qualitätsberichte im Jahr 2005 rückwirkend für 2004 zu erstellen und zu veröffent-

---

182 OPQ-Kodes steht für die Verschlüsselung von Operationen und anderen medizinischen Prozeduren im Krankenhaus, gemäß § 301 Sozialgesetzbuch V. Vgl. Keun, F. & Prott, R.: Einführung in die Krankenhaus-Kostenrechnung, Wiesbaden 2004⁵.
183 DRG-Grouper steht für die Software, mit deren Hilfe die Diagnose- und Prozedurenkodes abgebildet werden können. Vgl. Keun, F. & Prott, R. (2004)⁵.
184 Vgl. www.dkgev.de zum Thema Externe vergleichende Qualitätssicherung (vom Oktober 2003).
185 Die Vereinbarungen über Maßnahmen der Qualitätssicherung für nach § 108 SBG V zugelassenen Krankenhäusern gemäß § 137 Abs. 1 Satz 3 Nr. Und § 135a SGB V zwischen den Spitzenverbänden der Krankenkassen, dem Verband der Privaten Krankenversicherung, der deutschen Krankenhausgesellschaft und den Kooperationspartnern der Bundesärztekammer und dem Deutschen Pflegerat gelten weiterhin. Vgl. www.dkgev.de (vom Oktober 2003).
186 Die Publikation hat über das Internet zu erfolgen, somit wird dem potentiellen Patienten vorab die Möglichkeit gegeben, Einblick in die Qualitätsaktivitäten einer Einrichtung zu nehmen (siehe auch die Publikation der Zertifizierungsberichte im Internet, z. B. www.ktq.de oder www.procumcert.de) (im Oktober 2003).

4 Entwicklung der Qualitätsaktivitäten

lichen.[187] Im neu gefassten § 137[188] SGB V erfolgt eine weitgehende Kompetenzzuweisung an die Bundesebene.

Zahlreiche Änderungen im Sozialgesetzbuch V wurden im sog. Gesundheitsmodernisierungsgesetz (GMG) zum 1. Januar 2004 gültig.[189] Die für die Qualitätsdebatte relevanten Änderungen werden im Folgenden kurz skizziert: Geändert wurde u. a. § 91 SGB V, d. h. die bisherigen Bundesausschüsse werden nun zu einem Gemeinsamen Bundesausschuss (G-BA) zusammenfasst, deren Richtlinien nach wie vor in § 92 SGB V enthalten sind. § 91 SGB V regelt die Zusammensetzung, die Rechtsstellung, die Finanzierung und die Kompetenzen sowie die Verfahren der Beschlussfassung, die Rechtsaufsicht und die Mitwirkungsrechte. Beschlusskompetenzen des G-BA hinsichtlich Qualitätssicherung beziehen sich u. a. auf die §§ 135, 136 ff., 137 ff. und 139 ff. SGB V. Die Rechtsstellung des G-BA bezieht sich auf die Richtlinienebene. Nach Prüfung durch das BMGS (§ 94 SGB V, Abs. 1) werden die Richtlinien im Bundesanzeiger veröffentlicht.

Geändert wurde auch § 106 SG V, d. h. Wirtschaftlichkeitsprüfungen erfolgen jetzt durch Beratungen und Prüfungen. Die in § 106 SBG (4) benannten Prüfungs- und Beschwerdeausschüsse erhalten ergänzend den Auftrag, in erforderlichen Fällen „die ... erbrachten, verordneten oder veranlassten Leistungen über Fragen der Wirtschaftlichkeit und Qualität der Versorgung" (neu Abs. 1a) zu beraten. Ergänzungen wurden auch im § 132a (Versorgung mit häuslicher Krankenpflege) vorgenommen. In die Rahmenempfehlungen (Abs. 1) zwischen Krankenkassen und Leistungserbringer (hier die ambulanten Pflegedienste) wurde die Fortbildung als neue Anforderung mit aufgenommen. Nicht nachgewiesene Fortbildung kann mit Vergütungsabschlägen bzw. Kündigung geahndet werden. In § 135a (Verpflichtung zur Qualitätssicherung) wurde der Abs. 2 um die verpflichtende Einführung eines einrichtungsinternen Qualitätsmanagements und deren Weiterentwicklung ergänzt. Hierzu wurde vom Gemeinsamen Bundesausschuss eine Vereinbarung über grundsätzliche Anforderungen an ein einrichtungsinternes Qualitätsmanagement für nach § 108 zugelassene Krankenhäuser entwickelt. Titel und Inhalt von § 136 SGB V wurde geändert (neu: Förderung der Qualität durch die Kassenärztlichen Vereinigungen). In § 136 (1) heißt es nun, dass die Kassenärztlichen Vereinigungen Maßnahmen zur Förderung der Qualität durchzuführen haben. Außerdem sind die Ziele und Ergebnisse dieser Qualitätssicherungsmaßnahmen zu dokumentieren und jährlich zu veröffentlichen. § 136 (2) bezieht sich jetzt auf die Entwicklung der Richtlinien nach § 92 durch den G-BA sowie die Konkretisierung von Auswahl, Umfang und Verfahren zur Stichprobenprüfung. Ergänzt wurde in § 136a SGB V (Satz 1), dass der G-BA nicht nur die verpflichtenden Maßnahmen zur Qualitätssicherung nach § 135a (2), sondern auch die grundsätzlichen Anforderungen an ein einrichtungsinternes Qualitätsmanagement bestimmt. Dies gilt auch

---
187 Siehe hierzu auch das Kapitel: Qualitätsaktivitäten/-instrumente.
188 Vgl. § 137 SGB V: Qualitätssicherung bei zugelassenen Krankenhäusern.
189 Siehe hierzu auch weitere Ausführungen von: Orlowski, U. & Wasem, J. (2003).

für die vertragszahnärztliche Versorgung (§ 136b) und die ambulante und stationäre Versorgung oder Rehabilitation (§ 136d SGB V). In § 137 SGB V steht der in § 91 SGB V definierte G-BA für die bisher einzeln aufgeführten Vertragspartner. Gemäß § 137b SGB V (Förderung der Qualitätssicherung in der Medizin) wird dem G-BA nun die Aufgabe übertragen, den Stand der Qualitätssicherung im Gesundheitswesen festzustellen und den sich daraus ergebenden Entwicklungsbedarf zu benennen. In § 137 f SGB V wurde in Abs. 2 der Passus „nach der bestverfügbaren Evidenz" eingefügt. Es wird jedoch immer wieder darauf hingewiesen, dass die Qualität der Evidenzlage im Wesentlichen von der methodischen Qualität der vorliegenden Studien abhängt.[190] Aus Sicht des Deutschen Netzwerkes Evidenzbasierte Medizin e. V. ist hierunter folgendes zu verstehen: „EBM ist der gewissenhafte, ausdrückliche und vernünftige Gebrauch der gegenwärtig besten externen wissenschaftlichen Evidenz für Entscheidungen in der medizinischen Versorgung individueller Patienten. Die Praxis der EBM bedeutet die Integration individueller klinischer Expertise mit der bestmöglichen externen Evidenz aus systematischer Forschung. [...] Gute Ärzte nutzen sowohl klinische Expertise als auch die beste verfügbare externe Evidenz, da keiner der beiden Faktoren allein ausreicht".[191]

Im August 2004 wurde vom G-BA auch ein Katalog planbarer Leistungen verabschiedet, bei denen die Qualität des Behandlungsergebnisses in besonderem Maße von der Menge der erbrachten Leistungen abhängt. Unterhalb der vom G-BA verabschiedeten Mindestmenge darf diese Leistung vom Leistungserbringer nicht mehr erbracht werden.[192]

Des Weiteren sind folgende Veränderungen zu benennen:
- In § 25 SGB V wurde ein neuer Absatz (5) eingefügt (es wurden besondere Bestimmungen zur Qualitätssicherung bei Früherkennungsmaßnahmen formuliert),
- § 35a (Bewertung des Nutzens von Arzneimitteln durch das neu gegründete Institut für Qualität und Wirtschaftlichkeit),
- § 72b SGB V (Hausarztzentrierte Versorgung, deren Abschluss mit der Einhaltung zuvor formulierter Qualitätsanforderungen korrespondiert),
- § 73c SGB V (Förderung der Qualität in der vertragsärztlichen Versorgung, d. h. es werden bestimmte qualitative oder organisatorische Anforderungen gestellt, deren Erfüllung entsprechend zu vergüten ist)
- § 81 SGB V (Stellen zur Bekämpfung von Fehlverhalten im Gesundheitswesen[193]).

---

190 Vgl. Kunz, G. & Ollenschläger, G. & Raspe, H. & Jonitz, G. & Klikmann, W. (2000).
191 Vgl.: http://www.ebm-netzwerk.de (Autor: David L. Sackett) (April 2005).
192 Es handelt sich um folgende stationäre Leistungen: Koronarchirurgische Eingriffe, Knie-TEP, Behandlung von VLBW-Neugeborenen in neonatalen Intensiveinheiten, PTCA und elektive OP's bei Bauchaortenaneurysma. Vgl. www.g-b-a.de (Stand Sept. 2004).
193 Da die Auswirkungen der gesetzlichen Neuregelungen nicht Gegenstand dieser Expertise sind, sei an dieser Stelle auf folgende aktuelle Publikationen verwiesen: Bieback, K.-J. (2004) und Orlowski, U.; Wasem, J. (2003).

4 Entwicklung der Qualitätsaktivitäten

Ebenfalls neu ist das gemäß § 139a SGB V vorgesehene Institut für Qualität und Wirtschaftlichkeit im Gesundheitswesen (IQWiG[194]), dessen Aufgaben in § 139b SGB V und Finanzierung in § 139c SGB V formuliert sind. Zentrale Aufgaben dieses Institutes sind u. a.:

- die Recherche, Darstellung und Bewertung des aktuellen Wissensstandes zu diagnostischen und therapeutischen Verfahren;
- die Erstellung von Gutachten zu Fragen der Qualität und Wirtschaftlichkeit der von der GKV erbrachten Leistungen,
- die Bewertung evidenzbasierter Leitlinien;
- die Nutzenbewertung von Arzneimitteln (§§ 34 und 35 SGB V) sowie die Bereitstellung von Informationsmaterialien für Patienten und Patientinnen.

Das IQWiG ist eine rechtsfähige Stiftung des privaten Rechts und versteht sich als „fachlich unabhängiges, rechtsfähiges, wissenschaftliches" Institut (§ 139a SGB V, Abs. 1). Der G-BA hat die Pflicht, die Arbeitsergebnisse des IQWiG zu berücksichtigen. Abweichende Entscheidungen durch den G-BA sind zu begründen.

Wesentliche die Qualitätsentwicklung betreffende Veränderungen beziehen sich demnach einerseits auf neue Strukturen (gemeinsamer Bundesausschuss sowie das Institut für Qualität und Wirtschaftlichkeit im Gesundheitswesen), andererseits auf eine verpflichtende Verankerung eines einrichtungsinternen Qualitätsmanagements sowie einer stärkeren Überprüfung der Wirtschaftlichkeit und Wirksamkeit erbrachter Leistungen. Bedingt durch eine starke Verzahnung des Gemeinsamen Bundesausschusses und des Institutes für Qualität und Wirtschaftlichkeit im Gesundheitswesen (IQWiG), rückt eine sektorübergreifende Betrachtung qualitätssichernder Maßnahmen und eine Stärkung der Patientensouveränität immer mehr in den Mittelpunkt.

Seit Januar 2000 ist in den §§ 140a – h SGB V die Beziehung der Leistungserbringer in der integrierten Versorgung geregelt; konkrete Strukturen oder Optionen sind nicht beschrieben. Globales Ziel ist es, die Wirtschaftlichkeit und Qualität der Patientenversorgung zu verbessern. In § 140a (3) SGB V wird darauf hingewiesen, dass Versicherte das Recht haben, u. a. umfassend über die vereinbarten Qualitätsstandards informiert zu werden. In § 140b (3) wird die Verpflichtung der Vertragspartner der Krankenkassen zu einer qualitätsgesicherten, wirksamen, ausreichenden, zweckmäßigen und wirtschaftlichen Versorgung der Versicherten festgelegt. In den Rahmenvereinbarungen gemäß § 140 d SGB V werden Vereinbarungen zum Inhalt und den Mindeststandards des Versorgungsauftrages sowie zu den Mindestanforderungen an die Qualitätssicherung bei der Übernahme eines Versorgungsauftrages auf der Basis der §§ 135a, 136b und 137 e Abs. 3 SGB V definiert.

---

[194] Leiter des neu gegründeten Instituts ist Prof. Dr. med. Peter Sawicki (www.g-b-a.de).

Gemäß § 275 (4)[195] SGB V soll bzw. kann die Gesetzliche Krankenversicherung (GKV)[196] den MDK u. a. auch für Fragen der Qualitätssicherung im notwendigen Umfang zu Rate ziehen. Der MDK ist eine Organisation, die eine Beratungsfunktion im Auftrag der GKV hat und zwar in dem Sinne, dass sich die GKV des ärztlichen Sachverstandes des MDK bedient. Somit kann die GKV bei Verhandlungen der mit Vertragspartnern und Leistungserbringern im Akutbereich auf die ärztlichen Mitglieder des MDK als Leistungsanbieter und unabhängige Berater mit entsprechenden medizinischen Kenntnissen zurückgreifen. Die generelle Legitimation des MDK zur Mitwirkung bei Qualitätssicherungsmaßnahmen ist durch § 275 SGB V (4) gegeben. Die spezielle Legitimation zur Einbindung des MDK leitet sich im SGB V aus den folgenden §§ ab: 112 (2),[197] 113,[198] 137[199] und 276 (4).[200] Der MDK hat das Recht auf die Einsicht in die Patientenakte bzw. den Besuch der Patienten. Ziel der Untersuchung ist der Ausschluss einer möglichen Fehlbelegung z. B. durch

- eine nicht indizierte Aufnahme, nicht indizierte Pflegetage oder Eintritt der Pflegebedürftigkeit (§§ 14 und 15 SGB XI);
- eine Prüfung und Analyse der von den Krankenhäusern übermittelten Daten (§ 301 SGB V);
- eine Beratung der GKV im Rahmen der Budgetverhandlungen auf der Basis der unter § 301 SGB V (?) gewonnenen Kenntnisse, der Analyse der Statistik nach Bundespflegesatzverordnung sowie aufgrund der Daten der Wirtschaftlichkeits- und Einzelfallprüfung und
- schließlich Nachprüfungen der Notwendigkeit der Krankenhausaufnahme.

Nach § 278 SGB V ist in jedem Bundesland eine von den Krankenkassen gemeinsam getragene Arbeitsgemeinschaft „Medizinischer Dienst der Krankenversicherer" (MDK) als rechtsfähige Körperschaft des öffentlichen Rechtes zu errichten.[201] Gemäß den gesetzlichen Vorgaben im SGB V hat der MDK die Aufgabe, die gesetzlichen Krankenkassen sowie ihre Landes- und Spitzenver-

---

195 § 275 SGB V: Begutachtung und Beratung.
196 Die gesetzliche Krankenversicherung ist ein Zweig der Sozialversicherung und geht auf die Bismarcksche Sozialgesetzgebung (1883) zurück. Die wesentlichen Strukturprinzipien sind Solidarität, Sachleistung, paritätische Finanzierung, Selbstverwaltung und Pluralität. Vgl. www.g-k-v.com (im Oktober 2003).
197 § 112 (2) SGB V: Zweiseitige Verträge und Rahmenempfehlungen über Krankenhausbehandlung, hier insbesondere Punkt 3, der die Verfahrens- und Prüfungsgrundsätze für Wirtschaftlichkeits- und Qualitätsprüfungen als Vertragsinhalt definiert.
198 § 113 SGB V: Qualitäts- und Wirtschaftlichkeitsprüfung der Krankenhausbehandlung. Eine weitere Aktivität des MDK im Akutbereich mit Bezug zur Qualitätssicherung ergibt sich aus den hohen Kosten in diesem Sektor und der Vermutung unausgeschöpfter Wirtschaftlichkeitsreserven für die GKV. Hier sieht sich die GKV mit dem Problem konfrontiert, die Ursachen von Unwirtschaftlichkeit zu beseitigen und gleichzeitig die Qualität der medizinischen Qualität ihrer Versicherten zu erhalten.
199 § 137 SGB V: Qualitätssicherung bei zugelassenen Krankenhäusern.
200 § 276 SGB V: Einzelfallprüfungen mit Akteneinsichtsrecht.
201 § 278 SGB V: Arbeitsgemeinschaft. Der MDK wurde neu eingeführt mit dem Gesundheitsreform-Gesetz (GRG) 1988.

bände bei der Durchführung ihrer Qualitätsaufgaben sozialmedizinisch zu betreuen.

Aus Sicht der Krankenhausträger liegt – neben den gesetzlichen Vorgaben – das Interesse und die Verantwortung für die Durchführung qualitätssichernder Maßnahmen in folgenden Bereichen:

- bedarfsgerechte Versorgung der Patienten für die medizinisch, pflegerisch, therapeutisch zweckmäßige und ausreichende Leistungen (Qualität der Diagnostik, Therapie und Pflege);
- Leistungs- und Kostenwirtschaftlichkeit (keine unnötigen Leistungen) sowie Verhinderung unangemessener Einschränkung der Qualität aufgrund von Kostenreduktion.

Der GKV wird auf der Basis der Regelung des SGB V eine wichtige Rolle in der Qualitätssicherung der stationären Krankenhausversorgung eingeräumt, einschließlich ihrer Schnittstellen zu den anderen Sektoren. Die Komplexität der Versorgung im Spannungsfeld der Interessen der Kosten- und Krankenhausträger sowie der Leistungserbringer erzeugt einen Bedarf nach mehr Transparenz im Leistungsgeschehen der Anbieter. Die Herausforderungen durch die veränderten Rahmenbedingungen betreffen nicht nur die Partner in der Versorgung, sondern auch die sie methodisch und praktisch unterstützenden Gebiete.

4.2.3 Qualitätsmanagementsysteme und -ansätze

Die häufigsten Qualitätsmanagementsysteme im Akutbereich sind die Managementsysteme EFQM-Modell und DIN EN ISO 9000 ff. (Kap. 5.2.2). Das erste in Deutschland entwickelte Qualitätsmanagementsystem stellt einen Zusammenschluss aus EFQM, DIN EN ISO 9001 und KTQ dar, es handelt sich um das System „Die gute Hospital Praxis" und ist ein Produkt des Instituts für Qualitätssysteme in Hamburg.[202]

Um zu mehr Transparenz bezüglich der Qualität von Qualitätsmanagement-Systemen zu gelangen, wurde von der „Ärztlichen Zentralstelle für Qualitätssicherung" eine Checkliste erarbeitet, die folgende Analysekriterien beinhaltet[203]:

- Verantwortlichkeit für die Entwicklung,
- Autoren des Qualitätsmanagementsystems,
- Identifizierung und Interpretation der Evidenz,
- Ausarbeitungen,
- Gutachterverfahren und Pilotstudien,
- Gültigkeitsdauer/Aktualisierung,

---

202 Vgl.: Institut für Qualitäts-Systeme (IQ) (Hrsg.) (2003).
203 Vgl. Checkliste der Ärztlichen Zentralstelle für Qualitätssicherung in Köln, http://www.aezq.de (im Oktober 2003).

- Erarbeitung, Ziele, Kontext (Anwendbarkeit/Flexibilität),
- Klarheit, Eindeutigkeit,
- Nutzen, Nebenwirkungen, Kosten,
- Ergebnisse, Verbreitung und Implementierung,
- Überprüfung der Anwendung.

Der Gemeinsame Bundesausschuss (G-BA) konkretisiert in seiner Vereinbarung gemäß § 137 SGB V die grundsätzlichen Anforderungen an ein einrichtungsinternes Qualitätsmanagement wie folgt: Grundlage für ein anwendbares Qualitätsmanagementmodell sollte das Prinzip des umfassenden Qualitätsmanagements sein. Dieses Prinzip beinhaltet die Elemente:

- Patientenorientierung,
- Verantwortung und Führung,
- Wirtschaftlichkeit,
- Prozessorientierung,
- Mitarbeiterorientierung und -beteiligung,
- Zielorientierung und Flexibilität,
- Fehlervermeidung und Umgang mit Fehlern,
- kontinuierlicher Verbesserungsprozess.

Qualitätsmanagement wird hier als ein Instrument der Organisationsentwicklung gesehen und kommt dem Patienten zugute. Dies ist insofern von großer Bedeutung, als dass Qualität und Patientenzufriedenheit – bedingt durch den zunehmenden Wettbewerb – zu einem wesentlichen Faktor des Unternehmenserfolges werden.[204] Hinsichtlich der Ablauforganisation hat dies u. a. zur Konsequenz, dass Qualitätsmanagement als Bestandteil der Unternehmenspolitik zu betrachten ist, Prozessoptimierung eng mit einer Patientenorientierung verzahnt wird und dass die Mitarbeiter ein verstärktes Qualitätsbewusstsein entwickeln und sich aktiv an qualitätsverbessernden Maßnahmen beteiligen. Dies bedeutet, dass einerseits auf der Ebene des Top-Managements eine Lenkungsgruppe und anderseits dezentrale Strukturen zur Realisierung interner Qualitätssicherung zu etablieren sind.

Im Rahmen des „Demonstrationsprojektes Qualitätsmanagement im Krankenhaus"[205] wurde modellhaft erprobt, wie Krankenhäuser ein umfassendes Qualitätsmanagement einführen und etablieren können, um Verbesserungen der Ergebnisqualität und der Wirtschaftlichkeit in der Versorgung zu erreichen und sichtbar zu machen.

---

204 Vgl. Vereinbarung gemäß § 137 Abs. 1 Satz 3 Nr. 1 SGB V über die grundsätzlichen Anforderungen an ein einrichtungsinternes Qualitätsmanagement für nach § 108 SGB V zugelassene Krankenhäuser. Am 01. Okt. 2002 in Kraft getreten.
205 Bundesministerium für Gesundheit und Soziale Sicherung (BMGS) (Hrsg.) (2003). Vgl. auch www.demo-pro-qm.de (im Oktober 2003).

4 Entwicklung der Qualitätsaktivitäten

Im Kontext dieser Studie[206] wurden in den Jahren 1998 und 2001 repräsentativ ausgewählte Krankenhäuser nach dem Stand ihres Qualitätsmanagements befragt. Mehr als die Hälfte (56 %) der befragten Krankenhäuser gaben 1998 an, dass sie die Einführung des Qualitätsmanagements planen bzw. sich in der Vorbereitung zur Einführung befinden; ca. 25 % hatten zu diesem Zeitpunkt schon mit der Umsetzung begonnen. Im Jahr 2001 gaben 44 % an, in ihrer Einrichtung Qualitätsmanagement eingeführt zu haben. Außerdem sollte die Frage beantwortet werden, ob, und, wenn ja, welche, Synergieeffekte durch den Zusammenschluss von Krankenhäusern zu Verbünden entstehen. Folgende Ergebnisse hat das Modellprojekt ergeben: Kennzeichen erfolgreicher Krankenhäuser ist, neben der fortgeschrittenen Implementierung eines Qualitätsmanagements, auch ein höherer Grad an Organisationsentwicklung. Organisationen, die einen hohen Entwicklungsstand haben, orientieren sich eher an umfassenden Qualitätsmodellen. D. h. auch, dass Einrichtungen, die einen geringen Organisationsentwicklungsgrad haben, sich eher für technokratisch direktiv ausgerichtete Qualitätsmodelle entscheiden. Der Nutzen, der sich aus dem Verbundsystem ergeben sollte, wurde von den beteiligten Einrichtungen sowohl als unterstützend als auch als hemmend bewertet.

4.2.4 Instrumente und Methoden zur Qualitätsentwicklung

Als Maßnahmen zur Umsetzung eines Qualitätsmanagements werden für den Akutbereich in der gesichteten Literatur am häufigsten die folgenden Aktivitäten genannt:

- Qualitätszirkel,
- das Plan-Do-Check-Act-Vorgehen (PDCA-Zyklus),[207]
- Standard, Richtlinien und Leitlinien,
- Prozessbeschreibungen,
- Beschwerdemanagement,
- Qualitätsberichte sowie Balanced Scorecard,
- Indikatoren und
- klinische Audits.

Alle Instrumente werden dazu genutzt, im interdisziplinären und multiprofessionellen Kontext einen Konsens hinsichtlich der Qualitätsanalyse (d. h. Problemidentifikation und Qualitätsdiagnose), der Qualitätsdarlegung (d. h. der Festlegung des Qualitätsniveaus) und der Qualitätsüberprüfung zu erreichen.

Eher selten genannt werden Qualitätsinstrumente wie die Fehler-Möglichkeits- und Einfluss-Analyse (FMEA[208]) und das „Quality Function Deploy-

---

206 Bundesministerium für Gesundheit und Soziale Sicherung (BMGS) (Hrsg.) (2003), S. 20 ff.
207 Diese Methode (PDCA) wird auch in der Vereinbarung gemäß § 137 SGB V über die Anforderung an ein einrichtungsinternes Qualitätsmanagement explizit genannt.
208 Mithilfe der FMEA kann man mögliche Fehler bei der Entwicklung und Fertigung von

ment" (QFD[209]). Insgesamt betrachtet ist es schwierig nachzuvollziehen, in welcher Phase des Qualitätszyklus die o. g. Instrumente eingesetzt werden und in welchem Zusammenhang sie zum Qualitätsmanagementsystem der jeweiligen Einrichtungen stehen. Dadurch entsteht häufig der Eindruck, dass Qualitätsinstrumente als isolierte Maßnahmen unverknüpft nebeneinander stehen bzw. deren Nutzen für die Qualitätsverbesserung nicht immer nachvollziehbar ist.

Im Folgenden werden ausgewählte, in der gesichteten Literatur häufig genannte Qualitätsinstrumente kurz skizziert:

- **Qualitätszirkel – Konsensgremium**

Ein Qualitätszirkel besteht aus einer Gruppe von Mitarbeitern einer Organisationseinheit, die in regelmäßiger Folge freiwillig während der Arbeitszeit zusammenkommt, um Problembereiche zu thematisieren, Lösungsvorschläge auszuarbeiten und diese möglichst selbst umzusetzen.[210] Bezogen auf die Umsetzung von Qualitätszirkeln in der Praxis können folgende Tendenzen festgestellt werden, die sich in drei Kategorien gliedern lassen:
1. individuelle Kompetenzerweiterung (z. B. Erhöhung des Selbstbewusstseins/-wertgefühls, Erweiterung der Verantwortungsbereiche).
2. methodische Kompetenzerweiterung (z. B. Reflexion der Arbeit, Selbstlerneffekte und Selbststeuerung, Problembearbeitungs- und -lösungsprozesse).
3. Qualitätsverbesserungen (z. B. Vernetzung des Arbeitsprozesses zwischen der Station und dem Qualitätszirkel, Unterstützung und Akzeptanz durch das Top-Management).[211]

Ausgehend von diesen Ergebnissen stellt der Qualitätszirkel am ehesten ein Instrument zur Organisations- und Personalentwicklung und nur indirekt ein Instrument zur Qualitätsverbesserung dar. Einrichtungen entscheiden sich dann für die Einführung von Qualitätszirkeln, wenn der „bottom-up"-Ansatz, verstanden als Partizipationsmodell mit Handlungsautonomie der beteiligten Akteure, favorisiert wird. Dadurch entsteht eine Unternehmenskultur, die Mit-

---

Produkten sowie bei der Entwicklung und dem Erbringen von Dienstleistungen erfassen und durch geeignete Maßnahmen vermeiden. Die FMEA sollte grundsätzlich bei neuen Entwicklungen und bei der Einführung von neuen Technologien oder neuen bzw. geänderten Prozessen genutzt werden. Vgl. http://www.quality.de/lexikon/fmea.htm (Okt. 2004).

209 Aufgabe einer verantwortungsbewussten Qualitätsplanung ist es, Kundenwünsche zu ermitteln, zu bewerten und in die Entwicklung neuer Produkte und Dienstleistung einfließen zu lassen. Dazu wurde u. a. die Methode QFD entwickelt, mit der man Produkte und Dienstleistungen kundenorientiert entwickelt, fertigen und einführen kann. Bei QFD geht es um mehr als nur eine „Erfüllung der Forderungen". Die Methode hat vielmehr das Ziel, auch solche Erwartungen und Wünsche des Kunden zu identifizieren und zu bewerten, die er zunächst gar nicht artikulieren kann, die ihm aber spätestens dann bewusst werden, wenn das fertige Produkt seinen Vorstellungen nicht voll entspricht. Vgl. http://www.quality.de/lexikon/quality_function_deployment.htm (Okt. 2004).

210 Vgl. Görres, S. & Luckey, K. & Stappenbeck, J. (1997).
211 Vgl. Görres, S. & Luckey, K. & Stappenbeck, J. (1997), S. 294.

sprache und Steuerungsmöglichkeiten vor Ort fordert und fördert. Als Schwäche des Qualitätszirkels werden einerseits die Hierarchieungebundenheit sowie andererseits die häufig nicht vorhandene Entscheidungsbefugnis gesehen.[212]

- **PDCA-Zyklus – methodische Vorgehensweise**

Die systematische Vorgehensweise nach dem Plan-Do-Check-Act-Zyklus ist – in Abhängigkeit zum Qualitätsthema – auf allen Ebenen eines Krankenhauses (d. h. stations-, abteilungs- oder klinikbezogen) verbreitet. Dabei ist in der Regel eine Kombination zwischen Qualitätszirkel (wenn auch nicht immer als solcher benannt) und dem PDCA-Zyklus vorzufinden. Diese Kombination wird am häufigsten von der Profession der Pflege thematisiert. Ergänzt wird die PDCA – Vorgehensweise noch um die Anwendung diverser Quality-Tools, wie z. B. Flussdiagramme, Ursache-Wirkungs-Diagramme und Checklisten,[213, 214]

- **Internes (klinisches) Audit – methodische Vorgehensweise**

Unter Audit wird eine interkollegial strukturierte und standardisierte Analyse eines Bereiches oder einer Abteilung verstanden. Ziel dieses interkollegialen Austausches ist es, die Qualität der angebotenen Leistung zu verbessern. Es grenzt sich damit eindeutig von dem Auditverfahren ab, welches im Kontext einer externen Begehung, z. B. im Rahmen einer Zertifizierung, realisiert wird. Der Erfolg interner Audits basiert auf einer sorgfältigen Planung und Vorbereitung und ist unmittelbar vom Wissens- und Erfahrungsstand der Auditoren abhängig. Das konsequente Aufbereiten der Auditergebnisse und die kontrollierte Umsetzung der definierten Korrektur- und Verbesserungsmaßnahmen sichern den Nutzen für die Organisation und ihre Prozesse. Das Audit wird verstanden als ein Führungsinstrument, mit dem man das Verbesserungspotenzial insgesamt identifizieren kann. Gleichzeitig ermöglicht das Audit eine Überwachung der Umsetzung der eingeleiteten Maßnahmen.

In einem **Modellprojekt Audit**[215] bestand das übergeordnete Ziel darin, ein neues Qualitätsmanagementinstrument in Krankenhäusern modellhaft zu erproben. Zwei Projektzielebenen wurden von den beteiligten Einrichtungen darunter subsumiert: auf der qualitätsmethodischen Ebene die Entwicklung und Implementierung eines klinischen Auditinstrumentes und auf der Ergebnisebene eine Verbesserung in der Patientenversorgung. Prinzipiell kann davon ausgegangen werden, dass die Handlungsempfehlungen (Leitfaden) geeignet sind, die Versorgung zu verbessern. Allerdings wurden die Maßnahmen im Rahmen des

---

212 Vgl. Görres, S. & Luckey, K. & Stappenbeck, J. (1997).
213 Diese Informationen sind im Wesentlichen das Resultat der Institutionenrecherche sowie der (z. T. im Internet veröffentlichten) Qualitätsberichte der Akutkliniken. Siehe Angaben in der Übersicht der Expertise, welche Institutionen in die Recherche aufgenommen wurden.
214 Vgl. Schiemann, S. & Moers, M. (2004).
215 Vgl. Blum, K. (2002).

Projektes noch nicht vollständig umgesetzt, so dass dies nur eingeschränkt gilt. Bislang liegen keine Nachweise vor, ob sich die Patientenversorgung tatsächlich verbessert hat. Der Auditfragebogen, die Auditschulung und der Auditbericht wurden von den Beteiligten als sehr hilfreich erlebt. Eine Übertragbarkeit der erprobten Methoden und Instrumente in andere Kliniken ist möglich. Die Einbindung aller Mitarbeiter der beteiligten Kliniken ist nur bedingt gelungen. Eine große Mehrheit der beteiligten Auditoren und Steuerungsmitglieder würde es begrüßen, „... wenn das Audit, Verfahren als ein freiwilliges Verfahren des Qualitätsmanagements in Deutschland breite Anerkennung finden würde".[216]

- **Balanced Scorecard (BSC) – methodische Vorgehensweise**

Mit der BSC können Einrichtungen des Gesundheitswesens entscheidende, strategisch relevante Kennzahlen zur Steuerung ihres Unternehmens nutzen. Oft wird die BSC deshalb mit einem Performance-Measurement-System[217] gleichgesetzt, gleichzeitig wird in aktuellen Publikationen darauf hingewiesen, dass es sich um „ganzheitliches Managementsystem"[218] handelt. Das Kennzahlensystem leitet sich aus der Vision und Mission der Einrichtung ab. Ein Schritt, der auch für die Einführung eines Qualitätsmanagementsystems eine besondere Rolle spielt. Vier Perspektiven werden unterschieden: Finanz-, Kunden- und Potentialperspektive sowie die Prozessperspektive. Ein im Qualitätsmanagementsystem inhärenter Ansatz der Selbstbewertung lässt sich sehr gut mit dem Instrument BSC kombinieren. Bei der Selbstbewertung steht die Frage im Vordergrund, ob die Einrichtung die Dinge richtig macht, während bei der BSC danach gefragt wird, ob die richtigen Dinge richtig gemacht werden.[219] Entscheidend für den erfolgreichen Einsatz eines derartigen Steuerungssystems ist die Philosophie, dass in einem Unternehmen nicht nur monokausale Wirkzusammenhänge existieren, sondern Wirkungsschleifen. Interessant ist der Einsatz einer BSC als eine Kombination mit einem Qualitätsmanagementsystem möglich ist, insbesondere mit dem Ansatz des Total Quality Management (TQM).[220]

- **Prozessbeschreibungen- Qualitätsanalyse**

Im Vordergrund des Prozessgedankens stehen die Sicherung des Problemlösungspotentials eines Gesundheitsunternehmens, die Verbesserung der Wettbewerbsfähigkeit und die Sicherung der Qualität.[221] Ziel ist es, eine kontinuier-

---

216 Vgl. Blum, K. (2003), S. 214.
217 Ausgehend von den vier Perspektiven der BSC (Kunden-, Prozess-, Mitarbeiter- und Finanzperspektive) wird anhand zuvor formulierter Ziele, der Definition der Messgrößen sowie den Zielwerten die Umsetzung der geplanten Maßnahmen überprüft (d. h. die realisierte Performance gemessen). Vgl. Morganski, B. (2001); Kaplan, R. & Norton, D. (1997).
218 Vgl. Morganski, B. (2001), S. 9.
219 Vgl. Morganski, B. (2001), S. 210.
220 Vgl. Morganski, B. (2001).
221 Vgl. Zapf, W. (2003), S. 7–11.

liche Verbesserung zu initiieren. Folgende Anforderungen sind zu berücksichtigen: Effektivität (Wirksamkeit), Effizienz (Wirtschaftlichkeit), Kontrollier- und Lenkbarkeit des Prozesses durch die verantwortlichen Personen mit der Möglichkeit der Korrektur sowie Anpassungsfähigkeit an sich ändernde Prozessbedingungen.

Die Evaluation der Prozessgestaltung mündet nach ihrer Umsetzung in einen kontinuierlichen Qualitätsverbesserungsprozess (KQV). Wettbewerbskritische Erfolgsfaktoren müssen dem Unternehmen bekannt sein. Lernprozesse sind quer durch die Einrichtung zu definieren und es ist eine Verbindung zwischen den Kernkompetenzen und den Kernprozessen herzustellen. Die Bedeutung des Prozessgedankens und seine Auswirkungen auf die Qualitätsaktivitäten im Gesundheitswesen werden durch die Themen[222] Clinical/critical Pathways, Behandlungspfade oder Behandlungslinien verdeutlicht. Bei Prozessen stehen die Ergebnisse im Vordergrund und nicht die zur Zielerreichung erforderlichen Arbeitsschritte. Während die Supportprozesse einem Benchmarking zugeführt werden können, sind die Kernprozesse meist unternehmensspezifisch ausgerichtet und deshalb nur begrenzt vergleichbar. Das Benchmarking von Prozessen mündet in einen Business-Reengineering-Prozess, d. h. schon existierende Prozesse werden immer wieder kritisch reflektiert und in Frage gestellt und, falls erforderlich, grundlegend neu gestaltet (Reengineering). Dadurch wird erreicht, einzelne Tätigkeiten prozess- und wertschöpfungsorientiert zu organisieren und somit zu einem Wettbewerbsvorteil beizutragen.[223]

- **Beschwerdemanagement – Qualitätsanalyse**

Der Diskurs über den besten Weg zur Qualitätsentwicklung und über den Stellenwert von Beschwerden spiegelt sehr deutlich wider, dass in den Einrichtungen eine Umorientierung stattfindet. Der Patient wird nicht mehr als Hilfeempfänger, sondern als Kunde und Co-Produzent der erreichten Qualität betrachtet. Beschwerdemanagement ist somit ein wichtiges Instrument, mit dessen Hilfe die Einrichtungen Hinweise auf Unzufriedenheit, Verbesserungsbereiche und Fehlerquellen erhalten können.[224] Die unmittelbare Rückmeldung des Dienstleistungsempfängers wird im Gesundheitsbereich als Schlüssel zur Kundenorientierung, Marktnähe und Zukunftsfähigkeit definiert. Qualität wird zu einem Wettbewerbsparameter.[225] Da Leistungen nach dem „uno-actu-Prinzip" erbracht werden, also Leistungserbringer und -empfänger in einem einmaligen, sich nicht wiederholenden Prozess gegenüberstehen, ist die spontane Rückmeldung des Kunden für die kontinuierliche Verbesserung des Ange-

---

222 Vgl. Hellmann, W. (Hrsg.) (2002).
223 Vgl. Osterloh, M. & Frost, J. (2003).
224 Siehe auch das Projekt Benchmarking in der Gesundheitswissenschaft. Vgl. http://www.swz-net.de (Okt. 2003).
225 Divergent diskutiert wird die Frage, auf welche Weise der Patient in den Qualitätsbestimmungsprozess eingebunden werden kann, bzw. wie ihm bzw. dem potentiellen Patienten die zu erwartende Qualität vermittelt werden kann. Vgl. Arnold, M. & Geisbe, H. (2002), S. 55–69.

bots von zentraler Bedeutung. Damit die Kritik zur systematischen Veränderung und nachweisbaren Verbesserung führt, sind grundsätzlich eine Auswertung vorzunehmen, eine Ursachenanalyse durchzuführen sowie die Übertragbarkeit zu prüfen.[226] Für die Wirksamkeit eines Beschwerdemanagements ist es von Bedeutung: dass ein angemessener Umgang mit Kundenbeschwerden sichergestellt wird, d. h. dass die Aufnahme der Beschwerde nicht ausreichend ist, sondern ein konstruktiver Umgang mit Beschwerden, um einschließlich einer Analyse der aufgezeigten Schwachstellen, erforderlich ist. Aktueller Stand ist, dass in den Einrichtungen zwar die Bedeutung eines Beschwerdemanagements gesehen wird und Mitarbeiter und Kunden ermutigt werden, ihre Beschwerden und Verbesserungsvorschläge einzubringen; gleichzeitig fehlt jedoch eine systematische Erhebungsmethode und Auswertung der Beschwerden, so dass aus vorliegenden Beschwerden nur selten Verbesserungsmaßnahmen resultieren.

- **Standard und Kriterien, Handlungsanweisungen und Leitlinien – Qualitätsdarlegung –**

Die Standardentwicklung in der Akutpflege beschreibt, dass ein Standard ein erreichbares Niveau einer Pflegehandlung abbildet, das anhand seiner Kriterien mit der Praxis verglichen wird und die professionelle Übereinstimmung widerspiegelt. Diese Umschreibung orientiert sich an der 1984 herausgegebenen Definition der WHO[227] und dem Qualitätsverständnis von Donabedian.[228] Die Überprüfung der Qualität erfolgt durch ein Audit, orientiert an den Ergebniskriterien. An dieser Definition orientiert sich auch die Entwicklung nationaler Expertenstandards in der Pflege, koordiniert und wissenschaftlich begleitet durch das Deutsche Netzwerk für Qualitätsentwicklung in der Pflege (DNQP).[229] Bisher wurden im Auftrag des Bundesministeriums für Gesundheit und Soziales drei nationale Expertenstandards[230] entwickelt, implementiert und auditiert (Dekubitusprophylaxe, Entlassungsmanagement und Schmerzmanagement). Ein vierter nationaler Expertenstandard (Sturzprophylaxe) wird im Oktober 2004 konsentiert und voraussichtlich im Januar 2005 implementiert. Das Konsentierungsverfahren mit einer breiten Fachöffentlichkeit hat sich sehr gut bewährt. Sowohl die Standardaussage als auch die Kriterien sind wissenschaftsbasiert. Die Ergebniskriterien aller nationaler Expertenstandards haben sich bisher sehr gut für ein Audit geeignet. Dieses Instrument wird zum

---

226 Angesprochen wird damit eine strukturierte und systematische Vorgehensweise, die geplante, zielgerichtete Maßnahmen nach sich zieht, z. B. regelmäßige quantitative Erfassung und Analyse der Beschwerden, differenzierte qualitative Analyse der Beschwerden und ihrer Ursachen.
227 Vgl. World Health Organization (WHO) (Hrsg.) (1983–1987).
228 Vgl. Donabedian, A. (1966); 2:166–206.
229 Vgl. http://www.dnqp.de sowie die Unterlagen zu den Konsensuskonferenzen.
230 Vgl. Schiemann, S.& Moers, M. (2002), S. 205–226 sowie die bisher erschienenen Arbeitstexte zu 1., 2. und 3. Konsensuskonferenz von 2000 bis 2004: www.dnqp.de (Okt. 2004). vgl.: Roes, M. (2003), Heft 2/2003).

4 Entwicklung der Qualitätsaktivitäten

jetzigen Zeitpunkt ausschließlich von der Pflegeprofession im Qualitätsdiskurs angewendet.

Handlungsempfehlungen für die Praxis werden in der Pflege häufig als Richtlinien und in der Medizin als Leitlinie definiert, unterscheiden sich jedoch in ihrer Reichweite. Richtlinien sind für die Einrichtung (unter Umständen nur für eine Abteilung) verbindlich. Eine allgemein verbindliche Definition gibt es für die Handlungsanweisung in der Pflege nicht. Leitlinien haben Empfehlungscharakter und sind einrichtungs- und sektorunabhängig. Laut Sawicki (2004[231]) ist Deutschland „das Land mit den meisten Leitlinien pro Kopf der Bevölkerung". Die Arbeitsgemeinschaft wissenschaftlich-medizinischer Fachgesellschaften (AWMF) definiert den Begriff Leitlinie wie folgt: „Leitlinien sind systematisch entwickelte Feststellungen (statements) mit dem Ziel, die Entscheidungen von Ärzten und Patienten über eine angemessene Gesundheitsversorgung für spezifische klinische Situationen zu unterstützen".[232]

Die Leitliniensystematik umfasst 5 Kriterien: klinischer Algorithmus (wenn-dann-Logik), formale und transparente Konsensfindung sowie wissenschaftliche Beweisführung (evidence-based), formale Outcome-Analyse und Analyse der Kosten-Effektivität. Drei Leitlinien-Stufen werden unterschieden: Stufe 1: repräsentative Expertengruppe mit individuellem Konsens, Stufe 2: Ergänzung um Evidenz sowie formal evaluierte Konsensprozesse, Stufe 3: diese Leitlinien erfüllen die oben genannten 5 Kriterien. Der größte Anteil der Leitlinien entspricht der Stufe 1.[233]

- **Indikatoren – Qualitätsprüfung**

Eine Methode zur Überprüfung der Qualität stellt die Nutzung von Ergebnisindikatoren dar. Dabei wird im Akutbereich unter Ergebnisqualität aus medizinischer Sicht das konkrete Behandlungsergebnis (Outcome[234]) verstanden. Das Institut für angewandte Qualitätsförderung und Forschung im Gesundheitswesen (AQUA[235]) definiert Qualitätsindikatoren als messbare Größe, die eine Aussagekraft hinsichtlich der Qualität der Versorgung besitzen, jedoch keine abschließende Beurteilung der Qualität darstellen. AQUA formuliert insgesamt neun Attribute, die einen Qualitätsindikator auszeichnen. Ein Indikator ist: va-

---

231 Vgl. Sawicki, P. (2004): „Die Zeiten des Halbgottes in weiß sind vorbei", Interview mit dem Leiter des neu gegründeten Instituts für Qualität und Wirtschaftlichkeit im Gesundheitswesen. www.g-b-a.de/public/institut/index.htm (Aug. 2004).
232 Vgl. http://www.leitlinien.de bzw. http://www.awmf.org (im Oktober 2003).
233 Vgl. AWMF: Weiterentwicklung der Qualität der Gesundheitsversorgung unter Nutzung wissenschaftlich basierter Leitlinien, Quelle: http://www.leitlinien.de (Okt. 2003).
234 Unter Outcome werden alle Ergebnisse subsumiert, die möglicherweise durch eine Krankenhausbehandlung beeinflusst wurden. Im Qualitätsmodell Krankenhaus (QMK) bedeutete dies, dass unter Outcome nicht nur die medizinischen Ergebnisindikatoren, sondern auch der patientenberichtete Gesundheitszustand und Ergebnisse der Einweiser bzw. Nachbehandler mit zu berücksichtigen sind. Vgl. Schneeweiss, S. & Eichenlaub, A. & Schellschmidt, H. & Wildner, M. (2003).
235 Vgl. Szecsenyi, J.: Qualitätsindikatoren: Müssen wir messen, um besser werden zu können? www.aqua-institut.de (Aug. 2003).

lide, reliabel, evidenz-gestützt, sensitiv, praktikabel, verständlich, beeinflussbar, kosteneffektiv und Ausdruck einer Reduzierung der Krankheitslast.[236] Die Entwicklung von Indikatoren kann dabei vom sog. „Runden Tisch" (mit dem Nachteil der geringen Relevanz), über die Ableitung aus Evidenzergebnissen und/oder medizinischen Leitlinien bis hin zur Ableitung aus vorhandenen Indikatorensystemen (mit dem Nachteil der unklaren Übertragbarkeit internationaler Systeme) reichen oder eine Kombination aus allen genannten Methoden umfassen.[237]

Eine weitere Herausforderung, die mit der Entwicklung der Indikatoren einhergeht, liegt in der Festlegung notwendiger Referenzbereiche, „die jene Ausprägung von Qualitätsindikatoren umfassen, die in vergleichbaren (Referenz-) Situationen mit unauffälliger bzw. guter Qualität in Verbindung gebracht werden können".[238] Neben den von AQUA formulierten Attributen, fordert Selbmann darüber hinaus, dass[239]

- nur eine überschaubare Anzahl an Indikatoren pro Versorgungssituation entwickelt wird;
- die Referenzbereiche so gewählt werden, dass übermäßige Fehlermeldungen vermieden werden;
- die Vergleichbarkeit der Patientenklientel gewährleistet wird sowie bei kleinen Patientenpopulationen auch Einzelfallanalysen genutzt werden;
- eine gute Datenqualität vorliegt;
- im Mittelpunkt die Identifizierung der best practice steht und somit eine hohe Akzeptanz der Ergebnisse bzw. der erforderlichen qualitätsverbessernden Maßnahmen erreicht wird.

Im Rahmen des **Pilotprojektes Qualitätsmodell Krankenhaus** (QMK)[240] wurde ein exemplarisches Modell zur Ergebnismessung entwickelt. Das Ziel des Projektes bestand in der Entwicklung und Erprobung eines Instrumentariums, das die Ergebnisqualität der stationären Behandlung prospektiv erfasst und vergleicht. Dabei sollten neben medizinischen Indikatoren auch die von den Patienten berichteten Erfahrungen bezüglich der Übergangsphase zwischen stationären und ambulanten Versorgungsformen berücksichtigt werden. Das prospektive Vorgehen erlaubt die Fassung detaillierter klinischer sowie patientenberichteter Daten und vermeidet weitgehend die Möglichkeit von Selektionseffekten.[241] Die Ergebnisindikatoren zeigen eine zufrieden stellende

---

236 Vgl. Szecsenyi, J.: Qualitätsindikatoren: Müssen wir messen, um besser werden zu können? www.aqua-institut.de (Aug. 2003).
237 Vgl. Szecsenyi, J.: Qualitätsindikatoren: Müssen wir messen, um besser werden zu können? www.aqua-institut.de (Aug. 2003).
238 Vgl. Selbmann, H. K. (2004), H. 2, S. 106.
239 Vgl. Selbmann, H. K. (2004), H. 2, S. 106.
240 Vgl. Schneeweiss, S. & Eichenlaub, A. & Schellschmidt, H. & Wildner, M. (2003), http://www.g-m-k.de (vom Okt. 2003). Im Mai 2002 wurde dem QMK der Medvantis Forschungspreis im Bereich QM und Zertifizierung verliehen.
241 Vgl. Schneeweiss, S. & Eichenlaub, A. & Schellschmidt, H. & Wildner, M. (2003), S. 17.

4 Entwicklung der Qualitätsaktivitäten

interne Konsistenz nach Risikoadjustierung. Der Schwerpunkt der Indikatorenauswahl wurde im Rahmen des Modellprojektes auf positive Outcomes (wie z. B. Patientenzufriedenheit) und weniger auf negative Outcomes (z. B. Mortalität) gelegt.[242] Die Kosten des QMK sind eher niedriger als Kosten für vergleichbare Produkte oder für die Erfassung von Struktur- und Prozessqualität. Sie liegen im unteren Bereich der Schätzungen von KTQ.[243] Folgende generelle Anforderungen an Leistungsindikatoren[244] wurden nach Abschluss des Projektes formuliert: Reliabilität der Messung, Validität der Messung, Sensitivität der Indikatoren, Variabilität in den Leistungen zwischen Leistungsanbietern, Bedeutung der Indikatoren für Morbidität, Mortalität und Kosten, Zuordnung von Leistungen und Leistungserbringern. Unterstellt wird, dass mit dem QMK die Variabilität der Ergebnisqualität messbar und darstellbar ist und auf klinikinterne Verbesserungen hingewiesen werden kann. Das hieße auch, dass die externe Nutzung von Ergebnisindikatoren dem Qualitätsmanagement einrichtungsspezifische Hinweise zur Qualitätsverbesserung liefern könnte.[245]

Das QMK Instrumentarium kann seit 2002 im Routinebetrieb eingesetzt werden. Eine kontinuierliche Weiterentwicklung wird angestrebt, da im Rahmen einer kontinuierlichen Qualitätsverbesserung (QV) auch die Ergebnismessinstrumente den sich ändernden Gegebenheiten und wissenschaftlichen Erkenntnissen angepasst werden müssen. Von der Projektgruppe wird empfohlen, das QMK Instrumentarium zunächst für das interne Qualitätsmanagement heranzuziehen.

- **Qualitätsberichte im Krankenhaus – Qualitätsdarlegung**

Unter einem Qualitätsbericht wird ein regelmäßig zu erstellender Bericht verstanden, der den Stand und die Maßnahmen der Qualitätssicherung einer Einrichtung darlegt. Schwerpunkte einer Qualitätsberichtserstattung sind insbesondere die Qualitätspolitik des Krankenhauses, das Qualitätsmanagementsystem, die durchgeführten Maßnahmen zur Qualitätssicherung und deren Ergebnisse sowie ein Qualitätsentwicklungsplan bzw. prioritäre Qualitätsziele für die künftige Entwicklung.[246] Ziel ist es, interne und externe Transparenz über das Leistungsgeschehen und die Leistungsqualität herzustellen, d. h., dass ein hinreichender Überblick über die Qualitätssicherungsmaßnahmen einer Einrichtung gegeben und insbesondere ein Eindruck über die patientennahen Schlüsselprozesse und die Ergebnisqualität vermittelt wird.[247] Ab 2005 (rück-

---

242 Vgl. Schneeweiss, S. & Eichenlaub, A. & Schellschmidt, H. & Wildner, M. (2003), S. 18.
243 KTQ steht für das Zertifizierungskonzept Kooperation für Transparenz und Qualität im Krankenhaus. www.ktq.de (Okt. 2003).
244 Nicht bewährt haben sich z. B. Indikatoren, die eine relativ subjektive Bewertung an einer binären Skala abzubilden versuchen (Merkmal vorhanden/ nicht vorhanden). Vgl. Schneeweiss, S. & Eichenlaub, A. & Schellschmidt, H. & Wildner, M. (2003).
245 Vgl. Schneeweiss, S. & Eichenlaub, A. & Schellschmidt, H. & Wildner, M. (2003), S. 6.
246 Siehe Leitfaden der http://www.baek.de (Okt. 2003).
247 Gemäß einer Umfrage des DKI, an der sich 434 Krankenhäusern beteiligten, wurden in ca. 21 % der Einrichtungen Qualitätsberichte. Die Mehrzahl dieser Krankenhäuser

wirkend für 2004 spätestens bis zum 31. 8. 2005) ist die Erstellung und Veröffentlichung von Qualitätsberichten (durch die GKV) für alle Krankenhäuser verpflichtend. Bei Nicht-Erstellung drohen Stichproben-Prüfungen nach § 17c KHG durch den MDK. Das Deutsche Krankenhausinstitut (DKI) sieht das Ziel des Qualitätsberichts darin, Patienten, Vertragsärzten und Krankenkassen eine Orientierungshilfe zu geben. Der Qualitätsbericht wird als entscheidendes Instrument der Belegungssteuerung verstanden.[248]

Inhalt und Umfang des im Abstand von zwei Jahren zu veröffentlichenden strukturierten Qualitätsberichts wurden im Einzelnen durch die Selbstverwaltungspartner auf Bundesebene, nämlich im Rahmen einer entsprechenden Vereinbarung nach § 137 (6) SGB V, geregelt.[249] Aus Sicht des Gemeinsamen Bundesausschusses lauten die Ziele des Qualitätsberichts wie folgt:

- Informations- und Entscheidungshilfe für Versicherte,
- Orientierungshilfe bei der Einweisung und Weiterbetreuung, insbesondere für die Leistungserbringer,
- Möglichkeit der Außendarstellung.

Des Weiteren wurden vom G-BA verschiedene Anforderungen formuliert, d. h. im Qualitätsbericht sollten folgende Qualitätsthemen abgebildet werden: Art und Leistungen des Krankenhauses; sämtliche qualitätsverpflichtenden Maßnahmen (§ 135 SGB V) sowie die Anforderungen an ein einrichtungsinternes Qualitätsmanagement (§ 137 SGB V); Kriterien für die indikationsbezogene Notwendigkeit und Qualität der erbrachten Leistungen (§ 137 SGB V) sowie die Darlegungen der planbaren Leistungen, deren Ergebnisqualität in Zusammenhang mit der praktizierten Häufigkeit steht (§ 137 SGB V und §§ 17 & 17b des KHG).[250]

Laut Empfehlung des DKI sollte der Qualitätsbericht aus einem Basisteil (zentrale Struktur- und Leistungsdaten, Teilnahme an verpflichtenden Maßnahmen der externen Qualitätssicherung sowie sonstige Vorgaben, die sich aus § 137 SGB V ergeben) und einem Systemteil (Qualitätspolitik, -management und dessen Bewertung sowie Qualitätsprojekte) bestehen.

Die Gesellschaft für Qualitätsmanagement in der Gesundheitsversorgung e. V. (GQMG) schlägt vor, dass „bei der Diskussion über den Qualitätsbericht dem Begriff des Qualitätsindikators"[251] eine zentrale Bedeutung zukommt. Es wird

---

(59 %) veröffentlicht ihre Berichte derzeit nicht. Vgl.: DKI (Hrsg.): Krankenhausumfrage 2002, Düsseldorf 2003.
248 Vgl. http://www.dki.de/index1.html?aktuelles.htm (Aug. 2004).
249 Vgl. Vereinbarung gemäß § 137 Abs. 1 Satz 3 Nr. 6 SGB V über Inhalt und Umfang eines strukturierten Qualitätsberichtes für nach § 108 SGB V zugelassene Krankenhäuser (gültig ab 1. Dez. 2003).
250 Vereinbarung gemäß § 137 Abs. 1 Satz 3 Nr. 6 SGB V über Inhalt und Umfang eines strukturierten Qualitätsberichts (gültig ab 01. Dez. 2003). vgl. www.g-b-a.de (Stand Aug. 2003).
251 Vgl. GQMG (Hrsg.): Empfehlung und Stellungnahme der GQMG zum Qualitätsbericht nach § 137 SGB V, 2003, www.gqmg.de. Sie fordern auch eine wissenschaftliche Beglei-

ausdrücklich begrüßt, dass der Ergebnisqualität im Qualitätsbericht mehr Raum gegeben werden wird als dies bisher der Fall war. Ein Qualitätsbericht ist allerdings nur dann sinnvoll, wenn er auch tatsächlich im Rahmen interner Qualitätsverbesserungsprozesse genutzt wird. Demnach kann der Qualitätsbericht auch Teil eines routinemäßig erstellten Geschäftsberichtes sein. Die GQMG schlägt vor, dass der Qualitätsbericht in vier Teile gegliedert werden sollte:

1. allgemeine Bestimmungen,
2. Erstellung und Nutzung im Krankenhaus,
3. Struktur und Inhalt sowie
4. Veröffentlichung und Transparenz.

Unter Teil 3 fallen z. B. Aussagen zu den Qualitätszielen und zum Qualitätsmanagementsystem sowie Angaben zur Struktur-, Prozess- und Ergebnisqualität. Die Verantwortung für die Erstellung des Qualitätsberichtes liegt laut GQMG bei der Krankenhausleitung.

Die deutsche Gesellschaft für Medizinische Informatik, Biometrik und Epidemiologie e. V. (gmds[252]) geht davon aus, dass der Qualitätsbericht die Aufwendungen der Krankenhäuser dokumentieren soll, die zur Verbesserung ihrer internen Leistungsprozesse und Strukturen erbracht wurden. Als Adressaten wurden primär Kostenträger und Verbände sowie Patientenorganisationen identifiziert. Zur Strukturierung schlagen sie eine Orientierung an der Struktur-, Prozess- und Ergebnisqualität vor. Darüber hinaus empfehlen sie, den Qualitätsbericht in einen verpflichtenden Basisteil und einen optionalen Ergänzungsteil zu gliedern. Der Basisteil soll valide und überprüfbare Daten (wie z. B. Fallzahlen, Case Mix, Case Mix Indec und mittlere Verweildauer) beinhalten. Vorschläge für den optionalen Ergänzungsteil stehen noch aus.

Im Rahmen einer Umfrage des Deutschen Krankenhausinstituts (DKI) wurden zum jetzigen Zeitpunkt drei Varianten der Qualitätsberichterstattung identifiziert[253]:

1. der organisationsbezogene Ansatz (im Mittelpunkt stehen die Organisations- und Leistungsstruktur sowie Maßnahmen der Qualitätssicherung und Qualitätsziele);
2. der projektbezogene Ansatz (fokussiert werden Problembeschreibung, Zielsetzung, Vorgehensweise, Maßnahmen, Ergebnisse, Evaluation, Aufwand) und

---

tung der Einführung von Qualitätsberichten, insbesondere vor den Hintergrund folgender Fragestellungen: wer nutzt die Berichte, wie groß ist der Nutzen für den Leistungsempfänger und die Frage danach, ob durch den Qualitätsbericht positive Effekte der Qualitätsverbesserung sichtbar werden.

252 Vgl. Kaczmarek, D.: Hintergrundinformationen zum Vorschlag eines Qualitätsberichtes nach § 137 SGB V, 2003, www.gmds.de (Aug. 2003).
253 Vgl. DKI (Hrsg.): Krankenhausumfrage 2002, Düsseldorf 2003.

3. Qualitätsberichte auf der Basis der Selbst- und Fremdbewertung ((Teil-) Kriterien des EFQM Modells, Kriterien des KTQ bzw. proCum-Cert Kataloges und die ihnen zugeordneten Kriterien).

Derzeit haben Qualitätsberichte vielfach noch den Charakter von internen Rechenschafts- oder Tätigkeitsberichten und weniger den einer primär patienten- bzw. öffentlichkeitsorientierten Darstellung der Versorgungsqualität. Einheitliche Messgrößen oder Kennzahlen für wichtige Schlüsselprozesse und -ergebnisse fehlen weitgehend. Da der Qualitätsbericht primär öffentlichkeitsorientiert angelegt ist, sollte er grundsätzlich auch für den medizinischen Laien verständlich sein.

4.2.5 Qualitätssicherung durch externe Qualitätsprüfung

Qualitätssicherung wird definiert als Überprüfung und Sicherung professionellen Handelns und setzt die Festlegung eines Qualitätsniveaus voraus. Der sog. Vier-Phasen-Zyklus (PDCA-Zyklus[254]) stellt die bekannteste Variante zur Durchführung des Qualitätssicherungskreises dar.[255] Kritisiert wird, dass die Qualitätssicherung eher statisch ist,[256] da der Entwicklung und Verbesserung der Qualität zu wenig Bedeutung beigemessen wird. Dem ist entgegen zu halten, dass die Schritte zur Qualitätssicherung (analog PDCA) auch im Qualitätsentwicklungsprozess auf jeden Fall zu realisieren sind, um Auskünfte über notwendige Verbesserungen zu erhalten. Vielmehr ist – so das Ergebnis der umfassenden Literaturrecherche und die Aussagen der befragten Experten[257] – die Philosophie entscheidend, d. h. das Bekenntnis der Einrichtung, über die Erfassung des Status Quo hinauszugehen und neben der reaktiven Initiierung von Qualitätsverbesserungsmaßnahmen auch eine prospektive Verbesserung der Qualität anzustreben.

Als qualitätsorientierender Rahmen wird in der Regel die Trias von Donabedian (Struktur, Prozess, Ergebnis) herangezogen.[258] Es stellt sich diesbezüglich jedoch die Frage, in welchem Zusammenhang[259] Struktur-, Prozess- und Ergebnisqualität stehen.[260] Grundsätzlich wird davon ausgegangen, dass die Strukturqualität methodisch betrachtet gut messbar, in ihrer Bedeutung für die Qualitätsüberprüfung jedoch weniger wichtig ist. Die Ergebnisqualität hinge-

---

254 Plan (Identifikation und Analyse des Problems sowie Festlegen des Qualitätsniveaus) – Do (Implementieren der Interventionen) – Check – Act (Veränderungen auf der Grundlage der Ergebnisse initiieren)
255 Vgl. Giebing, J. A & Francois-Kettner, H & Roes, M. & Marr, H. (1996).
256 Vgl. Görres, S. (1999a).
257 Hierbei handelt es sich um die Aussagen der selbst durchgeführten Experteninterviews.
258 Vgl. Roes, M. & Francois-Kettner, H. & Schmälzle, G. & Lehmann, T. (2002).
259 Die ISO-Zertifizierung stützt sich z. B. stark auf die Erfassung und Bewertung der Strukturqualität. Die Beurteilung von Strukturen und Prozessen liegt im Wesentlichen im Verantwortungsbereich der Leistungserbringer, während an der Ergebnisqualität auch der Leistungsempfänger maßgeblich beteiligt ist.
260 Vgl. Görres, S. (1999a).

gen ist methodisch gesehen sehr schwierig zu erfassen, im Kontext der Qualitätsprüfung jedoch von hoher Wichtigkeit. Der Prozessqualität wird eine die Qualität beeinflussende Rolle zugeschrieben, die methodisch gut erfassbar ist.

„Die verbleibende Entscheidung zwischen Prozess- und Ergebnismessungen wird in der Literatur zur Qualitätsmessung der letzten 30 Jahre nicht abschließend entschieden. Prozessmessungen stellen fest, ob die geeigneten Leistungen am individuellen Patientenfall erbracht wurden. Ob diese Leistungen tatsächlich das gewünschte Ergebnis erbracht haben, bleibt unberücksichtigt. (...) Ergebnismessungen konzentrieren sich hingegen ausschließlich an dem Erfolg der Behandlung, unabhängig davon, was der Leistungserbringer unternommen hat".[261]

Dabei ist es für die Beurteilung der Ergebnisqualität der Messungszeitpunkt von Bedeutung. Eine abschließende Beurteilung der Ergebnisqualität wird z. B. durch nachstationäre Pflege und Behandlung, Rehabilitation und ambulante Betreuung verzerrt. Unbeantwortet und kontrovers diskutiert ist auch die Frage des Zusammenhangs zwischen Leistungsmenge und Ergebnisqualität. Einerseits stehen gute Ergebnisse im Zusammenhang mit größeren Fertigkeiten, die durch hohe Fallzahlen erreicht werden. Andererseits wenden sich Patienten und überweisende Instanzen explizit an Einrichtungen mit guten Ergebnissen.[262]

Die Zertifizierung zielt auf eine Förderung des Qualitätsbewusstseins und des Qualitätsmanagements ab. In diesem Zusammenhang wird deutlich, dass die Zertifizierung nicht am Anfang stehen kann. Vielmehr stellt die Zertifizierung eine autorisierte Bestätigung für das Krankenhaus dar, dass in dem betroffenen Krankenhaus Qualitätsmanagement erfolgreich betrieben wird. Ausgehend vom Ansatz eines internen Qualitätsmanagements wird der Zertifizierung eine strukturierte Selbstbewertung des Krankenhauses vorangestellt, die dem Krankenhaus bei der Suche nach Schwachstellen und deren Beseitigung helfen soll. § 137 SGB V räumt die Möglichkeit von Vergütungsabschlägen für zugelassene Krankenhäuser ein, die ihre Verpflichtungen zur Qualitätssicherung nicht einhalten. Demnach müssen Daten wie Komplikationsraten, Letalität oder Überlebensrate im Prinzip nicht in den Zertifizierungsprozess eingebunden werden, da derartige Daten justiziabel und vergleichbar sein müssten.

„Die weit verbreitete Übung, sie (die Behandlungsqualität, *Anmerkung der Autorin*) an der Mortalität festzumachen und u. a. diese zu einem Kriterium für ein Benchmarking von Krankenhäusern zu verwenden, verkennen deren Abhängigkeit von der unterschiedlichen Schwere der Erkrankung von Patienten

---

261 Vgl. Lüngen, M. & Lauterbach, K. (2002), S. 4. Ergebnisorientierte Vergütung wird hier verstanden als Ausrichtung der Vergütung für medizinische Behandlung an der Qualität der Behandlung. Die Festlegung des Qualitätsbegriffs und dessen Messbarkeit werden damit zu den zentralen Faktoren der Vergütung im Gesundheitswesen.
262 Bedingt durch die Einführung des neuen Entgeltsystems wird am ehesten von einer Qualitätsverbesserung durch Spezialisierung ausgegangen. Vgl.: Gandjour, A. & Günster, Chr. & Klauber, J. & Lauterbach, K. (2002), S. 189–201.

in den jeweiligen Krankenhäusern mit unterschiedlichem Schwerpunkt sowie der jeweiligen Entlassungspraxis".[263]

Neu in der Zertifizierung von Akuteinrichtungen ist die Zertifizierung nach JCIA.[264] Diese Zertifizierung ist national und international anerkannt. Auf der Grundlage von 355 Standards, die an den Bedürfnissen des Patienten ausgerichtet sind, soll die Qualität in den Gesundheitseinrichtungen in den Bereichen Patientenbetreuung- und -behandlung und im Service auf einen international einheitlichen Stand gebracht werden. Demnach sind die größten Gewinner die Patienten, da die Patientenrechte viel stärker beachtet werden. Aufklärung und das bewusste Wahrnehmen der Privatsphäre der Patienten sollen für die beteiligten Berufsgruppen selbstverständlicher werden. Bewertet werden auch die gesundheitspolitischen, wirtschaftlichen, kulturellen und regionalen Gegebenheiten. Bisher sind erst wenige Krankenhäuser in Deutschland nach diesem Prinzip zertifiziert.

Von entscheidender Bedeutung in der aktuellen Diskussion ist die Frage, ob eine Zertifizierung für die Entwicklung des internen Qualitätsmanagements im Krankenhaus eine positive Rolle spielt. Orientiert an den Ergebnissen des Krankenhaus-Kompasses lässt sich folgende Tendenz erkennen: Krankenhäuser mit weniger als 300 Betten bevorzugen DIN EN ISO und EFQM, Krankenhäuser mit 300 bis 450 Betten bevorzugen EFQM, während Krankenhäuser mit mehr als 450 Betten eine KTQ-Zertifizierung bevorzugen. In Abhängigkeit von der Trägerschaft ist festzuhalten, dass eine Zertifizierung häufiger von privaten Krankenhäusern durchgeführt wird.[265] Eine Analyse von Kernkriterien gibt Auskunft darüber, was für ein gut funktionierendes Qualitätsmanagement spricht[266]:

Krankenhäuser, die eine Zertifizierung durchgeführt haben, verfügen häufiger über Instrumente des Qualitätsmanagements als solche ohne Zertifizierung. Dies gilt sowohl für die Einrichtung einer Qualitätsmanagement-Kommission als auch für die hauptamtliche Anstellung eines Qualitätsmanagement-Beauftragten, für Aktivitäten zum Risikomanagement, Fragen der berufsgruppenübergreifenden Organisation und der Zuordnung zu Trägern bzw. Betriebsleitung, das Moderatorentraining und die Arbeit mit Leitbildern.

Der Vorsprung zertifizierter Häuser lässt sich auch in Bezug auf Qualitätsmanagement-Aktivitäten der Berufsgruppen nachweisen, wenngleich kein deutlicher Einfluss zwischen der Art der Zertifizierung und dem Engagement der Berufsgruppen besteht.

---

263 Vgl. Arnold, M & Geisbe, H. (2002), S. 55–69.
264 Die Joint Commission International Accreditation (JCIA) ist Teil der Joint Commission on Accreditation of Health Care Organizations (JCAHO). Zur Zeit sind von JCAHO mehr als 20 000 verschiedene Gesundheitseinrichtungen zertifiziert, darunter mehr als 80 % der Krankenhäuser der USA. Vgl. www.forumq.at/Downloads/JCIA-Flyer_dt_0207_RUH.pdf (April 2005). Vgl. Hunger, H.-G.: Harte Zeiten in Geiz, KU 5/2002, S. 393–395.
265 Vgl. Preuß, K. J. (2002a), S. 50.
266 Vgl. Schrappe M. & Wolf-Ostermann, K. & Schlichtherle, S. & Lauterbach, K. W. (2000), S. 644–646.

- Allerdings ist hervorzuheben, dass die Pflege, unabhängig von Zertifizierungsaktivitäten, häufiger als andere Berufsgruppen Qualitätsmanagement-Projekte durchführt.

Aufgrund der analysierten Literatur scheint es offensichtlich einen eindeutigen Zusammenhang zwischen Zertifizierung und anderen Aktivitäten des Qualitätsmanagements zu geben, daraus lässt sich jedoch nicht schließen, dass die Einführung eines internen Qualitätsmanagements mit der Zertifizierung beginnen sollte. Es kann auf der Grundlage der gesamten Literaturrecherche und nach Aussagen der befragten Experten[267] allerdings konstatiert werden, dass offensichtlich diejenigen Häuser, die eine Zertifizierung durchgeführt haben, auf dem Weg zu einem funktionierenden Qualitätsmanagement weiter vorangeschritten sind als Häuser, die sich noch nicht mit dem Thema Zertifizierung befasst haben.

Im Folgenden werden ausgewählte Instrumente zur externen Qualitätssicherung skizziert.

- **Risiko – Adjustierung**

Ziel einer Risikoadjustierung ist es, Patienten mit ähnlichem Risikoprofil oder Krankenhäuser mit ähnlicher Patientenzusammensetzung (case mix) zu vergleichen. Gemessen werden die Behandlungsergebnisse. Dies ist mit multivariaten Regressionsmodellen erreichbar. Beispiel für eine Risikoadjustierung im Rahmen des Modellprojektes QMK[268]:

Indikator		Definition	Zähler	Nenner	Bemerkungen zur Berechnung	Risiko-Adustierung
HRT1	HHS	Verbesserung des allgemeinen Gesundheitszustandes	Verbesserung gemessen in Anzahl der Kategorien	Alle Patienten, die für das Herz-Modul qualifiziert sind	Kategorien 1 bis 5	Alter, Geschlecht, Begleiterkrankungen, Hauptdiagnose, allgemeiner Gesundheitszustand bei Aufnahme, hohe klinische Wahrscheinlichkeit eines akuten Herzinfarkts. $R^3 = 0{,}43$

Herz-Modul-spezifische Indikatoren, deren Bestimmung, Parameter, die in die Risikoajustierung eingehen und Angaben zur Güte der Risiko-Adjustierung.[269]

Die Notwendigkeit einer sorgfältig geplanten und einer möglichst vollständigen Risikoadjustierung, auf der Grundlage prospektiv erhobener klinischer Patientencharakteristika bei Aufnahme des Patienten, bestätigt die

---

267 Hierbei handelt es sich um Aussagen der selbst durchgeführten Experteninterviews.
268 Vgl. Schneeweiss, S. & Eichenlaub, A. & Schellschmidt, H. & Wildner, M. (2003), S. 15 ff.
269 Vgl. Schneeweiss, S. & Eichenlaub, A. & Schellschmidt, H. & Wildner, M. (2003), S. 81

Richtigkeit des Konzeptes von QMK.[270] Die Daten bestätigen auch, dass eine Adjustierung auf relevante patientenbezogene Risikofaktoren zu Beginn einer Behandlung einen aussagekräftigen Vergleich der Ergebnisse ermöglicht. Die Krankenhausverweildauer[271] ist ein Beispiel für einen Faktor, der auf dem kausalen Pfad von Ursache zu Wirkung liegt. Die Verweildauer (VWD) sollte nicht adjustiert werden. Qualität und Ressourceneinsatz sollen zunächst getrennt betrachtet werden und erst dann zu einer validen Bewertung in Relation gestellt werden (z. B. Qualität der Ergebnisse pro Verweildauer).

- **Visitation**

  Im Rahmen des vom Bundesministerium für Gesundheit und Soziales (BMGS) geförderten „Demonstrationsprojekt Qualitätsmanagement im Krankenhaus" (DemoProQM) wurde das Konzept der Visitation[272] erstmalig erprobt. Unter Visitation wird verstanden, dass externe Qualitätsmanagement-Experten[273] die beteiligten Einrichtungen besuchen, Beratung und Unterstützung hinsichtlich des einrichtungsinternen Qualitätsmanagements anbieten und ein Stärken- und Schwächenprofil erstellen. Gegenüber den schriftlichen Qualitätsberichten wird bei der Visitation in der Regel ein detaillierter Eindruck über den Stand des Qualitätsmanagements in den Verbünden vermittelt. Veränderungen schienen auf der Basis von Fakten und externer Expertensicht leichter zu bewerkstelligen. Eine hohe Qualität der Visitoren (Qualifikation und Expertenwissen aus dem Klinikalltag) trägt erheblich zum Erfolg einer Visitation bei.

- **Externes Audit**

  Unterschieden werden das Systemaudit (berücksichtigt das gesamte Qualitätsmanagementsystem), das Produktaudit (das Audit bezieht sich auf einzelne Produkte) und das Verfahrensaudit (Betrachtung der Prozesse).

  Von o. g. Audits, die i. d. R. im Zusammenhang mit der Begehung der Einrichtungen durchgeführt werden, ist das Daten-Audit zu unterscheiden, wie es z. B. von der Bundesgeschäftsstelle Qualitätssicherung gGmbH (BQS) auf der Grundlage der gelieferten Krankenhausdaten durchgeführt wird. Dabei spielen insbesondere die Datenqualität und die Risikoadjustierung eine herausragende Rolle. Als sog. Gold-Standard wird ein Kombinationsmodell vorgeschlagen, bei dem Auditoren nach einem Stichprobensystem Einrichtungen besuchen und die Daten erneut analysieren.[274]

---

270 Vgl. Schneeweiss, S. & Eichenlaub, A. & Schellschmidt, H. & Wildner, M. (2003).
271 Vgl. Schneeweiss, S. & Eichenlaub, A. & Schellschmidt, H. & Wildner, M. (2003), S. 89 ff.
272 Vgl. Thoma, E.: Visitationskonzept ausführlich vorgestellt http://www.demo-pro-qm.de (Okt. 2003).
273 Als erfahrene Qualitätsmanagement-Experten wurden Personen benannt, die über ca. 5 Jahre Berufserfahrung und einschlägige Fortbildungen im Qualitätsmanagement verfügten. Vgl. Bundesministerium für Gesundheit und Soziale Sicherung (BMGS) (Hrsg.) (2003), S. 12 f.
274 Vgl. Matthes, N. & Wiest, A. (2002), S. 161–174.

- **Benchmarking**

Benchmarks werden als Richtgrößen verwendet. Benchmarking bedeutet nichts anderes, als dass ein Vorbild-Unternehmen gesucht wird, von dem andere Einrichtungen lernen können. Anders gesagt ist: „Benchmarking ein kontinuierlicher, systematischer Prozess, um Produkte, Dienstleistungen oder Arbeitsprozesse von Organisationen zu erforschen, die als best practice erkannt wurden, um die Organisation voranzubringen. Des Weiteren umfasst es die innovative Weiterentwicklung sowie die qualitäts- und kostenwirksame Umsetzung in die eigene Organisation".[275]

Mehrere Phasen sind dabei zu durchlaufen:
- Auswahl geeigneter Benchmarking-Partner,
- Erhebung der gegenwärtigen Qualität,
- Abgleich der Ergebnisse mit der Best Practice der Vergleichseinrichtung,
- Auswertung des Vergleichs,
- Einleitung von Verbesserungsmaßnahmen.

Insgesamt ist festzuhalten, dass Benchmarking aussagt, wie etwas verbessert werden muss und unter welchen Kulturbedingungen sich Erfolge einstellen. Benchmarking ist somit Prozess- und Kultur-Management, das heißt Best Practice Management.[276]

- **QMK- Indikatoren (Erläuterung der Abkürzung)**

Die Verknüpfung der Indikatoren, die im Rahmen des Modellprojektes „Qualitätsmodell Krankenhaus" (QMK)[277] entwickelt wurden mit dem Indikatorenmodell der extern vergleichenden Qualitätssicherung, wurde kürzlich vorgeschlagen. Eine darauf aufbauende angestrebte Zertifizierung auf Grund von QMK ist ein Zwischenschritt in Richtung eines öffentlich zugänglichen Benchmarkings, wie es von verschiedener Seite gefordert wird. Für diesen letzten Schritt müssen jedoch noch mehr nationale und internationale Erfahrungen zur Messung von Ergebnissen im Krankenhaus gesammelt werden.[278] Zwei Szenarien wurden für den Einsatz des QMK im Routinebetrieb diskutiert: die Entwicklung einer reduzierten QMK-Variante, die nur medizinische Ergebnisindikatoren und entsprechende Risikoparameter für internistische Tracerdiagnosen beinhaltet (§ 137 SGB V), sowie die Weiterentwicklung des QMK zu einem freiwilligen Zertifizierungsverfahren für Kliniken im Hinblick auf die Ergebnisqualität.

---

275 Vgl. Rau, H. (1996), S. 32.
276 Vgl. von Eiff, W. (2000), S. 63.
277 QMK steht für Qualitätsmodell-Krankenhaus. Vgl. Schneeweiss, S. & Eichenlaub, A. & Schellschmidt, H. & Wildner, M. (2003).
278 Vgl. Schneeweiss, S. & Eichenlaub, A. & Schellschmidt, H. & Wildner, M. (2003), S. 19.

- **Qualitätsanalysen mit Routinedaten**

  Ein vom AOK-Bundesvorstand in Kooperation mit diversen Partnern durchgeführtes Modellprojekt befasste sich mit der Qualitätssicherung der stationären Versorgung mit Routinedaten (QSR).[279] Im Mittelpunkt steht die Erfassung der Ergebnisqualität; sie wird als Ergänzung zu den bisherigen Qualitätssicherungsmaßnahmen gesehen, die sich vorwiegend auf die Struktur- und Prozessqualität beziehen. Als Tracer dient eine Prozedur (z. B. eine Operation bei einer spezifischen Diagnose); gemessen wird der Indikator (z. B. Krankenhaussterblichkeit). Das Projekt befindet sich in der zweiten Phase (weitere Tracer und Indikatoren sollen entwickelt werden). Im Rahmen des Projektes wird auch das Verfahren der Risiko-Adjustierung überprüft. QSR soll auch im Rahmen der verpflichtenden externen vergleichenden Qualitätssicherung, die im Auftrag von der BQS wahrgenommen wird, genutzt werden können.

4.2.6 Berufsgruppenübergreifende Qualitätsaktivitäten

Die Notwendigkeit eines interprofessionellen Qualitätsmanagements wird in vielen Artikeln und Projekten thematisiert. Dem Gelingen einer interprofessionellen Kommunikation wird hierbei eine besondere Bedeutung zugemessen, damit die im Qualitätsmanagement formulierte Vision der aktiven Partizipation aller Beteiligten (berufsgruppen- und hierarchieübergreifend) auch tatsächlich realisiert wird.

In diesem Zusammenhang ist das Modellprojekt „Interprofessionelle Kommunikation im Krankenhaus (Interkik)"[280] besonders hervorzuheben, das vom Bundesministerium für Gesundheit und Soziales (BMGS) gefördert wurde. In drei Modellkrankenhäusern wurden einzelne Prozessschritte mit Schnittstellencharakter ausgewählt: Aufnahme, Visite und Entlassung. Grundlage der Qualitätsdiskussion bildete ein multimethodales Qualitätsassessment, mit dem die Patientendokumentation und die Mitarbeiter- bzw. Patientenzufriedenheit analysiert und bewertet wurde. Die Ergebnisse der verschiedenen Assessmentphasen wurden im Rahmen von Feedback-Schleifen an die beteiligten Mitarbeiter zurückgemeldet. Ein zentrales Ergebnis lautet, dass es „vor allem auf der Stationsebene bei vielen Akteuren an ausreichenden inhaltlichen Kenntnissen über die derzeitigen und zu erwartenden Anforderungen an eine integrierte, kooperative und patientenorientierte Versorgungspraxis"[281] mangelt; hieraus lassen sich folgende Schlussfolgerungen ableiten[282]:

---

279 Vgl. Heller, G. & Swart, E. & Mansky, T. (2003), S. 271–288. Partner waren u. a. die HELIOS-Kliniken GmbH, das Forschungs- und Entwicklungsinstitut für Sozialwesen Sachsen-Anhalt und das wissenschaftliche Institut der AOK (WIdO).
280 Vgl. Lecher, S. & Klapper, B. & Schaeffer, D. (2003).
281 Vgl. Lecher, S. & Klapper, B. & Schaeffer, D. (2003), S. 116.
282 Vgl. Lecher, S. & Klapper, B. & Schaeffer, D. (2003), S. 117.

1. die Kooperation zwischen Ärzten und Pflegenden ist stark optimierungswürdig und bedarf auch weiterhin hoher Beachtung in Qualitätsmanagement-Projekten,
2. der Kenntnisstand zu Konzepten des krankenhausbezogenen Qualitätsmanagements ist zu verbessern,
3. die Verbesserung/Veränderung der Kommunikation/Kooperation zwischen den Berufsgruppen ist ohne Einbindung der obersten Hierarchieebene nicht nachhaltig zu erreichen,
4. die Rahmenbedingungen im Krankenhaus sind hinsichtlich des Umsetzungsgrads des Qualitätsmanagements entscheidend für den Erfolg von Veränderungsprojekten.

4.2.7 Systemübergreifende Aktivitäten zur Qualitätssicherung

Aus Sicht der Bundesärztekammer (BÄK) werden in erster Linie strukturelle Rahmenbedingungen und eine dadurch vorliegende sektorale Trennung als Qualitätsdefizit genannt.[283] Aus Kostengründen und aufgrund steigender Qualitätsansprüche entstehen verstärkt vertikale und horizontale Formen der Kooperationen zwischen den Leistungserbringern im Gesundheitswesen. Das einer Organisation respektive einer Einrichtung zugrunde liegende Prinzip der Differenzierung und Integration wird zukünftig auf externe Partnerorganisationen zu übertragen sein. Das verlorengegangene Gleichgewicht zwischen Sektorierung und Integration soll dadurch wiederhergestellt werden.[284]

Die neuen gesetzlichen Rahmenbedingungen (basierend auf der Gesundheitsreform von 2000 § 140a–h SGB V) sind nur ein Ausschnitt aus einer breiten Palette von Möglichkeiten, die Krankenversorgung über die Sektorengrenzen hinaus zu integrieren.[285] Das Gesundheitsmodernisierungsgesetz (GMG, 2004) zieht auf der Grundlage bisheriger Regelungen ein kritisches Resümee und formuliert die Rahmenbedingungen der Integrationsversorgung neu:

„Aufgehoben werden alle Vorschriften über die bisher auf Bundesebene vorgesehene Rahmenvereinbarung zwischen den Spitzenverbänden der Krankenkassen und der Kassenärztlichen Bundesvereinigungen. Diese Rahmenvereinba-

---

283 Vgl. Butz,. N. (2001), S. 181–182.
284 Unter anderem: §140 SGB V oder auch die Teilöffnung der Krankenhäuser für vor-/nachstationäre Behandlung § 115a SGB V, für ambulante Operationen § 115b SGB V, ambulante Behandlung durch Krankenhausärzte § 116 SGB V oder die Einrichtung von Hochschulambulanzen § 117 SGB V und psychiatrischen Institutsambulanzen § 118 SGB V.
285 Dem Krankenhausmanagement bleibt eine Reihe von unternehmerischen Handlungsoptionen, die ohne Zustimmung von KV oder GKV umsetzbar und durch Stärkung der Wettbewerbsposition ebenfalls mittelbar erlöswirksam sind. Dabei ist die tatsächliche Umleitung von Finanzierungsströmen nach § 140 SGB V durch die Rahmenvereinbarung zwischen Spitzenverbänden und KBV für das Krankenhaus deutlich erschwert. Dennoch gibt es ein breites Spektrum von Möglichkeiten für die Krankenhäuser, die Krankenversorgung über die Sektorengrenzen hinaus zu übernehmen. Vgl. Hacker, J. & Oberender, P. & Meder, G. (2001), S. 574–577.

rung hat sich eher schädlich für die Umsetzung der Integrationsversorgung erwiesen. Die Kassenärztlichen Bundesvereinigungen sind an der integrierten Versorgung nicht mehr beteiligt".[286]

Auch wurden in diesem Zusammenhang die berechtigen Vertragspartner neu geregelt (§ 140b (1) SGB V).

Eine 1999 durchgeführte Sekundäranalyse[287] des Berliner Zentrums Public Health (BZPH) hatte ergeben, dass einerseits mehr als 300 neue Versorgungsmodelle existieren, andererseits jedoch nur wenige Evaluationsberichte vorliegen. Trotz der Heterogenität der Versorgungsmodelle konnten ähnliche Zielsetzungen als Merkmale identifiziert werden[288]:

- Die Verbesserung von Qualität und Wirtschaftlichkeit der Versorgung steht an erster Stelle.
- Qualitätsziele werden mit Maßnahmen wie Qualitätszirkeln, Zweitmeinungsverfahren und Behandlungsleitlinien sowie dem Primärarztprinzip erreicht.
- Strategien zur Vermeidung von Krankenhauseinweisungen und Doppeluntersuchungen werden aus Wirtschaftlichkeitsüberlegungen initiiert.
- Indikationsbezug (z. B. Disease-Management-Programme in integrierten Versorgungsmodellen).
- Zunahme der Bedeutung einer netzwerkinternen Vertragsgestaltung (z. B. Vereinbarungen qualitätsorientierter Teilnahmebedingungen für Leistungserbringer).

Im GMG neu hinzugekommen ist die Zulassung medizinischer Versorgungszentren (§ 95 SGB V), in denen freiberuflich tätige und angestellte Ärzte arbeiten. Ein Ziel ist es, die interdisziplinäre Zusammenarbeit zwischen den verschiedenen Berufsgruppen des Gesundheitswesens zu fördern sowie eine Versorgung aus „einer Hand" in einheitlicher Trägerschaft zu ermöglichen. Als Träger kommen zugelassene Leistungserbringer in Frage.

Aus medizinischer Sicht bietet die stärkere Verzahnung mit vor- und nachgelagerten Versorgungsstufen, neben der vieldiskutierten Vermeidung von Doppeluntersuchungen, ein patientenbezogenes Qualitätsmanagement an. Aus ökonomischer Sicht wird eine Steigerung der Effizienz durch die Einführung einer kontinuierlichen Arbeitsteilung mit den zuweisenden Institutionen erreicht. Aus Sicht des Wettbewerbs wird eine Steigerung der Qualität der Leistungen erwartet. Vernetzungsangebote durch das Krankenhaus stellen zudem ein wichti-

---

286 Diese Regelung entspricht einem eigenständigen Einzelvertragssystem. Vgl. Orlowki, U. & Wasern, J. (2003), S. 91 ff.
287 Vgl. Räbiger, J. & Hasenbein, U. & Klatt, S. & Sinha, M. & Brenner, H. & Henke, K.-D. (2002), S. 116–131. Es handelt sich um ein vom BMBF gefördertes Forschungsprojekt (Förderkennzeichen 01 EG 9821).
288 Vgl. Räbiger, J. & Hasenbein, U. & Klatt, S. & Sinha, M. & Brenner, H. & Henke, K.-D. (2002), S. 118 f.

ges Element im Beziehungsmarketing dar.[289] Der Einführung sektorübergreifender Qualitätssicherungsmaßnahmen (z. B. Disease-Management-Programme § 116b SGB V) wird hier eine besondere Rolle für die Optimierung der systemübergreifenden Qualitätssicherung sowie für die Verbesserung der Patientenversorgung zugeschrieben. Die Deutsche Krankenhausgesellschaft begrüßt diese Entwicklung grundsätzlich, insbesondere in Zusammenhang mit spezialisierten Leistungen, chronischen Erkrankungen und neuen Versorgungsformen.[290]

Insgesamt betrachtet, liegt die Zielsetzung der verschiedenen Versorgungsmodelle in der Steigerung der Effektivität, Effizienz und Versorgungsqualität. Daraus ableitend wurden im Rahmen des Berliner Evaluationsprojektes Outcome Indikatoren erfasst wie z. B. klinisches Outcome, biologisch-anatomische Funktionstüchtigkeit, gesundheitsbezogene Lebensqualität, Lebenszufriedenheit sowie monetär bewertbare Outcome-Änderungen.[291]

4.3 Strukturen und Angebote in der Psychiatrie

Silvia Klün

Maßgeblich für die Qualitätsentwicklung in der Psychiatrie waren der Bericht der „Psychiatrie-Enquete" (1975) sowie „Empfehlungen der Expertenkommission der Bundesregierung" (1988).[292] Hier wurden erstmals auf wissenschaftlicher Grundlage Maßstäbe für eine zeitgemäße psychiatrische Versorgung gesetzt, die durch eine gemeindenahe und an den Bedürfnissen des psychisch Kranken angepasste und bereichsübergreifende (integrierte) Versorgung gekennzeichnet war. Die stationäre Versorgung sollte demnach im Rahmen wohnortnaher Abteilungen an Allgemeinkrankenhäusern und Universitätskliniken mit (Teil-) Versorgungsbedarf erfolgen. Die Verzahnung der ambulanten und stationären Versorgungssysteme (integrierte Versorgung) sollte durch Instituts- oder Ermächtigungsambulanzen erleichtert werden.[293, 294] Auf der

---

289 Insgesamt wird für eine krankenhauszentrierte integrierte Versorgung, plädiert; wenn es nicht in ausreichendem Umfang gelingt, patientenzentrierte vernetzte Strukturen zu schaffen, werden die gesetzlichen Krankenkassen ihre Health Maintenance Organizations (HMO)-ähnliche Vorstellungen durchsetzen. HMO-Modelle fokussieren Kostensenkung und Vermeidung stationärer Aufenthalte. In den nächsten Jahren wird eine zentrale Herausforderung darin bestehen, den Nachweis für eine qualitativ bessere und im Krankheitsverlauf auch günstigere Behandlung infolge von Koordination durch das Krankenhaus zu erbringen. Vgl. Hacker, J. & Oberender, P. & Meder, G. (2001), S. 574–577.
290 Vgl. Deutsche Krankenhausgesellschaft (Hrsg.) (2000).
291 Vgl. Räbiger, J. & Hasenbein, U. & Klatt, S. & Sinha, M. & Brenner, H. & Henke, K.-D. (2002), S. 121 ff.
292 In der Expertenkommission waren sowohl Vertreter aus Kliniken als auch des Medizinischen Dienstes der Krankenkassen vertreten. Vgl. Aktion Psychisch Kranke e. V. (1998), S. 5.
293 Vgl. Deutscher Bundestag (Hrsg.) (1997).
294 Vgl. Bundesministerium für Jugend, Familie, Frauen und Gesundheit (Hrsg.) (1988).

Grundlage der Enquête hat die öffentliche Hand erhebliche Investitionen getätigt. Staatlich gestützte Modellprogramme und Forschungsvorhaben wurden initiiert, die den Entscheidungsträgern rationale Kriterien zur Verbesserung der Lage der psychisch Kranken und zur Weiterentwicklung der Versorgungsstrukturen liefern sollte. Im Modellverbund „ambulante psychiatrische und psychotherapeutisch-psychosomatische Versorgung" wurden zwischen 1976 und 1994 ca. 60 Einzelprojekte gefördert mit dem Ziel, innovative institutionelle Versorgungskonzeptionen zu erproben und eventuell in die Regelversorgung zu implementieren.

Die regionale Vernetzung psychiatrisch-psychosozialer Hilfesysteme wurde zwischen 1981 und 1986 im Modellprogramm Psychiatrie in 14 Regionen mit ca. 140 Modelleinrichtungen erprobt.[295] Die Entwicklung und Implementierung von neuen Versorgungskonzepten ist bis heute nicht abgeschlossen.

Je nach Schweregrad und Spezifität des Hilfebedarfs können heute unterschiedliche Ebenen des Versorgungssystems von psychisch kranken Menschen in Anspruch genommen werden. Die Versorgungssysteme werden traditionell in nicht-professionelle und professionelle Hilfesysteme unterschieden, wobei eine weitere Unterteilung des professionellen Hilfesystems in eine nicht spezialisierte Vorfeldeinrichtung und in eine spezialisierte Kernfeldeinrichtung erfolgt.

Zusammengefasst besteht die Versorgung chronisch psychisch erkrankter Menschen aus folgenden Hilfesystemen:

- Selbst-, Bürger- u. Nachbarschaftshilfen (nicht- professionelle Hilfesysteme),
- Ambulante Vorfeldeinrichtungen der allgemeinen Gesundheits- u. Sozialversorgung wie z. B. Hausärzte, Gemeindepflegedienste, Sozialbehörden (nicht spezialisierte Vorfeldeinrichtung),
- Niedergelassene Nervenärzte und Sozialpsychiatrische Dienste (ambulante Einrichtungen des Psychiatrischen Kernfeldes),
- Psychiatrische Fachkrankenhäuser und psychiatrische Abteilungen an Allgemeinkrankenhäusern (Stationäre Einrichtungen des psychiatrischen Kernfeldes),
- Komplementäre/rehabilitative Einrichtungen des psychiatrischen Kernfeldes (Wohnheime, Wohngruppen, Werkstätten und Tagesstätten).[296]

Im Zuge der Enthospitalisierung und Dezentralisierung wurde das Ziel einer gemeindenahen Versorgung weitestgehend realisiert.[297] Die Anzahl der stationären psychiatrischen Klinikbetten hat sich im Laufe der Jahre zugunsten ambulanter Leistungsangebote von 118.000 Betten (1970) auf 56.392 Betten (1998) um die Hälfte reduziert. Ebenfalls konnte eine Abnahme der psychiatrischen

---

295 Vgl. Bundesministerium für Gesundheit (BMG) (Hrsg.) (1996a), S. 1.
296 Vgl. Bundesministerium für Gesundheit (BMG) (Hrsg.) (1996a), S. 11–12.
297 Inwieweit das Konzept der gemeindenahen stationären Versorgung vollständig umgesetzt wurde, wird anhand der Krankenhausstatistik kontrovers diskutiert und hier nicht weiter vertieft.

Fachkrankenhäuser und eine Reduzierung der Betten in den psychiatrischen Großklinken verzeichnet werden.[298]

Die **stationäre Versorgung** ist also heute zunehmend durch die Sektorisierung gekennzeichnet, wobei sich die Allgemeinkrankenhäuser den Versorgungsauftrag mit den Fachkliniken teilen. Die Angebotsstruktur der komplementären und rehabilitativen Versorgung, zu denen das Betreute Wohnen, Einrichtungen der Rehabilitation und Tagesstätten zählen, unterliegt einer starken Entwicklungsdynamik.

- Eine bundesweite Übersicht etwa zum Angebot des *Betreuten Wohnens* existiert nicht. Allerdings konnte festgestellt werden, dass ein erheblicher Anteil chronisch psychisch Kranker in Altenwohnheimen oder Altenpflegeheimen untergebracht ist (obwohl keine gerontopsychiatrische Erkrankung vorliegt) bzw. in anderen Heimen wie z. B. Frauenheimen oder in Heimen für Wohnungslose versorgt wird. Obwohl die Zahl der psychiatrischen Heime für chronisch Kranke ständig steigt, sind nach einer Umfrage (1996) ca. 10 000 Patienten bundesweit nach wie vor in psychiatrischen Kliniken als Langzeitpatienten hospitalisiert.[299] Auf das Problem der „Langzeit-Kranken", für die sich das Fehlen geeigneter Betreuungsangebote bemerkbar macht, weist die Deutsche Gesellschaft für Psychiatrie, Psychotherapie und Nervenheilkunde (DGPPN) in der Stellungnahme zum Gutachten des Sachverständigenrates für die konzertierte Aktion im Gesundheitswesen hin.[300]
- Die *Rehabilitation* spielt in der Psychiatrie gegenüber anderen Fachdisziplinen eine eher untergeordnete Rolle. Die meisten psychiatrischen Rehabilitationseinrichtungen halten Angebote für Suchtkrankheiten und Psychotherapien im engeren Sinne vor.[301] Die ausgebaute stationäre Psychotherapie ist zwar in Rehabilitationseinrichtungen angesiedelt, stellt aber nur bedingt eine echte Rehabilitation dar, vielmehr entspricht sie einer psychotherapeutischen Akutbehandlung. Spezifische Rehabilitationseinrichtungen existieren bisher nur in den Anfängen und nicht flächendeckend (im Jahre 2000 bundesweit 42 Einrichtungen mit 827 Behandlungsplätzen).[302]
- Im Bereich der *beruflichen Rehabilitation* liegen keine überregionalen systematisch erhobenen Daten über den Anteil der vorgehaltenen Plätze für psychisch Kranke in den Werkstätten für Behinderte oder in Berufsbildungs- und Berufsförderungswerken vor. Genauere Angaben zur Struktur dieses Versorgungsbereiches sind meist in freigemeinnützigen Trägerschaften befindlichen Einrichtungen zu entnehmen.
- Im Bereich der *Tagesstätten* gibt es gegenwärtig keine verbindlichen Definitionen über den Aufgabenumfang, die Ausstattung und Finanzierung. In der Angebotsstruktur sind hier große regionale Unterschiede zu verzeichnen,

---

298 Vgl. Fritze, J. & Saß, H. & Schmauß, M. (2001), S. 2.
299 Vgl. Weig, W. & Wienöbst, J. (1996), Heft 25, S. 120–126.
300 Vgl. Fritze, J. & Saß, H. & Schmauß, M. (2001), S. 27–28; 70.
301 Vgl. Fritze, J. & Saß, H. & Schmauß, M. (2001), S. 77.
302 Vgl. Fritze, J. & Saß, H. & Schmauß, M. (2001), S. 77.

die zum Teil auf Implementierungsprobleme auf kommunaler Ebene zurückzuführen sind.[303]

Die **ambulante psychiatrische Versorgung** wird hauptsächlich von niedergelassenen Nervenärzten, Institutsambulanzen, sozialpsychiatrischen Diensten, nicht-ärztlichen Therapeuten und anderen Berufsgruppen (Ergotherapeuten, Physiotherapeuten, ambulanten Pflegediensten) geleistet. Da die Aufgabenfelder stark voneinander abweichen und die Berichterstattungsstrukturen sehr unterschiedlich sind, werden die einzelnen ambulanten Versorgungssysteme kurz skizziert.[304]

- Im Bereich der *Institutsambulanzen*, die allgemein den psychiatrischen Krankenhäusern angeschlossen sind, existiert ebenfalls keine überregionale Berichterstattung über die Anzahl der Institutsambulanzen und deren Angebotsstruktur.[305] Zu den Aufgaben der Ambulanzen gehören die Unterstützung der Verzahnung von ambulanten und stationären Leistungsangeboten einerseits und die Bereitstellung eines Versorgungsbereichs für Personen mit chronisch psychiatrischen Krankheitsbildern andererseits. Die Behandlung von Personen mit mangelnden Krankheitseinsichten und/oder mangelndem Krankheitsgefühl und/oder mangelnder Impulskontrolle der Wahrnehmung einer kontinuierlichen Behandlung sind weitere Schwerpunkte der Ambulanzen.[306]

- Das spezifische Angebotsspektrum der *sozialpsychiatrischen Dienste* umfasst für chronisch psychisch Kranke und Behinderte unterschiedliche Hilfeansätze, die sich regional unterscheiden können. Es herrscht eine Heterogenität der gesetzlichen institutionellen und finanzierungstechnischen Voraussetzungen auf Länderebene. Die Verantwortung über die Berichterstattungen liegt bei den Gesundheitsbehörden der Länder und ist dort abrufbar. Ebenso ist eine einheitliche Angebotsstruktur und Organisationsform der Krisen- und Notfallversorgung nicht realisiert.[307]

Die **forensische Psychiatrie** entzieht sich dem Themenkatalog dieser Expertise. Hier sei an dieser Stelle nur am Rande darauf hingewiesen, dass das Ziel der Unterbringung, die Minderung der Straffälligkeit durch räumliche und personelle Überlastungssituationen, in den entsprechenden Einrichtungen gefährdet ist.[308]

---

303 Vgl. Bundesministerium für Gesundheit (BMG) (Hrsg.) (1996a), S. XVII; XIX.
304 Auf die Darstellung des Bereichs der niedergelassenen Nervenärzte und Psychiater sowie anderer Berufsgruppen wird in diesem Teil der Expertise verzichtet, da sich die Ausführungen der Qualitätsentwicklungen schwerpunktmäßig auf das stationäre Versorgungssystem beziehen. Im Rahmen der gemeindepsychiatrischen und integrierten Versorgung werden die ambulanten Versorgungssysteme nur marginal in die Expertise einfließen.
305 Eine Untersuchung von Besthorn, M. et al. zeigte (1999), dass im Jahr 1996 von 364 psychiatrischen Krankenhäusern und Abteilungen 240 (66 %) eine Instituts- oder Ermächtigungsambulanz betrieben. Vgl. Besthorn M. et al. s. o. (1999), S. 487–492
306 Vgl. Fritze, J. & Saß, H. & Schmauß, M. (2001), S. 76.
307 Vgl. Bundesministerium für Gesundheit (BMG) (Hrsg.) (1996a), S. XVII–XIX.
308 Vgl. Fritze, J. & Saß, H. & Schmauß, M. (2001), S. 76.

4.3.1 Qualitätsaktivitäten in der Psychiatrie

In der Psychiatrie wurden in den letzten Jahren auf der Grundlage der gesetzlichen und politischen Vorgaben zahlreiche Aktivitäten im Bereich der Qualitätssicherung und des Qualitätsmanagements entwickelt und umgesetzt. Implizit nahmen die Gesetzgebungen durch das Inkrafttreten des Gesundheitsreformgesetzes (1989), des Gesundheitsstrukturgesetzes (1993) sowie der Gesundheitsreform (2000) Einfluss auf die Qualitätsentwicklungen in der Psychiatrie. In den folgenden Ausführungen liegt der Schwerpunkt auf den Gesetzen, die explizit die Qualitätsentwicklungen in der Psychiatrie beeinflussen.

4.3.2 Gesetzliche Grundlagen zur Qualitätssicherung

Die zentralen Vorgaben für die Qualitätssicherung in der stationären und ambulanten Versorgung sind in § 135 (vertragsärztliche Versorgung), § 135a (ambulante Vorsorgeleistungen und Rehabilitationsmaßnahmen) sowie § 137 (Krankenhausbehandlung) des Sozialgesetzbuches V (SGB V)[309] formuliert. Danach sind nach § 108 zugelassene Krankenhäuser verpflichtet, sich an Maßnahmen zur Qualitätssicherung zu beteiligen. Die Maßnahmen sind auf die Qualität der Behandlung, der Versorgungsabläufe und der Behandlungsergebnisse zu erstrecken und so zu gestalten, dass vergleichende Prüfungen ermöglicht werden.[310] Für vergleichende Prüfungen wurden Verträge gemäß § 137 in Verbindung mit § 112 auf Landesebenen abgeschlossen. Hier handelt es sich um Bestimmungen zur externen Qualitätssicherung, wobei die Psychiatrie bei der Gesetzgebung nicht im Blickpunkt stand.[311]

Durch das Inkrafttreten des zweiten Neuordnungsgesetzes (NOG) (1997)[312] wurden mit den §§ 137a und 137b SGB V zusätzliche Bestimmungen zur Qualitätssicherung ärztlicher Leistungen in der stationären Versorgung eingeführt, die hier nicht weiter vertieft werden.

Eine spezifische Grundlage für die Qualitätssicherung in der Krankenhauspsychiatrie ist die Psychiatrie-Personalverordnung (Psych-PV), die zum 1. Januar 1991 in Kraft trat und in deren Gestaltung Eckpunkte der Expertenkommission (1988) eingingen.[313] Das originäre Ziel der Psych-PV ist eine Verbesserung der Behandlungsqualität, indem der Personalschlüssel auf Grund der psychiatrisch defizitären Versorgung aufgestockt wurde. Der Verordnungsgeber beschränkt sich jedoch nicht nur allein auf ein quantitatives Konzept, sondern

---

309 Auf ähnliche gesetzliche Bestimmungen im Pflegeversicherungsgesetz (§§ 75 und 80 SGB XI) und im Bundessozialhilfegesetz (§93 BSHG) sei verwiesen.
310 Vgl. Prößdorf, K. (1995), S. 21–27.
311 Vgl. Prößdorf, K. (1995), S. 21–27. Vgl. Bundesministerium für Gesundheit (BMG) (Hrsg.) (1996 b), S. 12.
312 Gesetz zur Neuordnung von Selbstverwaltung und Eigenverantwortung in der gesetzlichen Krankenversicherung.
313 Vgl. Kunze, H. (1995), S. 58.

verknüpft therapeutische Leistungen mit dem zur Leistungserfüllung notwendigen Personal. Im Einzelnen werden für die Behandlungsbereiche[314] typische Leistungen der therapeutischen Berufsgruppen inhaltlich definiert und Zeitwerten (in Minuten) zugeordnet.

Die der Psych-PV zugrunde liegende psychiatrische Krankenhausbehandlung stützt sich auf folgende Grundprinzipien:

- mehrdimensionales Krankheitskonzept,
- multiprofessionelles Behandlungsteam (Ärzte, Psychologen, Sozialarbeiter, Pflegende und andere Berufsgruppen),
- bedarfsorientierte Versorgung,
- Versorgungsverpflichtung,
- wohnortnahe Behandlung,
- überschaubares Einzugsgebiet.[315, 316]

Die verbesserte Personalausstattung wurde bis Ende 1995 realisiert und führte zu einem Anstieg von Personalstellen für therapeutisches Personal von 20 %, in einigen Kliniken sogar um bis zu 40 %.[317, 318] Eine Überprüfung der Struktur- und Prozessqualität ist durch den § 4 Abs. 4 der Verordnung möglich. Demnach haben die Krankenkassen das Recht zu prüfen, ob die Personalausstattung nach der Psych-PV in entsprechende Behandlungskonzepte umgesetzt wurde.[319] Der Ausschuss für Gesundheit und soziale Sicherung des Bundestages hat am 13.11.2002 ausdrücklich darauf hingewiesen, dass für die psychiatrischen Krankenhäuser die Psych-PV auch weiterhin uneingeschränkt gilt.[320]

Als weitere Auswirkung der Psych-PV auf die Qualitätssicherung in der Psychiatrie wurde im Auftrag des Bundesministeriums für Gesundheit und Soziales (BMGS) ein Leitfaden zur Qualitätsbeurteilung in psychiatrischen Kliniken entwickelt. Dieser umfasst insgesamt 23 Kriterien für Qualitätsanforderungen, die sich um die Behandlungsziele, die Mittel und Organisation und die optimale Ressourcennutzung gruppieren.[321]

Psychiatrische und psychosomatische Einrichtungen sind von dem neuen Entgeltsystem durch die German Diagnoses Related Groups (G-DRG) gemäß § 17b KHG ausgenommen. Die Auswirkungen der Einführung des neuen Entgeltsystems der G-DRG auf die Psychiatrischen Krankenhäuser und Abteilungen werden nicht näher ausgeführt.

---

314 A = Allgemeinpsychiatrie, S = Abhängigkeitskranke und G = Gerontopsychiatrie.
315 Vgl. Kunze, H. & Kaltenbach, U. (1996), S. 17–23.
316 Vgl. Gaebel, W. & Falkai, P. (1998), S. 329.
317 Über differenzierte Effekte informiert eine bundesweite Erhebung zur Psych-PV. Vgl. Aktion Psychisch Kranke e. V. (1998), S. 16 ff.
318 Vgl. Kunze, H. (1997), S. 53–66.
319 Vgl. H. Kunze, H. (1995), S. 58.
320 Vgl. Fritze, J. & Schmauß, M. (2003), Heft 74, S. 306.
321 Vgl. Bundesministerium für Gesundheit (BMG) (Hrsg.) (1996b), S. 34.

Der Anspruch der psychiatrisch Kranken auf Soziotherapie gemäß § 37a SGB V beschränkt sich auf den Fall, dass durch die Soziotherapie die Krankenhausbehandlung vermieden oder verkürzt werden kann oder wenn diese indiziert, aber nicht ausführbar ist. Was noch nicht erreicht wurde, ist die Verankerung der ambulanten psychiatrischen Krankenpflege (§ 37 SGB V), die für eine wohnortnahe und lebensweltorientierte Versorgung ein wichtiger Bestandteil wäre.[322]

Als Erfolg betrachtet die Deutsche Gesellschaft für Psychiatrie, Psychotherapie und Nervenheilkunde (DGPPN), dass im Jahr 2000 in § 118 (2) der Anspruch psychiatrischer Abteilungen auf Institutsambulanzen verabschiedet wurde. Die Spitzenverbände der Krankenkassen haben gemeinsam mit der Deutschen Krankenhausgesellschaft und der Kassenärztlichen Bundesvereinigung, entsprechend dem § 118 SGB V, in einem Vertrag die Gruppe jener psychisch Kranker festzulegen, die wegen der Art, Schwere oder Dauer ihrer Erkrankung der ambulanten Behandlung durch psychiatrische Institutsambulanzen bedürfen.[323]

Die gesetzlichen Regelungen zur integrierten Versorgung in §§ 140 a–g SGB V stellen einen weiteren Versuch dar, die Grenzen und Barrieren zwischen den Institutionen zu überwinden. Die Verträge gemäß § 140 scheinen bisher jedoch noch nicht für den psychiatrischen Versorgungsbereich zustande gekommen sein.[324]

Zusammenfassend ist zu konstatieren, dass die Qualität der psychiatrischen Versorgung – die maßgeblich von der Psychiatrie Enquête 1975, der Expertenkommission 1988 und der Psych-PV geprägt wurde – nach wie vor stark vom institutionellen Charakter und eingeschränkten Verständnis psychiatrischer Versorgung geprägt ist.

4.3.3 Qualitätsmanagementsysteme und -ansätze

In diesem Abschnitt werden angewandte klassische Qualitätsmanagementsysteme dargestellt. Eine Quantifizierung der am häufigsten umgesetzten Qualitätsmanagementsysteme kann auf der Grundlage der Publikationen nicht vorgenommen werden. Vielmehr erfolgt eine exemplarische Aufstellung von Konzepten, Modellen etc. Die Verantwortung der systematischen Umsetzung und Qualitätsentwicklung in Form eines Konzeptes liegt in der Regel bei den Trägern und/oder Führungspersonen:

- **DemoProQM**
  Auf das vom BMG (1997) ausgeschriebene „Demonstrationsprojekt Qualitätsmanagement im Krankenhaus" (DemoProQM) haben sich insgesamt 18 psychiatrische Krankenhausverbünde beworben.[325] Der südwürttembergi-

---

322 Vgl. Aktion Psychisch Kranke e. V. (Hrsg) (2002); S. 232.
323 Vgl. Aktion Psychisch Kranke e. V. (Hrsg) (2002), S. 76.
324 Vgl. Fritze, J. (2002), S. 239.
325 Insgesamt haben sich 689 Krankenhäuser (134 Krankenhausverbünde) auf die Projektausschreibung beworben; davon haben 44 Krankenhäuser (10 Krankenhausverbünde) eine

sche Psychiatrieverbund (Weissenau, Bad Schussenried, Zwiefalten) wurde in das Demonstrationsprojekt aufgenommen. Ziel des Projektes war es nachzuweisen, dass „... sich die Einführung von Qualitätsmanagement für den Leistungserbringer (...) unter Qualitäts-, Wirtschaftlichkeits- und Wettbewerbsaspekten lohnt sowie für die Patienten, Kostenträger und alle weiteren Kunden des Krankenhauses eine deutliche Qualitätssteigerung mit sich bringt".[326]

Da es keinen einheitlichen Weg für die Umsetzung des TQM gibt, wurden die Teilnehmer außerhalb der konzeptionellen Ausrichtung des TQM[327] nicht auf bestimmte Methoden festgelegt.[328]

- **EFQM**
  Bei der Einführung eines europäischen Modells des TQM war das European Foundation for Quality Management-Modell (EFQM-Modell) maßgeblich beteiligt. Der Ansatz beider Qualitätsmanagementsysteme, die kontinuierliche Qualitätsverbesserung, Selbstbewertung der Leistungsqualität, Integration der Berufsgruppen und Psychiatrie-Erfahrenen in den Qualitätsentwicklungsprozess, findet sich auch in anderen Modellen und Projekten in der Psychiatrie wieder. Ebenso liegen Erfahrungsberichte[329] mit der Umsetzung des EFQM-Modells vor, anhand derer aber der Implementierungsgrad nicht beurteilt werden kann.

- **Partizipatives Produktivitätsmanagement (PPM®)**
  Ein weiteres Qualitätsmanagementsystem, das in der Psychiatrie Anwendung findet, ist das „Partizipative Produktivitätsmanagement" (PPM®). Hier werden „bottom-up", in Vereinbarung mit dem Management, verbesserungsfähige Aufgabenbereiche und deren Qualitätsindikatoren von Mitarbeitern festgelegt. Der Schwerpunkt liegt unter anderem darauf, dass geeignete Messgrößen zur Überprüfung des Zielerreichungsgrades der Qualitätsanforderungen festgelegt werden. Diese werden in einem festgelegten Zyklus regelmäßig überprüft und münden in einen ständigen Verbesserungsprozess. Dieses Modell erinnert an das stationsgebundene Modell der „Centraal Begeleidingsorgaan voor de Intercollegiale Toestsing (CBO)".[330]

Förderung erhalten. http:www.demo-pro-qm.de (im Oktober 2003); Bundesministerium für Gesundheit und Soziale Sicherung (BMGS) (Hrsg.) (2003).
326 Ausschreibung über die Förderung des Demonstrationsprojektes „Qualitätsmanagement im Krankenhaus" des BMG vom 12. Mai 1997. Vgl. Banz, S. (1999), S. 149.
327 TQM® Prozeß: Ist-/Soll- Analyse (Mitarbeiter- u. Patientenbefragung) Planung (Quality Function Deployment) Umsetzung (Qualitätszirkel, Benchmarking) Evaluation (Self-Assesment) Vgl. Maier, O. (1999), S. 101.
328 Das Projekt wurde vom Institut für medizinische Informationsverarbeitung (IMI) des Universitätsklinikums Tübingen wissenschaftlich begleitet, um den Erreichungsgrad der oben genannten Zielsetzungen zu bestimmen. Die wissenschaftlichen Methoden können in Maier, O. (1999), S. 150–151 nachgelesen werden.
329 Adamski, D. & Harries-Hedder (2002), Heft 1, S. 173–175; Schubmann, R. (2000), Heft 4, S. 167–170; Siegrist, K. & Schlebusch, P., & Trenckmann, U. (2002), Heft 29, S. 201–206.
330 Vgl. van Ee, B. & Verleum, M. J. & Giebing, H. (1993).

4 Entwicklung der Qualitätsaktivitäten

Auch hier muss darauf hingewiesen werden, dass keine Aussagen darüber gemacht werden können, wie häufig das System Anwendung fand.

- **Pro Psychiatrie Qualitätssystem (PPQ® System)**

  Das vom Bundesverband Evangelische Behindertenhilfe (BEB) und dem Bundesfachverband Psychiatrie der Caritas (PiC) erarbeitete „Pro Psychiatrie Qualitätssystem" (PPQ® System) ist ein Verfahren zur leitzielorientierten Qualitätsentwicklung im Bereich der Sozialpsychiatrie. Ziel des Systems ist die überregionale Definition von Qualitätsmerkmalen und Standards. Auch hier greift das System der prozessorientierten und partizipativen Qualitätsverbesserung, indem die Organisationen lernen sollen, ihre Qualität selbst zu beurteilen. Bei Bedarf kann allerdings eine Fremdeinschätzung in Anspruch genommen werden. Ebenfalls kann hier nicht abgeschätzt werden, wie häufig das PPQ® in den Organisationen Anwendung findet oder gefunden hat.

- **ASTO-Handbuch**

  Erwähnenswert ist auch das Projekt der Ärztekammer Westfalen-Lippe mit wissenschaftlicher Begleitung durch das Institut für Gesundheits- und Sozialforschung GmbH Berlin (IGES). Im Jahre 2000 wurde ein Handbuch zur Qualitätssicherung in der ambulanten Substitutionstherapie (ASTO – Handbuch) erarbeitet.[331] Anlehnend an die DIN EN ISO Norm 9001 wurden Kriterien und Standards für den Aufbau eines Qualitätsmanagementsystems formuliert. Der Fokus des ASTO-Handbuches liegt dabei auf der Struktur- und Prozessqualität.[332]

Bei der Analyse der Erfahrungsberichte fiel auf, dass unabhängig davon, welches Qualitätsmanagementsystem umgesetzt wurde, meist die positiven Selbstdarstellungen überwogen.

4.3.4 Instrumente und Maßnahmen zur Qualitätsentwicklung

Im Rahmen der Selbstregulierung qualitätsentwickelnder Maßnahmen sind durch Projekte und Selbstinitiativen eine Reihe von Maßnahmen und Modellen zur Qualitätsentwicklung sowie Möglichkeiten zu Qualitätsprüfungen und -beurteilungen von den jeweiligen Professionen erarbeitet worden. Der Anwendungsbereich qualitätssichernder Aktivitäten in der Psychiatrie umfasst alle Qualitätsebenen der Strukturqualität (Versorgungssystem, Krankenhaus, Personalausstattung etc. Prozessqualität (adäquate diagnostische, therapeutische und pflegerische Strategien) und Ergebnisqualität (Evaluation von Versorgungsmodellen, Behandlungsergebnissen, Rückfall- u. Suizidraten etc.).[333]

---

331 Die Projektgruppe wurde interdisziplinär bestehend aus Ärzten, Arzthelfern, Sozialarbeitern, Psychologen, Krankenpflegern zusammengesetzt.
332 Vgl. Flenker, I. & Follmann, A. & Nolting, H. D. (2001), Heft 2, S. 218–224.
333 Im folgenden werden die Qualitätsinstrumente in der Psychiatrie den Qualitätsdimensionen zugeordnet, da die systematische Literaturrecherche ergab, dass diese Zuordnung

- **Strukturqualität**

Eine Verbesserung der Strukturqualität (die Verkleinerung von Großkliniken, der Aufbau psychiatrischer Abteilungen an Allgemeinkrankenhäusern und der Aufbau gemeindenaher komplementärer Dienste) wurde durch politische Gremien und gesetzliche Rahmenbedingungen durchgesetzt. Durch die Psych-PV wurde eine weitere strukturelle Verbesserung eingeführt, da fachliche Mindestanforderungen des therapeutischen Personals definiert wurden und das therapeutische Konzept der Psych-PV eindeutig auf Fachkräfte setzt.[334]

- **Prozessqualität**

Unter Prozessqualität wird in der Psychiatrie die Gesamtheit von adäquaten diagnostischen, therapeutischen und pflegerischen Strategien hinsichtlich ihrer Durchführungsmodalitäten verstanden. Sie umfasst alle Maßnahmen, die im Laufe einer Behandlung des Patienten ergriffen oder nicht ergriffen werden. In Form von Leitlinien und/oder Standards des jeweiligen Fachgebietes wird der Versuch unternommen, die Versorgungsabläufe für Dritte transparenter zu gestalten.

- Die Definition der *Leitlinien* orientiert sich an den Ausführungen der früheren Agency für Health Care Policy and Research für die Clinical Practice Guidelines der USA. Demnach sind Leitlinien systematisch entwickelte Darstellungen und Empfehlungen mit dem Zweck, Ärzte und Patienten bei der Entscheidung über angemessene Maßnahmen der Krankenversorgung (Prävention, Diagnostik, Therapie und Nachsorge) unter spezifischen medizinischen Umständen zu unterstützen.[335] Die Deutsche Gesellschaft für Psychiatrie, Psychotherapie und Nervenheilkunde (DGPPN) hat Leitlinien entwickelt, die in der Reihe Praxisleitlinien in Psychiatrie und Psychotherapie bereits publiziert wurden.[336, 337] In Zusammenarbeit mit der Ärztlichen Zentralstelle für Qualitätssicherung (ÄZQ) wurde zusätzlich eine leitlinienbasierte „Patienteninformation Schizophrenie" vorgelegt und ins Internet gestellt.[338]

Die Implementierung und Evaluation der Leitlinien Schizophrenie und Depression werden derzeit im Rahmen des vom Bundesministerium für Bildung und Forschung (BMBF) geförderten Kompetenznetzwerks Schizophrenie und Depression/Suizidalität in Kooperationsprojekten von Klinik und

---

von Experten aus der Psychiatrie vorgenommen wird und in deren Qualitätsbetrachtungen Anwendung findet. Die Qualitätsinstrumente in der Psychiatrie werden üblicherweise im Kontext der Qualitätsdimensionen genannt und diskutiert.

334 Vgl. Härtel, N. & Groß-Hardt, M. & Berger, M. (1999), S. 19.
335 Vgl. Internet: http://www.uni-duesseldorf.de und www.AWMF.demetho.htm (Oktober 2003).
336 Vgl. Internet: http://www.awmf-online.de. (Oktober 2003).
337 Eine Überarbeitung der als S1/S2 vorliegenden Leitlinien in der Qualitätsstufe S3 (Evidenzbasierung, Logik, Konsens, Entscheidungsanalyse, Outcome-Analyse) ist in Vorbereitung.
338 Vgl. Internet: www.Patienten-information.de/start-schizo.htm (Oktober 2003).

Praxen gemeinsam mit dem Bundesverband Deutscher Nervenärzte (BVDN) modellhaft erprobt.[339] Im Kontext der Leitlinien ist auch die „evidence based medicine" (EBM) zu erwähnen. EBM steht für die Berücksichtigung von wissenschaftlichen Ergebnissen bei Entscheidungen im medizinischen Alltag. Die Einführung von EBM als rationale Entscheidungsgrundlage für oder gegen eine Behandlung, die in Form von Leitlinien in der Praxis implementiert werden kann, wird von einigen Vertretern der medizinischen Berufsgruppe als eine neue Art klinischer Praxis (Paradigmenwechsel), von anderen als Einschränkung der Therapiefreiheit erlebt.[340] Pointiert dargestellt, bewegen sich die Kontroversen zwischen den Polen „Innovation" und „Zwang." Eine flächendeckende Implementierung evidenzbasierter Leitlinien in die psychiatrische Praxis zeichnet sich noch nicht ab.

- In der Pflege ist die Erarbeitung von *standardisierten Pflegeplänen* und/oder *Standards* zum Umgang mit depressiven, suizidalen und aggressiven Patienten weit fortgeschritten. Standardisierte Pflegeinterventionen werden weitestgehend als Arbeitshilfen im pflegerischen Alltag genutzt.[341] Die inhaltliche Ausrichtung der Standards basiert auf Expertenwissen. Auf Grundlage der Literaturanalyse entsteht der Eindruck, dass die Notwendigkeit der wissenschaftlichen Überarbeitung der Standards, entsprechend der vorhandenen Evidenz, kaum oder nicht diskutiert wird.

Gegenüber der Standardisierung von Pflegeinterventionen steht der Beziehungsprozess zwischen dem Patienten und den Pflegenden, dessen Ergebnis sich als Aushandlungsprozess charakterisieren lässt und sich damit einer Standardisierung entzieht.[342] Im Zentrum qualitätsentwickelnder Aktivitäten im Bereich der psychiatrischen Pflege und Betreuung stehen die Ausgestaltung der Beziehungsarbeit durch konzeptionelle beziehungsorientierte Pflege- und Betreuungskonzepte, in Form von Bezugspersonensystemen (Primary Nursing, Bezugspflege), sowie die Umsetzung beziehungsorientierter Arbeitsorganisationen.[343] In diesem Zusammenhang wird die Einführung des personenzentrierten Betreuungskonzept Soteria[344] in Einrichtungen des betreuten Wohnens und stationärer psychiatrischer Einrichtungen diskutiert.[345]

---

339 Vgl. Gaebel, W. (2003), Heft 1, S. 96.
340 Vgl. Berner, M. M. & Rüther, A. & Stieglitz, R. D. & Berger, M. (2000), Heft 3, S. 173– 179.
341 Vgl. Schädle-Deinger, H. & Villinger, U. (1996), S. 422.
342 Vgl. Villinger, U. (1999), S. 36.
343 Vgl. Stockwell, F. (2002), Heft, 9, S. 210–213; Kistner, W. & Oppermann, G. (1995), S. 133–136.
344 Grundsätze der Soteria: die personenzentrierte Behandlung durch ein reizgeschütztes Milieu, mitmenschliche Stützung und Begleitung, konzeptuelle und personelle Kontinuität, einheitliches Informationsmanagement über Behandlung und Prognose für Bewohner und deren Angehörige, Zusammenarbeit mit Angehörigen, niedrige Medikamentendosierung, Systematische Rückfallverhütung und Erarbeitung von Zielen und Prioritäten für das selbstständige Leben nach der Betreuung. Vgl. Aebi, E. & Compi, L. & Hansen, H. (1993).
345 Vgl. Rave-Schwank, M. (2002); Heft 29, S. 230–234.

- **Ergebnisqualität**

Hinsichtlich der Ergebnisqualität kommt der Einbindung des Adressaten von Leistungen eine besondere Rolle zu. Für die Psychiatrie gilt, dass der Konsument der Dienstleistung – der Patient – zugleich auch als Produzent der Dienstleistung zu sehen ist. Eine erfolgreiche psychiatrische Behandlung kann nur in der Interaktion zwischen allen Beteiligten entstehen.[346] Gleichzeitig wird von den an der Versorgung psychiatrisch Kranker beteiligten Berufsgruppen der Frage nachgegangen, wie Behandlungsqualität und/oder die Versorgungsqualität gemessen werden kann.

Als zentrales Qualitätskriterium für eine (nicht) erfolgreiche Behandlung und Betreuung steht der Grad der Patientenzufriedenheit. Es wird davon ausgegangen, dass ein zufriedener Patient eine höhere Compliance aufweist (z. B. Befolgen der medizinischen und pflegerischen Empfehlungen, regelmäßig verordnete Medikamenteneinnahme, weniger Therapieabbrüche).[347] Bei der Ermittlung der Ergebnisqualität spielt die Nutzerperspektive also eine bedeutende Rolle. Die Bewertung der Ergebnisqualität einer Behandlung und/oder Versorgung und/oder neuer Behandlungskonzepte (Milieugestaltung, personenzentrierte Versorgung) wird daher im ambulanten wie im stationären Bereich durch Patientenzufriedenheitsmessungen ermittelt. Unterschiedliche Instrumente werden genutzt: Psychiatric Care Satisfaction Questionnaire (PQSG); Patientenfragebogen ZUF-8 (basiert auf dem Client Satisfaction Questionnaire, insgesamt acht Items); Patientenfragebogen ZUF-3 (umfasst auf einer 4-stufigen Ratingskala drei Items); TUBB 2000 (Instrument zur differenzierten Erfassung von Zufriedenheit psychiatrischer Patienten), Lancaster Quality life Bogen (LQOL); Klientenbewertung zur Behandlungsbewertung (KliBB) (erfasst generelle Aspekte der psychiatrischen Therapie) sowie selbst entwickelte Fragebögen.[348]

Zusammenfassend ist aus der Literaturanalyse festzuhalten, dass der Umgang mit den Sichtweisen psychisch Kranker und ihrer Angehörigen zunehmend an Bedeutung gewinnt. Die Schwierigkeit der Outcomemessung liegt häufig in der nicht eindeutig herzustellenden Kausalität zwischen Intervention und Outcome.

---

346 Vgl. Schulz, M. (2002); Heft 29, S. 83–89.
347 Vgl. Müller, M. J. & Schanz, B. (2002), Heft 8, S. 322.
348 Vgl. Schulz, M. (2002), Heft 8, S. 339–342; Längle, G. & Schwärzler, F. & Eschweiler, G. W. & Renner, G. & Schramm, K. & Waschulewski, H. (2002), Heft 29, S. 83–89; Siegrist, K. & Schlebusch, P., & Trenckmann, U. (2002), Heft 29, S. 201–206; Keller, F. Wolfersdorf, M. & Ruppe, A. & Stieglitz, R.-D. (2000), Heft 11, S. 25; Swoboda, E. & Kühnel, B. & Waanders, R. & König, P. (2000), Heft 11, S. 13; Kaap-Steen, G. & Müller, M. J. & Schanz, B. & Schlösser, R (2001), Heft 7, S. 10–15; Spießl, H. & Leber, C. & Kaatz, S, & Cording, C. (2002), Heft 29, S. 417–419; Möller-Leimkühler, A. M. & Dunkel, R. (2003), Heft 1, S. 42–46.

4.3.5 Qualitätssicherung durch externe Qualitätsprüfungen bzw. -bewertung

Den vorliegenden Publikationen nach zu urteilen ist für die stationäre Psychiatrie der Zertifizierungsdrang gemäß einer DIN EN ISO Norm eher zurückhaltend;[349] oftmals wird die Zertifizierung als Zwischenetappe auf dem Weg des TQM und nicht als endgültige Orientierungsgröße für Qualität dargestellt.[350]

Wie in Kapitel 4.3.2 dargestellt, sind Institutionen der Psychiatrie in Deutschland nicht nur zur Qualitätssicherung, sondern auch explizit zu vergleichenden Prüfungen qualitätsrelevanter Daten verpflichtet. Voraussetzungen für entsprechende Vergleiche im Rahmen der externen Qualitätssicherung sind insbesondere die Auffindung geeigneter Qualitätsindikatoren und deren Operationalisierung, die in der Psychiatrie derzeit zwar noch nicht vorhanden sind, von den Kostenträgern, Kliniken, Einrichtungsträgern und dem medizinischen Dienst der Krankenkassen aber aktuell diskutiert werden. Im Zentrum der Diskussionen steht das Pro und Contra geeigneter Ergebnisparameter (Verweildauern, Arbeitsunfähigkeitszeiten, Berentungen, Wiederaufnahmen etc.), anhand derer eine erfolgreiche Behandlung gemessen werden kann.

- **KTQ® – Manual**

Eine Möglichkeit des Qualitätsvergleichs stellt der Katalog „*Kooperation für Transparenz und Qualität im Krankenhaus*" (KTQ®- Manual)[351] dar. Eine Überarbeitung des Kataloges Kooperation für Transparenz und Qualität (KTQ®) wurde im Jahre 2001 von einer Arbeitsgruppe (mit Unterstützung des Kompetenznetzwerkes Depression) vorgenommen, mit dem Ziel, dieses Manual auch für stationäre psychiatrische Einrichtungen anwenden zu können.[352] Mittlerweile beteiligen sich 11 psychiatrische Kliniken/Abteilungen als Pilotkliniken an der Anwendung (Erprobung?) des KTQ®- Manuals.[353]

- **Basisdokumentation (BADO)**

Grundlegende Voraussetzung der Qualitätsvergleiche und Qualitätsprüfungen ist eine einheitliche Dokumentation von Prozessen und Ergebnissen diagnostischer und therapeutischer Maßnahmen. Nach Empfehlungen der DGPPN ist die bundesweite Einführung der *Basisdokumentation* (BADO) für einen Leistungsvergleich unabdingbar. Anhand der BADO lassen sich soziodemographische, regionale, diagnostische und behandlungsbezogene Daten für die voll-

---

349 Eine Liste zertifizierter deutscher Krankenhäuser ist in Karl, P. (1999), S. 133 zu finden.
350 Vgl. Blonski, H. (1999), S. 295; R. Schubmann (2000); Heft 4, S. 170.
351 Vgl. http://www.ktq.de/Homepage/Weiterentwicklung/Psych.html (Okt. 2003); Dick, B. & Disson, B. & Krieg, J.-C. & Schreiber W. (2001a), Heft 12, S. 145–151.
352 Vgl. Dick, B. & Disson, B. & Krieg, J-C. & Schreiber W. (2001a), Heft 12, S. 94–98; Dick, B. & Disson, B. & Krieg, J.-C. & Schreiber W. (2001b), Heft 12, S. 145–151.
353 Eine Liste mit den beteiligten Pilotkliniken ist unter der Internetadresse http://www.ktq.de/Homepage/Weiterentwicklung/Psych.html zu finden (Okt. 2003).

und teilstationären und komplementären Einrichtungen der Erwachsenenpsychiatrie dokumentieren und auswerten.[354] Das Ziel einer bundesweiten einheitlichen Dokumentation in den Versorgungsbereichen der Psychiatrie ist derzeit noch nicht verwirklicht. Exemplarisch zeigt sich am Beispiel Bayerns, dass mittels BADO der gesetzlichen Verpflichtung der externen Qualitätssicherung nachgekommen werden kann. Es werden hier qualitätsrelevante Daten an eine zentrale Geschäftsstelle übermittelt und ein Qualifikationsprofil für die einzelnen Einsender erstellt, indem die Leistungen der Konkurrenz (Durchschnittsprofil) in Beziehung gesetzt werden.[355]

- **Überprüfung der PsychPV**

Von Seiten der Krankenkassen sind Prüfungen bezogen auf die Struktur- und Prozessqualität in stationären und komplementären Einrichtungen durch die Beauftragung des Medizinischen Dienstes der Krankenkassen (MDK) möglich. Zum einen durch die Überprüfung der Umsetzung der Psych-PV, die als Instrument nicht nur zur Überprüfung der Strukturqualität (personelle Ausstattung), sondern auch zur Überwachung der Prozessqualität (therapeutische Interventionen) geeignet ist. Zum anderen kann die Notwendigkeit der klinisch stationären Behandlung (Aufnahmeindikation als Teil der Prozessqualität) geprüft werden.

Cording weist auf drei unterschiedliche Vorgehensweisen hin, die sich im Bereich der Medizin bewährt haben:
1. der Vergleich mittels Tracerdiagnosen,[356]
2. der Vergleich der Gesamtheit aller Patienten mit Hilfe von Erhebungsinstrumenten, die in die Routineabläufe der Psychiatrie integriert sind (z. B. BADO) und
3. die Identifikation und der Vergleich von so genannten Problemgruppen.[357]

Die bisher erfolgreichen Ergebnisse von Klinikvergleichen beziehen sich einerseits auf einen relativ differenzierten Vergleich stationärer Depressionsbehandlungen, andererseits wurden Kliniken am Beispiel der Schizophrenie als ausgewählte Patientengruppe aus dem Gesamtdatenpool der Basisdokumentation verglichen.[358] Bisher gibt es kein einheitliches Dokumentationsverfahren in den Versorgungsbereichen der Psychiatrie. Bekannte überregionale Dokumentationssysteme beziehen sich stets auf einzelne Einrichtungstypen.

---

354 Vgl. Schützwohl, M. & Kluge, H. & Becker, T. & Kalert, T. W. (2001), Heft 63, S. 370–375. Weitere Projekte zur BADO sind partiell andernorts publiziert und hier nicht weiter aufgeführt.
355 Vgl. Maier, O. (1999), S. 34.
356 Vgl. Reinhoff, O. (2000), S. 590.
357 Vgl. Perkong, A. & Cording, C. (1999), S. 89.
358 Vgl. Perkong, A. & Cording, C. (1999), S. 88; Janssen, B. & Burgmann, C. & Held, T. & Hoff, P. & Jänner, M. & Mecklenburg, H. & Prüter, C. & Ruth, A. & Saß, H. & Schneider, F. (2000), Heft 5, S. 364–371.

4.3.6 Berufsgruppenübergreifende Qualitätsaktivitäten

Über die Einbindung von Qualitätszirkeln[359] in psychiatrischen Versorgungsbereichen liegen anwendungsbezogene Arbeiten vor.[360] Im Bereich der ambulanten und psychiatrisch-psychotherapeutischen Tätigkeit bieten sie Psychiatern und Psychotherapeuten, Nervenärzten, psychologischen Psychotherapeuten und andern in diesem Feld tätigen Personen ein Forum der Zusammenarbeit.[361]

In der psychiatrisch-psychotherapeutischen Versorgung sind berufsbegleitende Fortbildungsgruppen mit dem Ziel der Verbesserung der Behandlungsqualität fester Bestandteil der fachlichen Tätigkeit. In allen Versorgungsbereichen der Psychiatrie werden mittlerweile zum größten Teil Balintgruppen (Akzentuierung auf die Behandler-Patienten-Beziehung), Intervisionsgruppen (interkollegiale Supervision unter Fachgleichen ohne externe Leitung), Supervisionsgruppen (externe Moderation von Fallbesprechungen durch einen Supervisor)[362] durchgeführt.

4.3.7 Systemübergreifende Qualitätsaktivitäten

Der Ausbau der Zusammenarbeit von Kliniken, niedergelassenen Ärzten und gemeindepsychiatrischen Diensten im Sinne einer patientenorientierten integrierten Behandlungsplanung und -gestaltung prägt das Bild der Qualitätsbestrebungen in der Psychiatrie.

In Gemeindepsychiatrischen Verbünden (GPV) können sich niedergelassene Fachärzte, Institutsambulanzen, Sozialpsychiatrische Dienste, Tagesstätten, betreute Wohnplätze, Wohnheime, psychosoziale Beratungsstellen, Integrationsfirmen, stationäre und teilstationäre Einrichtungen zusammenschließen, um eine umfassende, wohnortnahe, psychiatrische Versorgung zu ermöglichen und damit die therapeutischen Brüche zwischen den verschiedenen Behandlungsphasen zu vermeiden. Der Zusammenschluss der psychiatrischen Versorgungsbereiche in gemeindepsychiatrischen Verbünden wurde durch das BMGS (?) unterstützt und in Eigeninitiative der Institutionen vorangetrieben.[363] Um die Behandlung eines psychisch Kranken abzustimmen, werden im Rahmen der GPV unter anderem Case-Management Projekte[364] durchgeführt. Am Bei-

---

359 Allgemein versteht man unter Qualitätszirkel „den freiwilligen Zusammenschluss einer Gruppe von Ärzten gleicher oder benachbarter Fachrichtungen bzw. anderer in der Patientenversorgung beteiligten Berufsgruppen mit dem Ziel, die eigene Arbeit zu beschreiben, sie bezüglich ihrer Qualität zu bewerten und daraus Schritte zu einer Qualitätsverbesserung zu entwickeln" Härtel, N. & Groß-Hardt, M. & Berger, M. (1999), S. 29.
360 Vgl. Rueter, K. & Mager, A. & Härter, M. & Kern, I. & Berger, M. (1999), S. 92–95; Gaebel, W. & Falkai, P. (1998), S. 289.
361 Vgl. Härtel, N. & Groß-Hardt, M. & Berger, M. (1999), S. 29.
362 Vgl. Groß-Hardt, M. & Härter, M. & Tausch, B. & Berger, M. (1999), S. 30.
363 Vgl. Bundesministerium für Gesundheit (1995a); Bundesministerium für Gesundheit (1995b); Bundesministerium für Gesundheit (1995d); Schleunig, G. (2002), S. 116.
364 Vgl. Bundesministerium für Gesundheit (2000).

spiel des Netzes für seelische Gesundheit lässt sich exemplarisch darstellen, dass mittlerweile auch im ambulanten Versorgungsbereich Netzwerke von Tageskliniken und Institutsambulanzen, Pflegeeinrichtungen, niedergelassenen Fachärzten, Psychotherapeuten, Allgemeinärzten und Hausärzten sowie Selbsthilfegruppen bestehen.[365]

Der Gemeindepsychiatrische Verbund – so wie er im bundesweiten Projekt „Implementation des personenzentrierten Ansatzes" der Aktion Psychisch Kranke verstanden wird – umfasst mehr als nur die vertraglich abgestimmte Zusammenarbeit der Leistungserbringer im BSHG und SGB XI. Er umschließt in gleicher Weise die Leistungserbringer im Bereich des SGB V und damit die niedergelassene Fachärzteschaft sowie die Krankenhäuser. Die Möglichkeit einer Verbesserung der Versorgung durch den Gemeindepsychiatrischen Verbund sind insoweit begrenzt, als dass sie sich auf eine Kooperation unter den Leistungserbringern beschränkt. Es fehlt die konsequente Einbindung der Leistungsträger in ein Gesamtkonzept der Versorgung.[366]

4.4 Strukturen und Angebote in der Rehabilitation

Barbara Mittnacht

Das Rehabilitationssystem in Deutschland hat sich getrennt von der Akutversorgung entwickelt und kann sowohl unter quantitativen als auch qualitativen Gesichtspunkten als leistungsfähiges Versorgungssystem betrachtet werden. Hauptträger in Deutschland ist die Rentenversicherung.[367] Konzeptionell werden heute ganzheitlich orientierte Kliniken mit umfassenden integrativen und interdisziplinären Behandlungsansätzen angestrebt.[368] Laut Statistischem Bundesamt gibt es in der Bundesrepublik Deutschland 1388 Rehabilitationskliniken (Stand 2001).[369] Sie unterscheiden sich hinsichtlich der Größe und Trägerschaft (private, öffentliche und frei-gemeinnützige).[370]

In den letzten beiden Dekaden hat die Rehabilitation in Deutschland eine Entwicklung durchlaufen, in der zunehmend ihre Eigenständigkeit und ihre spezifische Aufgabenstellung im Rahmen des Gesundheitsversorgungssystems ausdifferenziert und institutionell umgesetzt wurde. Ausschlaggebend für diese Entwicklung waren Veränderungen im Krankheitsspektrum der Bevölkerung. Dies hat dazu geführt, dass Behinderungen, die als Folgen von chronischen Krankheiten oder gravierenden Akutergebnissen eintreten, als vorrangiges Ge-

---

365 Vgl. http://www.gsg-dortmund.de (Oktober 2003).
366 Vgl. Bundesministerium für Gesundheit (1999b),S. 37.
367 Vgl. Jäckel, W. & Gerdes, N. & Herdt, J. & Ollenschläger, G. (2002), S. 218.
368 Vgl. Koch, U. (2000), S. 252.
369 Vgl. Internet: http://www.destatis.de/basis/d/gesu/gesutable14.htm [25.·10. 03].
370 Vgl. Eckert, H. (2001), S. 338.

sundheitsproblem erkannt wurden.[371] Da diese Probleme nicht allein mit den Mitteln der Akutversorgung gelöst werden können, bedarf es spezieller Versorgungszweige, die auf diese Aufgabenstellung ausgerichtet sind.[372]

In Deutschland konnte man dazu auf traditionelle Strukturen der stationären Heilbehandlung zurückgreifen, die in den 90er Jahren inhaltlich und organisatorisch zu einem professionellen Rehabilitationssystem umgestellt wurden. Kennzeichnend für das deutsche System ist eine tertiärpräventive Ausrichtung, die mit rehabilitativen Maßnahmen bereits im Vorfeld gravierender Gesundheitsschäden einsetzt, um Chronifizierungsprozesse aufzuhalten und nach Möglichkeit zu vermeiden.[373] Hinsichtlich dieser Aufgabenstellung lassen sich verschiedene Felder, wie die medizinische und berufliche Rehabilitation, unterscheiden. Diese sind wiederum in die verschiedenen Betreuungsformen (ambulant, teilstationär und stationär) aufgegliedert.[374] Mit dieser differenzierten Ausrichtung hat das Rehabilitationssystem eine klar umrissene Aufgabenstellung.[375]

Neben der medizinischen und beruflichen stellt die geriatrische Rehabilitation einen weiteren Schwerpunkt dar. Eine im Jahr 2000 durchgeführte Bestandserhebung über geriatrische Versorgungsstrukturen ergab, dass 134 stationäre und 48 teilstationäre geriatrische Rehabilitationseinrichtungen existieren.[376] Ambulante geriatrische Einrichtungen nehmen lediglich eine Randstellung ein.[377] Die geriatrische Rehabilitation hat sich im letzten Jahrzehnt durch die zunehmende Zahl hochbetagter Menschen deutlich entwickelt. Dabei kann sie als medizinisches Querschnittsfach verstanden werden, das aufgrund der im Alter vielfach zu beobachtenden Multimorbidität Erkenntnisse aus zahlreichen medizinischen Disziplinen integriert.[378] Der Hausarzt als ständige Kontaktperson spielt in diesem Kontext eine zentrale Rolle in der geriatrischen Versorgung.[379]

Zusammenfassend kann Folgendes festgehalten werden: Hauptziel der Rehabilitation ist nach heutigem Verständnis die Erhaltung und Wiederherstellung von Selbstständigkeit, Selbstverantwortung, spezifischen Fertigkeiten und sozialer Integration.[380] Institutionell spiegelt sich dieser Anspruch in hochgradig spezialisierten Angebotsstrukturen wider.

---

371 Vgl. Jäckel, W. & Gerdes, N. & Herdt, J. & Ollenschläger, G. (2002), S. 218.
372 Vgl. Jäckel, W. & Gerdes, N. & Herdt, J. & Ollenschläger, G. (2002), S. 218.
373 Vgl. Jäckel, W. & Gerdes, N. & Herdt, J. & Ollenschläger, G. (2002), S. 218.
374 Vgl. Ernst, G. (2001), S. 9.
375 Vgl. Jäckel, W. & Gerdes, N. & Herdt, J. & Ollenschläger, G. (2002), S. 218.
376 Vgl. Uhlig, T. (2001), S. 72 ff.
377 Vgl. Uhlig, T. (2001), S. 77.
378 Vgl. Bundesministerium für Familie, Senioren, Frauen und Jugend (2001a), S. 92.
379 Vgl. Görres, S. & Martin, S. (2003).
380 Vgl. Bundesministerium für Familie, Senioren, Frauen und Jugend (2001a), S. 92.

4.4.1 Qualitätsaktivitäten in der Rehabilitation

In den letzten Jahren haben die Anstrengungen um eine systematische Qualitätssicherung und die Einführung eines umfassenden Qualitätsmanagements in der Rehabilitation erheblich zugenommen. Ausschlaggebend für die Entwicklung eines Gesamtkonzeptes war dabei die Initiative der Reha-Kommission zur Weiterentwicklung der medizinischen Rehabilitation in der gesetzlichen Rentenversicherung.[381]

Zuvor legte die Rentenversicherung in der Qualitätssicherung ihren Schwerpunkt vorrangig auf die Ebene der Strukturqualität: Wie sich die personelle, organisatorische und technische Ausstattung einer Rehabilitationseinrichtung darstellt, stand im Focus des Interesses. Dabei kamen auch Patientenbefragungen zum Einsatz, die jedoch ausschließlich Fragen zur Zufriedenheit mit der therapeutischen Versorgung und der Betreuung in der Rehabilitationseinrichtung enthielten.[382] Mit der Einführung eines Qualitätssicherungsprogramms (nähere Ausführungen siehe Kap. 4.4.3) der Rentenversicherung kam es zur Ausweitung auf die Ebenen des Behandlungsprozesses und auf die Ergebnisse der Rehabilitationsbehandlung.[383] Um die konzipierten Qualitätssicherungsstrategien zu evaluieren, unterstützt die Rentenversicherung den Aufbau der rehabilitationswissenschaftlichen Forschung: Durch wissenschaftliche Untersuchungen soll eine langfristige Weiterentwicklung der Qualität gewährleistet werden.[384] Im Jahr 1999 schlossen die Spitzenverbände der gesetzlichen Krankenversicherung, die Spitzenverbände der gesetzlichen Unfallversicherung, der Verband Deutscher Rentenversicherungsträger, die Bundesversicherungsanstalt für Angestellte und die Bundesknappschaft eine Vereinbarung über die Zusammenarbeit in der Qualitätssicherung der Rehabilitation. Erklärtes Ziel dieser Kooperation ist die gemeinsame Entwicklung von Programmen, die die Struktur-, Prozess- und Ergebnisqualität einbeziehen und einen Vergleich der Einrichtungen untereinander ermöglichen.[385] Gleichzeitig soll die Harmonisierung und die Weiterentwicklung bereits bestehender und geplanter Maßnahmen zur Qualitätssicherung inhaltlich abgestimmt werden.[386]

4.4.2 Gesetzliche Grundlagen zur Qualitätssicherung

Gesetzliche Verpflichtungen allgemeiner Art zur Qualitätssicherung für die Rehabilitation ergeben sich aus dem SGB V, speziell aus § 135a und § 137d und aus dem sozialen Rehabilitationsrecht in § 20 und § 21 SGB IX.

---

381 Vgl. Egner, U. & Gerwinn, H. & Müller-Fahrnow, W. & Schliehe, F. (1998), Suppl. 1, S. 2.
382 Vgl. Beckmann, U. P. & Pallenberg, C. & Klosterhuis, H. (2001), S. 129.
383 Vgl. Egner, U. & Gerwinn, H. & Müller-Fahrnow, W. & Schliehe, F. (1998), Suppl. 1, S. 2.
384 Vgl. Koch, U. (2000), S. 253 ff.
385 Vgl. Egner, U. & Gerwinn, H. & Schliehe, F. (2002), S. 9.
386 Vgl. Egner, U. & Gerwinn, H. & Schliehe, F. (2002), S. 9.

4 Entwicklung der Qualitätsaktivitäten

Nach § 135a SGB V sind Rehabilitationskliniken zur Sicherung und Weiterentwicklung der Qualität verpflichtet. Die Leistungen müssen dem jeweiligen Stand der wissenschaftlichen Erkenntnis entsprechen.[387] Eine besondere Regelung zur Qualitätssicherung ergibt sich aus § 137d Abs. 1 SGB V: Für stationäre Rehabilitationseinrichtungen, mit denen ein Vertrag nach § 111 SGB V besteht, vereinbaren die Spitzenverbände der Krankenkassen gemeinsam mit den maßgeblichen Spitzenorganisationen der Rehabilitationseinrichtungen Maßnahmen zur Qualitätssicherung nach § 135a Abs. 2 SGB V sowie eine grundsätzliche Vorgabe, ein einrichtungsinternes Qualitätsmanagement zu betreiben.[388] Aus dem § 137d Abs. 3 SGB V leiten sich für die Einrichtungen Maßnahmen zur Qualitätssicherung für eine sektor- und berufsgruppenübergreifende Versorgung ab.[389]

Nach § 20 Abs. 1 Satz 1 SGB IX müssen die einzelnen Rehabilitationsträger eine gemeinsame Empfehlung zur Sicherung und Weiterentwicklung der Qualität der Leistungen vereinbaren. Diese soll „... insbesondere die barrierefreie Leistungserbringung und die Durchführung von vergleichenden Qualitätsanalysen als Grundlage für ein effektives Qualitätsmanagement der Leistungserbringer sicherstellen".[390] Auch nach § 20 Abs. 2 SGB IX sind die Erbringer von Leistungen verpflichtet, ein Qualitätsmanagement sicherzustellen, das durch zielgerichtete und systematische Verfahren und Maßnahmen die Qualität der Versorgung gewährleistet und kontinuierlich verbessert.[391]

In § 21 Abs. 1 SGB IX ist formuliert, was in Verträgen von Rehabilitationsträgern mit Diensten und Einrichtungen geregelt werden muss. Die Verträge sollen demgemäß nach einheitlichen Grundsätzen abgeschlossen werden und insbesondere Qualitätsvorgaben derart enthalten, wie Leistungen ausgeführt werden, welches Personal und welche Fachdienste beteiligt werden, welche Rechte, Pflichten und Mitwirkungsmöglichkeiten die Teilnehmer haben und wie der Datenschutz gestaltet ist. Damit sind entscheidende Teile der Qualität von Struktur und Prozess sowie insbesondere die Individualisierung angesprochen.[392] Mit dem Sozialgesetzbuch IX werden die Einrichtungen somit nicht nur zur Qualitätssicherung verpflichtet, auch die Ziele der Rehabilitation und damit der Rahmen für Qualität werden verdeutlicht. Die Ansprüche gelten dabei nicht nur für Einrichtungen, sondern auch für die Leistungsträger.[393]

Allgemeine Regelungen für eine kooperative Qualitätssicherung im Sozial- und Gesundheitswesen sind im Sozialgesetzbuch I geregelt. So werden in §§ 13 ff. SGB I die Aufklärungs-, Auskunfts- und Beratungsaufträge unter dem Aspekt der kooperativen Qualitätssicherung festgelegt. Für die Sozialleistungsträger ergibt sich daraus die Verpflichtung, nicht nur über die eigenen Angebote zu be-

---

387 § 135a SGB V
388 § 137 Abs. 1 SGB V
389 § 137 Abs. 3 SBG V
390 § 20 Abs. 1 Satz 1 SGB IX
391 § 20 Abs. 2 SGB IX
392 Vgl. Welti, F. (2002), S. 469 f.
393 Vgl. Welti, F. (2002), S. 468.

raten, sondern auch Auskunft über andere Sozialleistungsträger zu geben. In § 17 SGB I findet sich die allgemeine Verpflichtung, bedarfsgerechte Dienste aufeinander abzustimmen und zeitnah und bürgernah vorzuhalten. Dabei steht die Reintegration fragmentierter Versorgung im Mittelpunkt.[394]

Summarisch festzuhalten ist, dass das Rehabilitationssystem aufgrund der gesetzlichen Vorgaben aufgefordert ist, Maßnahmen zur Qualitätssicherung zu ergreifen und zu implementieren.

4.4.3 Qualitätsmanagement und -ansätze

Die Einführung von Qualitätssicherungsmaßnahmen in der Rehabilitation gewinnt seit den 90er Jahren enorm an Bedeutung. Mit knapper werdenden finanziellen Ressourcen im Gesundheitswesen und dem zunehmenden Bedarf an rehabilitativen Maßnahmen sehen sich Einrichtungsträger gezwungen, Verfahren zur Planung und Steuerung der Rehabilationsmaßnahmen einzuführen. Dabei spielen Instrumente zur Qualitätssicherung eine entscheidende Rolle. Zu nennen sind hier: Total Quality Management (TQM),[395] DIN EN ISO 9000-9004[396] und das EFQM-Modell.[397]

Ein speziell für die Rehabilitation entwickeltes Qualitätsmanagementsystem stellt das DEGEMED (Modell der Deutschen Gesellschaft für Medizinische Rehabilitation) dar. Ziel dieses Konzeptes ist eine kontinuierliche Qualitätsentwicklung in den Einrichtungen sowie eine transparente Darstellung ihrer Leistungen. Kernpunkte sind ein Handbuch und ein Audit-Katalog mit Darlegungen zu rehabilitationsspezifischen Standards.[398] Ein weiteres Modell ist das des Verbands der Angestellten-Krankenkassen (VdAK) und der Deutschen Krankenhausgesellschaft (DKG). Dieses Instrument sieht zwei Zertifizierungsstufen vor: Die strukturierte Selbstauskunft durch die Einrichtung und die Prüfung durch fünf weisungsfreie Experten.[399] Auch die Barmer Ersatzkasse hat ein Qualitätsmanagementkonzept entwickelt: Zentraler Bestandteil ist hier ein Qualitätsreport, der aus einem internen Qualitätsbericht (enthält Aussagen über die Struktur der Klinik, ihre Therapiekonzepte sowie Aktivitäten zur Qualitätsverbesserung) und einem externen Qualitätsprofil (enthält Aussagen über Struktur- und Prozessqualität der Klinik sowie über die Wirksamkeit) besteht.[400]

Mit der Einführung eines Reha-Qualitätssicherungsprogramms im Jahr 1994 durch die Bundesversicherungsanstalt für Angestellte (BfA) verpflichtete die

---

394 Vgl. Klie, T. (1998a), S. 148 ff.
395 Vgl. Ernst, G. (2001), S. 33.
396 Vgl. Huck, K. & Dorenburg, U. (1998), Suppl. 1, S. 59.
397 Vgl. Huck, K. & Dorenburg, U. (1998), Suppl. 1, S. 60; Adamski, D. & Harries-Hedder (2002), S. 173 ff.
398 Vgl. Müller-Fahrnow, W. & Spay, K. (2001), S. 315.
399 Vgl. Huck, K. & Dorenburg, U. (1998), Suppl. 1, S. 61.
400 Vgl. Kleinfeld, A. & Barth, T. & Reiland, M. (2002), S. 13.

4 Entwicklung der Qualitätsaktivitäten

BfA die Leistungsträger, die einen Versorgungsvertrag mit ihr abgeschlossen haben, das Programm in ihrer Einrichtung einzuführen. Ziel ist eine am Patienten orientierte generelle Qualitätsverbesserung der medizinischen Rehabilitation, die Transparenz des Leistungsgeschehens, mehr Ergebnisorientierung, die Förderung des internen Qualitätsmanagements und der Aufbau eines klinikvergleichenden Informationssystems.[401] Inhaltlich setzt sich das Programm aus fünf Punkten zusammen (Klinikkonzept, Patiententherapiepläne, Qualitäts-Screening, Patientenbefragung und Qualitätszirkel). Es thematisiert die Strukturqualität (u. a. personelle und apparative Ausstattung, Vernetzung mit anderen Einrichtungen), die Prozessqualität (u. a. Aspekte der Therapieplanung und Therapiesteuerung) und die Ergebnisqualität (u. a. Erreichen des individuellen Behandlungszieles einschließlich der Patientenzufriedenheit).[402]

Das Reha-Qualitätssicherungsprogramm stellt wissenschaftlich erprobte Instrumente und Verfahren zur Erhebung der Struktur-, Prozess- und Ergebnisqualität bereit, auf deren Grundlage Klinikvergleiche durchgeführt werden. Gleichzeitig beinhaltet es sowohl interne (z. B. Klinikdokumentation „Konzeptmerkmale") als auch externe (z. B. Entlassungsberichte) Aspekte der Qualitätssicherung.[403] Hinweise in der Literatur deuten darauf hin, dass das Programm kontinuierlich weiterentwickelt wurde und inzwischen flächendeckend in der Praxis implementiert ist. Für eine abschließende Bewertung über die Wirksamkeit können zum jetzigen Zeitpunkt jedoch keine Aussagen getroffen werden.[404]

Neben den klassischen Ansätzen zum Aufbau eines internen Qualitätsmanagements wurden in den letzten Jahren auch neue Instrumente zur Qualitätssicherung für die Rehabilitation entwickelt. Dazu gehört in erster Linie die Leitlinienentwicklung. Das Ziel von Leitlinien[405] ist die Sicherung und Verbesserung der ärztlichen Behandlung im Sinne einer qualitätsgesicherten, wissenschaftlich fundierten und sozial gerechten gesundheitlichen Versorgung.[406] Für das Feld der geriatrischen Rehabilitation kommen derzeit Instrumente wie das geriatrische Assessment zum Tragen. Ziel ist hier, durch standardisierte und gezielte Befunderhebung die Funktionseinschränkung der alten Menschen und die Therapieausrichtung besser zu erfassen.[407]

Abschließend kann festgehalten werden, dass die bestehende Landschaft der Qualitätsmanagementaktivitäten in Rehabilitationseinrichtungen ein vielschichtiges Bild abgibt. Neben Systemen, die aus der Industrie stammen, lassen sich auch Konzepte identifizieren, die hauptsächlich von den Spitzenverbänden der gesetzlichen Krankenversicherung und der Rentenversicherung entwickelt

---

401 Vgl. Beckmann, U. P. & Pallenberg, C. & Klosterhuis, H. (2001), S. 130.
402 Vgl. Egner, U. & Gerwinn, H. & Müller-Fahrnow, W. & Schliehe, F. (1998), Suppl. 1, S. 4.
403 Vgl. Huck, K. & Dorenburg, U. (1998), Suppl. 1, S. 37.
404 Vgl. Jäckel, W. & Gerdes, N. & Herdt, J. & Ollenschläger, G. (2002), S. 219.
405 Die Bundesärztekammer definiert Leitlinien als „systematisch entwickelte Entscheidungshilfe über die angemessene Vorgehensweise bei speziellen diagnostischen und therapeutischen Problemstellungen", vgl. Korsukéwitz, C. & Rose, S. & Schliehe, F. (2003), S. 68.
406 Vgl. Korsukéwitz, C. & Rose, S. & Schliehe, F. (2003), S. 68.
407 Vgl. Lenzen-Großimlinghaus, R. & Steinhagen-Thiessen, E. (2000), S. 292.

worden sind. Viele dieser Instrumente wurden in Modellprojekten erprobt und wissenschaftlich begleitet. Laut einer Studie von Eckert vertrauen die Rehabilitationskliniken dabei besonders auf traditionelle Methoden der Qualitätssicherung und agieren gemäß dem Qualitätssicherungsprogramm der Rentenversicherung.[408] Inwieweit die Verfahren jedoch systematisch in den Einrichtungen verankert sind, kann wegen fehlender Praxisberichte nicht eindeutig beurteilt werden.

4.4.4 Qualitätssicherung durch externe Qualitätsprüfung bzw. -bewertung

Die Teilnahme einer Rehabilitationsklinik an einem Zertifizierungs- oder Bewertungsverfahren zur Qualitätskontrolle ist derzeit eine alleinige Entscheidung der Einrichtung. Auf Grundlage der analysierten Literatur lassen sich für die Rehabilitation folgende spezifische Verfahren zur Überprüfung der Qualität identifizieren:

- **Zertifizierungsaudit**

Das DEGEMED (Modell der Deutschen Gesellschaft für Medizinische Rehabilitation) führt auf der Basis von Zertifizierungs-Audits für die Mitgliedskliniken eine Überprüfung des Erfüllungsgrades der Qualitätskriterien (z. B. fachärztliche Leitung, Fassung von Therapiekonzepten) durch.[409]

- **Qualitätssicherungsprogramm der BfA**

Ein hohen Stellenwert zur Überprüfung der Qualität nimmt der Entlassungsbericht ein, der im Rahmen des Qualitätssicherungsprogramms der BfA (vgl. dazu die Ausführungen in Kapitel 4.4.3) von den beteiligten Kliniken zu erstellen ist. Mit Hilfe dieses Verfahrens können die beteiligten Rehabilitationskliniken in einer Art Benchmarking in Bezug auf bestimmte Kennzahlen miteinander verglichen werden.[410]

Außer dem Einsatz des „Entlassungsberichtes" lassen sich in der Fachliteratur zum jetzigen Zeitpunkt keine detaillierten Informationen bezüglich der systematischen Anwendung eines Zertifizierungs- und Bewertungsverfahrens gewinnen. Es wird lediglich darauf hingewiesen, dass für die Entwicklung eines Zertifizierungsverfahrens regelmäßige Aktualisierung und einheitliche Bewertungsmaßstäbe entscheidend sind. Laut Cellarius[411] können Zertifizierungsverfahren den einzelnen Rehabilitationskliniken einen festen und strukturierten Plan für Berichterstattung, Feststellung von Problemen, Problemanalysen und deren Beseitigung geben und dadurch den internen Qualitätsprozess anregen. Gemäß der befragten Experten[412] wird einer Zertifizierung durch unabhängige

---
408 Vgl. Eckert, H. (2001), S. 344.
409 Vgl. Internet: http://www.degemed.de/wir/z_verfa.html [04. 10. 03].
410 Vgl. Beckmann, U. P. & Pallenberg, C. & Klosterhuis, H. (2001), S. 135.
411 Vgl. Cellarius, J. (2002), S. 476.
412 Hierbei handelt es sich um die Aussagen der selbst durchgeführten Experteninterviews.

Sachverständige ein hoher Stellenwert eingeräumt, wobei die Nutzerperspektive besonders berücksichtigt werden sollte.

4.4.5 Berufsgruppenübergreifende Qualitätsansätze

Die Rentenversicherung verpflichtet die Rehabilitationskliniken im Rahmen des Qualitätssicherungsprogramms, klinikinterne Qualitätszirkel einzuführen. Dabei kristallisierte sich heraus, dass die bestehenden Qualitätszirkel sich in den letzten Jahren als wirkungsvolles und breit akzeptiertes Instrument zur Qualitätssicherung erwiesen haben. Dennoch ist die Zirkellandschaft in den einzelnen Rehabilitationskliniken sehr unterschiedlich implementiert und zusammengesetzt. Inwieweit die eingeführten Qualitätszirkel als Aktivitäten zur Entwicklung eines Qualitätsmanagementsystems gedeutet werden können, ist auf der Grundlage der Literatur nicht eindeutig zu bewerten.[413]

Ein weiteres Instrument zur berufsgruppenübergreifenden Qualitätssicherung stellen die Leitlinien dar. In den vergangenen Jahren wurden von unterschiedlichen Einrichtungen Initiativen[414] ergriffen, um Leitlinien für die Rehabilitation zu entwickeln. Diese bestehen aus einer Mischung von evidenzbasierten[415] und konsensgestützten[416] Empfehlungen, da in der Rehabilitationsforschung derzeit für viele Verfahren keine ausreichende Evidenzbasierung vorliegt.[417] Dabei müssen bei der Entwicklung die spezifischen Charakteristika des Versorgungssektors Rehabilitation bedacht werden, da die Therapien in der Rehabilitation multidisziplinär ausgerichtet sind und für alle Beteiligten verständlich und anwendbar sein müssen.[418] Während in den vergangenen Jahren der Schwerpunkt primär auf der Entwicklung lag, stehen jetzt zunehmend die Implementierung und Evaluation der Leitlinien im Vordergrund. Bisher existiert jedoch noch kein flächendeckendes und systematisches Konzept für die Einführung und konsequente Evaluation wirkungsvoller Strategien zur Leitlinienimplementierung.[419]

4.4.6 Systemübergreifende Qualitätsaktivitäten

Waren Qualitätsaktivitäten in der Rehabilitation bisher vorwiegend auf trägerspezifische Maßnahmen bezogen, zeichnet sich seit einigen Jahren eine Ent-

---

413 Vgl. Häussler, B. (1998), Suppl. 1, S. 20 ff.
414 Z. B. Reha-Leitlinienprogramm der Bundesversicherungsanstalt für Angestellte, Leitlinien des Verbandes Deutscher Rentenversicherungsträger, Leitlinien der Deutschen Gesellschaft für Rehabilitationswissenschaft. Vgl. die Ausführungen in: Korsukéwitz, C. & Rose, S. & Schliehe, F. (2003), S. 71 ff und das deutsche Programm zur Qualitätsförderung von Leitlinien: Leitlinien-Clearingverfahren. In: Kirchner, H. & Fiene, M. & Ollenschläger, G. (2003), S. 76 f.
415 Vgl. Ollenschläger G. & Thomeczek, C. & Kirchner, H. & Oesingmann, U. & Kolkmann, F. W. (2000), S. 82–89.
416 Vgl. Reha-Leitlinienprogramm der Bundesversicherungsanstalt für Angestellte.
417 Vgl. Korsukéwitz, C. & Rose, S. & Schliehe, F. (2003), S. 67.
418 Vgl. Korsukéwitz, C. & Rose, S. & Schliehe, F. (2003), S. 71.
419 Vgl. Kirchner, H. & Fiene, M. & Ollenschläger, G. (2003), S. 80 f.

wicklung auch auf trägerübergreifende Aktivitäten und Abstimmungen ab. Die vorliegende Literatur zeigt deutlich, dass in Deutschland unterschiedlichste Modellprojekte zum Thema Vernetzung und Schnittstellenproblematik in der Rehabilitation entwickelt und erprobt wurden. Dabei kristallisieren sich einige inhaltliche Schwerpunktthemen heraus. Zu nennen sind hier:

- *Projekte zur Schnittstellenminimierung zwischen Akutmedizin und Rehabilitation*[420]: Im Mittelpunkt dieses Ansatzes steht die Erhaltung der Arbeitsfähigkeit der betroffenen Menschen. Auf der Ebene der Leistungserbringer lotst und betreut ein Case Manager nach der Akutversorgung den Patienten durch alle rehabilitativen Phasen.[421]
- *Projekte zur besseren Verzahnung zwischen medizinischer und beruflicher Rehabilitation*[422]: Diese Modellprojekte haben eine regionale Vernetzung von medizinischer und beruflicher Rehabilitation zum Ziel. Durch das Zusammenspielen dieser beiden Disziplinen soll die berufliche Wiedereingliederung von Menschen nach einer Erkrankung beschleunigt werden.[423]
- *Instrumente, die die Prozessgestaltung der Leistungserbringer dokumentieren*[424]: Zu diesem Ansatz gehören Instrumente und Methoden, die eine Überleitung von der stationären zur ambulanten Versorgung und umgekehrt verbessern wollen. Diese Modelle setzen an unterschiedlichen Versorgungsbereichen an und legen den Schwerpunkt auf den verbesserten Austausch zwischen den verschiedenen Berufsgruppen.[425]
- *Projekte zum Aufbau von Versorgungsstrukturen zur besseren Koordination und Kooperation bei geriatrischen rehabilitativen Menschen*[426]: Bei dieser Form von Projekten steht die Verbesserung der Lebens- und Versorgungssituation alter, geriatrisch erkrankter Menschen im Blickpunkt. Durch den Ausbau der Zusammenarbeit verschiedener Berufsgruppen (z. B. Ärzte, Therapeuten und Pfleger) sowie Institutionen (z. B. Rehabilitationskliniken und mobile Dienste) sollen die Versorgungsstrukturen und damit die Versorgungskontinuität verbessert werden.[427]
- *Geriatrische Kooperationsmodelle mit Hausärzten*[428]: Das Verbindende dieser Modelle ist sowohl die Forderung nach Rehabilitation vor Pflege als auch

---

420 Vgl. Bundesarbeitsgemeinschaft für Rehabilitation (Hrsg.) (2001), S. 180; Mehrdoff, F. (2000), S. 231–236.
421 Vgl. Bundesarbeitsgemeinschaft für Rehabilitation (Hrsg.) (2001), S. 180; Mehrdoff, F. (2000), S. 231–236.
422 Vgl. Bundesarbeitsgemeinschaft für Rehabilitation (Hrsg.) (2001), S. 180; Trowitsch, L. & Rust, B. (2000), S. 291 ff.; Kinne, G. & Elsässer, D. & Best, S. & Jost, S. & Zschache, R. (2003), S. 336 ff.
423 Vgl. Kinne, G. & Elsässer, D. & Best, S. & Jost, S. & Zschache, R. (2003), S. 33.
424 Vgl. Hercher, S. & Riedel, A. (1998), S. 172 ff.
425 Vgl. Hercher, S. & Riedel, A. (1998), S. 172 ff.
426 Vgl. dazu die Ausführungen in: Bundesministerium für Familie, Senioren, Frauen und Jugend (2000b); Sozialministerium Baden-Württemberg (Hrsg.) (1997).
427 Vgl. Internet: http://www.dzfa.uni-heidelberg.de/AfE/afe-studie-gerenet.html [28. 10. 03]; http://www.netzwerkimalter.de/index2.html [28. 10. 03].
428 Vgl. Döhner, H. & Schick, B. (1996).

die Wahrung von Selbstbestimmung bei Eintritt von Unterstützungs- und Pflegebedürftigkeit. Ziel dieser Projekte ist es, älteren, hilfebedürftigen Menschen ein engmaschiges und wohnortnahes Netz von ambulanten, teilstationären und stationären Angeboten bereitzustellen. Dabei spielen die Hausärzte eine herausragende Rolle hinsichtlich der Steuerung der multimorbiden und älteren Menschen durch das Versorgungsnetz.[429]

Abschließend kann festgehalten werden, dass die Aktivitäten und Initiativen zur Vernetzung eindeutig zeigen, dass alle Projekte berufs- und sektorenübergreifend sind. Alle Modellversuche haben eine Verbesserung der Zusammenarbeit zwischen den jeweils beteiligten Akteuren durch Kommunikation, Kooperation und Vereinheitlichung der Dokumentationssysteme zum Ziel. Diese Aspekte ziehen sich wie ein roter Faden durch die recherchierten Projektdarstellungen und Informationsmaterialien. Es gibt dabei Modellversuche und Pilotprojekte mit und ohne Begleitforschung. Studien, die eine systematische und nachhaltige Implementation und Weiterführung der Projekte dokumentieren, liegen derzeit noch nicht vor.

4.5 Strukturen und Angebote in der Behindertenhilfe

Barbara Mittnacht

Die Bundesrepublik Deutschland verfügt über ein differenziertes und heterogenes System von Hilfen und Einrichtungen für Menschen mit verschiedenen Behinderungen. Die Einrichtungen in diesem System haben unterschiedliche Aufgabenstellungen, Schwerpunkte und Bezeichnungen. Manche der Hilfsangebote können auf eine lange Tradition zurückblicken (z. B. Anstalten und Heime in kirchlicher Trägerschaft), andere sind in den letzten Jahren neu entstanden. Die aufgabenbedingte Struktur- und Angebotsvielfalt erschwert dabei eine summarische Überblicksdarstellung.[430]

Aufgrund der fehlenden Meldepflicht existieren keine zuverlässigen Angaben über die Zahl der in der Bundesrepublik lebenden Menschen mit Behinderung. Statistiken über Zahl und Struktur der Angebote in der Behindertenhilfe gehen von unterschiedlichen Kategorisierungen und Definitionen von Behinderung aus, so dass sich nur eingeschränkt Aussagen über das tatsächliche Angebot machen lassen.[431]

Grundsätzlich wird in der Behindertenarbeit zwischen offenen und geschlossenen Formen der Versorgung und Betreuung behinderter Menschen unterschieden. Unter dem Sammelbegriff der „Offenen Wohnformen" sind Einrichtungen

---

429 Vgl. Döhner, H. & Schick, B. (1996); Bundesministerium für Familie, Senioren, Frauen und Jugend (2001b).
430 Vgl. Hartfiel, S. (1998), S. 24.
431 Vgl. Beck, I. (1994), S. 275.

zu fassen, die Hilfe, Pflege und Beratung in Form von ambulanter Assistenz leisten; ihre Klientel lebt in der Regel in Privathaushalten. Das Institutionenspektrum erstreckt sich dabei von der Sozialstation über familienentlastende Dienste (FED) bis hin zu Selbsthilfegruppen und Nachbarschaftshilfen. Die Dienste befinden sich meist in der Trägerschaft der freien Wohlfahrtspflege, sind aber auch kirchlichen, kommunalen oder privat-gewerblichen Trägern angegliedert.[432] Zu ihren Aufgabenfeldern gehören im Wesentlichen pflegerische Hilfen, hauswirtschaftliche Dienste und sozial integrierende Aufgaben. Durch die offenen Wohnformen kann – so die gängige Lehrmeinung – die stationäre Unterbringung eines Menschen mit Behinderung vermieden, Selbstständigkeit und Mobilität erhalten oder erhöht werden.[433]

Als Wohnstätten im geschlossenen Bereich werden Institutionen bezeichnet, die umfassende Hilfen in einem Gesamtangebot bereitstellen, also Therapie, Wohnen, Ausbildung und Arbeit. Diese Wohnstätten sind gekennzeichnet durch einen hohen Grad an Spezialisierung und Organisation sowie durch ihre Größe: Anstalten, Wohnheime, Wohngemeinschaften und Wohnsiedlungen sind hier zu nennen.[434]

Das Spektrum der institutionalisierten Wohnangebote ist geprägt durch die traditionell gewachsenen Anbieter der freien Wohlfahrtspflege, die den Großteil der Versorgung von Menschen mit Behinderung übernehmen. Man schätzt, dass ca. 80 % der stationären Wohnplätze der Behindertenhilfe in der Trägerschaft der freien Wohlfahrtspflege sind. Knapp 10 % werden in öffentlicher Trägerschaft, rund 10 % von privaten Trägern unterhalten.[435] Die Träger der freien Wohlfahrtspflege sind in Orts-, Kreis- und Landesverbände (bei katholischen Trägern auch in Diözesanverbänden) gegliedert, die als direkte Träger von Einrichtungen fungieren. Auf Bundesebene haben sich die Dachverbände der Freien Wohlfahrtspflege zur gemeinsamen Interessenvertretung in der Bundesarbeitsgemeinschaft der Freien Wohlfahrtspflege e. V. (BAGFW) zusammengeschlossen. Öffentliche Träger sind Städte und Gemeinden sowie die Bundesländer, private Träger wiederum Vereine, Privatpersonen oder andere juristische Personen, die als freie Unternehmen Einrichtungen betreiben.[436]

Die Angebotsstruktur ist sowohl zwischen den als auch in den einzelnen Bundesländern in qualitativer und quantitativer Hinsicht unterschiedlich. Regionale Angebote entwickeln sich meist in Abhängigkeit der historischen Präsenz, Struktur und Angebotsschwerpunkte der jeweiligen Träger. Die Träger der freien Wohlfahrtspflege besitzen eine Vorrangstellung gegenüber öffentlichen und privaten Anbietern sowie Gestaltungsfreiheit bei der Durchführung ihrer Aufgaben (§ 10 BSHG), die sich sowohl auf die Größe der Angebote als auch deren inhaltliche Ausgestaltung bezieht.[437]

---

432 Vgl. Häußler, M. & Wacker, E. & Wetzler, R. (1996), S. 356.
433 Vgl. Häußler, M. & Wacker, E. & Wetzler, R. (1996), S. 356 f.
434 Vgl. Hartfiel, S. (1998), S. 24 ff.
435 Vgl. Wacker, E. & Wetzler, R. & Metzler, H. & Hornung, C. (1998), S. 44.
436 Vgl. Wacker, E. & Wetzler, R. & Metzler, H. & Hornung, C. (1998), S. 44 f.
437 Vgl. Hartfiel, S. (1998), S. 26.

Die Dienste für behinderte Menschen werden auch nach der Einführung der Pflegeversicherung überwiegend im Rahmen der Hilfen in besonderen Lebenslagen als Eingliederungshilfe für Behinderte durch die überörtlichen Träger der Sozialhilfe finanziert.[438] Die Bestimmungen der Eingliederungshilfe für Behinderte (§§ 39bis 40 BSHG) sind aber, abgesehen von ihren allgemeinen Zielbestimmungen (Verhütung einer drohenden Behinderung, Beseitigung der Folgen einer Behinderung, Eingliederung in die Gesellschaft), inhaltlich offen und werden auch an keiner Stelle des BSHG konkretisiert.[439]

4.5.1 Qualitätsaktivitäten in der Behindertenhilfe

Die Diskussion um Qualität, Qualitätssicherung und Qualitätsmanagement in der Behindertenhilfe hat mehrere Facetten und ist mit unterschiedlichen Erwartungen der Akteure verbunden. Einerseits geht es um Reformen und Anpassungen sozialstaatlicher Interessenslagen, andererseits um die Reorganisation und Innovation der Anbieterseite. In diesem Spannungsfeld bewegen sich auch die Interpretationen, welche Rolle Qualitätsmanagement in der Behindertenhilfe spielt.

Die nationale Fachdiskussion um Standards in der Qualitätsentwicklung in den Einrichtungen der Behindertenarbeit war bis zum Jahr 1990 ein eher randständiges Thema. Die Debatte über Wohneinrichtungen für Erwachsene mit geistiger Behinderung war stark geprägt von der Auseinandersetzung um das Normalisierungsprinzip (vertretbare Platzzahl in Werk- und Wohnstätten, das „Orte-zum-Leben-Konzept" u. a.).[440] Durch Diagnoseformen und Förderinstrumente, die bereits in den 70er Jahren entwickelt worden sind, sollte die Umsetzung konzeptioneller Ansprüche und fachlicher Leitlinien,[441] wie Bedürfnisorientierung und individuelle Entwicklungsförderung für Menschen mit Behinderung, in der Alltagsarbeit bewerkstelligt werden.[442] Im Zuge der Integrations- und Normalisierungsdiskussion hat sich die Bedeutung des Themas „Standards in der Qualitätsentwicklung"[443] in der sozialen Arbeit jedoch schrittweise verändert. Bis dahin hatte die systematische Evaluation der Qualität in Einrichtungen der Behindertenhilfe mit standardisierten Vorgaben keine Tradition.[444]

Vor dem Hintergrund der Aktivitäten neuer sozialer Bewegungen erarbeiteten die großen Behindertenverbände neue Programme: Die Lebenshilfe verabschie-

---

438 Vgl. Beck, I. (1994), S. 274.
439 Vgl. Hartfiel, S. (1998), S. 26.
440 Vgl. Schwarte, N. & Oberste-Ufer, R. (2001a), S. 13.
441 Was in der Behindertenhilfe unter Leitlinien verstanden wird, bleibt auf der Grundlage der Literatur unklar.
442 Vgl. Schwarte, N. & Oberste-Ufer, R. (2001a), S. 13.
443 Es existiert keine allgemeingültige Definition von Standards. Was im Bereich der Behindertenhilfe unter Standards im einzelnen genau verstanden wird, ist aus der vorliegenden Literatur nicht ersichtlich.
444 Vgl. Schwarte, N. & Oberste-Ufer, R. (2001a), S. 13.

dete 1990 ihr Grundsatzprogramm (soziale Integration, Selbstbestimmung, Normalisierung, Schutz und Recht), der katholische Trägerverband veröffentlichte 1992 überarbeitete Ziel- und Wertvorstellungen und der Verband evangelischer Einrichtungen für Menschen mit geistiger und seelischer Behinderung (VEEMB) folgte 1994 mit programmatischen Grundsatzaussagen.[445]

Verstärkt haben auch die Verbände der freien Wohlfahrtspflege Ziele der Arbeit formuliert und versucht, diese in die Praxis zu integrieren. Exemplarisch ist der Fachverband Behindertenhilfe in Baden Württemberg zu erwähnen, der im Jahr 2001 „Konzeptionelle Leitlinien für das Wohnen" formulierte, die auf folgenden Kernbegriffen basieren[446]:

- Selbstbestimmung (Wunsch- und Wahlrecht, Entscheidungskompetenz, Ausrichtung an den Bedürfnissen, weitgehende Autonomie in der Gestaltung des Alltags),
- Individualität und Privatheit (Grundaussagen sind u. a.: Jeder Mensch ist einzigartig und soll sich als Persönlichkeit entfalten können. Jeder Mensch hat Anspruch auf Entwicklung eines individuellen Lebensstils.),
- Eigenkompetenz (Grundaussage ist u. a., dass das Ziel aller Hilfen sein muss, die weitestgehende Unabhängigkeit von institutionell organisierter Hilfe bei der individuellen Lebensgestaltung zu realisieren.),
- Integration (Teilnahme am Leben in der Gesellschaft, gemeinsame Lebenserfahrung von Menschen mit und ohne Behinderung, Verhinderung von Ausgrenzung und Sonderbetreuung),
- Normalisierung (Leben und Hilfen so normal wie möglich, Zugang zu normalen Lebensbedingungen, altersentsprechende Lebensformen),
- Soziale Begleitung (Grundaussagen sind hier, dass der Prozess der Begleitung immer zugleich eine persönliche Begegnung und Beziehung ist, dass die Haltung geprägt sein muss von Partnerschaftlichkeit und Respekt vor der Persönlichkeit.).[447]

Alle genannten neuen Steuerungsinstrumente sollten in den einzelnen Einrichtungen in praxisrelevante Standards und Kriterien umgesetzt werden, um verlässliche Maßstäbe für die Qualität der Arbeit zu erhalten.[448]

4.5.2 Gesetzliche Vorgaben zur Qualitätssicherung

Ausschlaggebend für die Schwerpunktverschiebung in der Debatte über die Qualitätssicherung in der Behindertenhilfe waren gesetzliche Neuregelungen, insbesondere die Novellierung des Bundessozialhilfegesetzes (BSHG). Die Neufassung des § 93 löste 1994 eine Neuorientierung des Abrechnungsverfahrens

---

445 Vgl. Schwarte, N. & Oberste-Ufer, R. (2001a), S. 13.
446 Vgl. Wetzler, R. (2003), S. 29.
447 Vgl. Wetzler, R. (2003), S. 29.
448 Vgl. Schwarte, N. & Oberste-Ufer, R. (2001a), S. 13.

in der Eingliederungshilfe aus. Vereinbarungen über Inhalt, Umfang und Qualität der Leistungen, zum prospektiven Entgelt sowie zur Überprüfung von Qualität und Wirtschaftlichkeit wurden gesetzlich vorgeschrieben.[449]

Wesentliche Novellierungen des Bundessozialhilfegesetzes sind im Jahr 1999 in Kraft getreten. Das Gesetz schreibt in § 93 Abs. 2 bezüglich der Qualitätssicherung folgende Regelungen vor:

„Wird die Leistung von einer Einrichtung erbracht, ist der Träger der Sozialhilfe zur Übernahme der Vergütung für die Leistung nur verpflichtet, wenn mit dem Träger der Einrichtung oder seinem Verband eine Vereinbarung besteht über:

1. Inhalt, Umfang und Qualität der Leistungen (Leistungsvereinbarungen),
2. die Vergütung, die sich aus Pauschalen und Beiträgen für einzelne Leistungsbereiche zusammensetzt (Vergütungsvereinbarung),
3. die Prüfung der Wirtschaftlichkeit und Qualität der Leistungen (Prüfungsvereinbarung).

Die Vereinbarungen müssen dabei den Grundsätzen der Wirtschaftlichkeit, Sparsamkeit und Leistungsfähigkeit entsprechen".[450]

Mit dieser Neuregelung hat der Gesetzgeber das bisher geltende Selbstkostendeckungsprinzip durch die so genannten prospektiven[451] Pflegesätze ersetzt, die eine periodisch wiederkehrende Vergütungsvereinbarung beinhalten. Rückwirkende Vereinbarungen oder Nachzahlungen sind nicht vorgesehen.[452]

Im Weiteren benennt der § 93a Abs. 3 BSHG bezüglich der Qualitätssicherung folgende Anforderungen: „Der Träger der Sozialhilfe vereinbart mit den Trägern der Einrichtung Grundsätze und Maßstäbe für die Wirtschaftlichkeit und die Qualitätssicherung der Leistungen sowie für das Verfahren zur Durchführung von Wirtschaftlichkeits- und Qualitätsprüfungen".[453] § 93a konkretisiert damit den § 93 Abs. 2 im Hinblick auf Leistungsmerkmale, Vergütungsverfahren und Prüfungsvereinbarungen.[454]

Durch diese gesetzlichen Vorgaben wird den Einrichtungen der Behindertenhilfe vorgeschrieben, ihre Qualität gegenüber dem Kostenträger zu definieren und durch Qualitätsaktivitäten zu managen und sichern. Qualität soll dabei als Zentralbegriff und Ausgangspunkt der Vereinbarungen zwischen Einrichtungsträger und Kostenträger angesehen werden.[455] Was unter Qualität verstanden

---

449 Vgl. Hartfiel, S. (1998), S. 29.
450 BSHG, 1996.
451 Vgl. dazu die Ausführungen von Igl: Er geht davon aus, dass es ein reines auf Selbstkostendeckung basierendes Prinzip in keinem Bundesland gegeben habe. Bestimmte Kosten seien nicht unbegrenzt anerkannt worden. Den eigentlichen Übergang zum System der prospektiven Entgeltung stelle vielmehr der Wegfall des nachträglichen Ausgleichs dar. Vgl. Igl, G. (1994), S. 295.
452 Vgl. Hartfiel, S. (1998), S. 30.
453 § 93a Abs. 3 BSHG.
454 Vgl. Hartfiel, S. (1998), S. 30.
455 Vgl. Berns, E. (2002), S. 14.

wird, bleibt von Seiten des Gesetzgebers offen und wird aus fachlicher und ökonomischer Sicht kontrovers diskutiert.[456]

4.5.3 Qualitätsmanagementsysteme und -ansätze

Die neuen gesetzlichen Regelungen führten dazu, dass sich die Einrichtungen der Behindertenhilfe um eine systematische Einführung von Qualitätsaktivitäten bemühen. Vor allem Managementansätze im institutionellen Sinn (Funktionsbeschreibungen, Organigramme usw.) kommen zum Einsatz. Auf der Handlungsebene finden sich normatives Management (z. B. Leitbildentwicklung und die Fortentwicklung der Betreuungs- und Begleitinstrumente), operatives Alltagsmanagement und strategische Anstrengungen zur Zukunftssicherung und Marktanpassung.[457]

Zunehmendes Gewicht in der Diskussion erhalten neue Management- und Steuerungsmodelle aus dem marktwirtschaftlichen Sektor. Sie sollen im Bereich der sozialen Dienstleistung zu betriebswirtschaftlichen Denk- und Handlungskonzepten führen und die erforderlichen Problemlösungen bieten. Dazu werden Ansätze und Verfahren aus dem industriellen Kontext in den Behindertenbereich übertragen, vor allem die folgenden: Total Quality Management,[458] DIN EN ISO 9000 ff.[459] und das EFQM-Modell (European Foundation of Quality Management).[460]

Vorrangig haben alle drei genannten Qualitätsmanagementkonzepte ihren Schwerpunkt in der Steuerung innerbetrieblicher Abläufe. Diese Qualitätsmanagementsysteme werden mit verbandseigenen und einrichtungsspezifischen Qualitätsinstrumenten wie z. B. dem SYLQUE-Ansatz[461] oder dem QS-WfB-Instrument[462] ergänzt und kombiniert. So sollen die Anforderungen in der sozialen Arbeit adäquat abgebildet werden.[463]

Neben den aus der Industrie stammenden Instrumenten zur Qualitätsentwicklung wurden auch eine Reihe von Selbstevaluationsinstrumenten zur Steuerung der Betreuungs- und Begleitplanung durch die Spitzenverbände der freien Wohlfahrtspflege mit Unterstützung universitärer Einrichtungen entwickelt. Konkret handelt es sich dabei im Einzelnen um

---

456 Vgl. Speck, O. (1999), S. 33.
457 Vgl. Wetzler, R. (2003), S. 27.
458 Vgl. Berns, E. (2002), S. 18.
459 Vgl. Schwarte, N. & Oberste-Ufer, R. (2001b), S. 51.
460 Vgl. Frühauf, T. (1999), S. 113 f.
461 System der Leistungsbeschreibung, Qualitätsbeschreibung, Qualitätsprüfung und Entgeltberechnung.
462 Instrumentarium zur Qualitätssicherung und Qualitätsentwicklung in Werkstätten für Behinderte der Lebenshilfe.
463 Vgl. Steinmetz, W. & Egger M. (2001), S. 149; Frühauf, T. (2001), S. 21.

- Verfahren zur EDV – gestützten Gestaltung der Betreuung für Menschen mit Behinderung (GBM) des Bundesverbandes evangelischer Behindertenhilfe e. V. (BEB)[464]
- Metzler-Verfahren zur Feststellung des Hilfebedarfs von Menschen mit Behinderung (H.M.B.-W.) der Forschungsstelle „Lebenswelten behinderter Menschen" in Tübingen[465]
- Film (Fragebogen zur individuellen Lebensgestaltung von Menschen mit Behinderung)[466]

Schwerpunktmäßig dienen diese Instrumente der Personalbemessung aufgrund von Erhebungen individueller Hilfebedarfe. Sie berücksichtigen zwar die inhaltlichen Kriterien sozialrehabilitativer Arbeit (Normalisierung, Selbstbestimmung und soziale Integration), sind jedoch vor allem darauf ausgerichtet, für bestimmte in Leistungsgruppen zusammengefasste Aufgaben Zeitwerte zu ermitteln, die verobjektivierte Angaben über den Personalbedarf einer Einrichtung der Behindertenhilfe zulassen sollen.[467] Dadurch, dass sie Elemente der Strukturqualität erfassen, leisten diese Verfahren einen Beitrag zur Qualitätsbeurteilung.

Mit dem Instrument SYLQUE (System der Leistungsbeschreibung, Qualitätsbeschreibung, Qualitätsprüfung und Entgeltberechnung) steht Wohn- und Weiterbildungsbereichen ein Selbstevaluationsinstrument zur Erfassung des Hilfebedarfs zur Verfügung, das als Grundlage für Leistungs- und Qualitätsbeschreibungen, Personalbemessung sowie Entgeltberechnungen genutzt werden kann. Angelehnt an die Begriffe Struktur-, Prozess- und Ergebnisqualität werden strukturelle Rahmenbedingungen, verpflegungs-, versorgungs- und personenbezogene Leistungen sowie das Management beschrieben. Zur Überprüfung der Anforderungen sieht SYLQUE entsprechende Prüfkriterien vor.[468]

Ferner kommen inhaltlich orientierte Instrumente zum Einsatz, die den Anspruch haben, der Sicherung und Entwicklung der Qualität wohnbezogener Dienste durch fachlich begründete Standards nachzukommen. Dazu zählt u. a. das Evaluationsinstrument LEWO – Lebensqualität in Wohnstätten für erwachsene Menschen mit geistiger Behinderung.[469] LEWO gibt in erster Linie fachlich begründete Zielvorgaben für die Arbeit wohnbezogener Dienste, um eine hinreichend zuverlässige Beurteilung zu ermöglichen, inwieweit die von den Diensten erbrachten Leistungen und Hilfeangebote zur Entwicklung der Nutzer beitragen. Dazu benennt das Instrument primär inhaltlich definierte Rahmenkategorien für Qualität (Leitlinien sozialer Rehabilitation, Lebensqualität der Nutzer) und explizite Kriterien, nach denen die Einhaltung fachlicher Standards zu bewerten ist.[470]

---

464 Vgl. Bundesverband Evangelische Behindertenhilfe (BEB) (Hrsg.) (1999), S. 5 ff.
465 Vgl. Metzler, H. (2001), S. 2 ff.
466 Vgl. Schwarte, N. & Oberste-Ufer, R. (2001 b), S. 76.
467 Vgl. Schwarte, N. & Oberste-Ufer, R. (2001 b), S. 77.
468 Vgl. Berns, E. (2002), S. 21.
469 Vgl. Schwarte, N. & Oberste-Ufer, R. (2001 a), S. 39 ff.
470 Vgl. Gerull, P. (2000 c), S. 78.

Auch der Bereich der ambulanten Behindertenhilfe und der Bildungseinrichtungen verfügt über Instrumente zur Qualitätssicherung. Diese wurden in Begleitung wissenschaftlicher Institute entwickelt und in Modellprojekten erprobt. Im Einzelnen gehören dazu:

- *Instrumentarium zur Qualitätssicherung und Qualitätsentwicklung in Werkstätten für Behinderte der Lebenshilfe (QS-WfB) durch die Bundesvereinigung Lebenshilfe e. V.*[471]

    Das Instrument dient zum einen dazu, die Grundlagen zur Planung und Steuerung von Entwicklungs- und Veränderungsprozessen nach innen zu erarbeiten, zum anderen soll es die Arbeit nach außen dokumentieren, d. h. Dienstleistungsbereiche sowie deren Umfang und Qualität beschreiben. Evaluiert werden soll die Qualität einer Werkstatt für Behinderte auf der Grundlage des im Instrument dargelegten Qualitätsverständnisses. Unklar bleibt jedoch, wie dieses Verständnis konkret definiert ist.[472]

- *QUOFHI – Qualitätssicherung Offener Hilfen für Menschen mit Behinderung. Ein Instrument zur Qualitätsdokumentation und -evaluation*

    Das Evaluationsinstrument vom Landeswohlfahrtsverband Hessen[473] soll ambulanten Diensten eine Grundlage bieten, eine systematische und regelmäßige Dokumentation und Reflexion ihrer Dienstleistungen auf der Basis der Perspektive der Nutzer sowie der Mitarbeiter zu ermöglichen. Dabei orientiert sich das Verfahren an fachlich-inhaltlichen Leitideen wie Normalisierungsprinzip, Selbstbestimmung und Lebensqualität.[474]

- *Qualitätshandbücher*

    Als weiteres Instrument zur Darlegung des Qualitätsmanagements im Bereich der Behindertenhilfe sind Qualitätshandbücher zu nennen. Sie lassen sich in zwei Kategorien aufteilen[475]: Die eine Kategorie konzentriert sich vorrangig auf die Darstellung der Prozesse und vernachlässigt die Beschreibung der pädagogischen Qualität.[476] Die andere Gruppe versucht den Nutzer stärker einzubeziehen und in das Qualitätsmanagementsystem zu integrieren. Die Prozessbeschreibung rückt dabei in den Hintergrund, der Focus liegt auf der Ergebnisqualität.[477]

Werden die vorgestellten Instrumente und Verfahren zur Qualitätssicherung und Qualitätsentwicklung in ihrer Gesamtheit betrachtet, so lässt sich feststellen, dass im Bereich der Behindertenhilfe in den vergangenen Jahren verschiedene Qualitätskonzepte mit jeweils deutlich differierenden Schwerpunkten zum Einsatz kamen. Diese wurden zum Teil durch die großen Verbände

---

471 Vgl. Bundesvereinigung Lebenshilfe für Menschen mit geistiger Behinderung e. V. (Hrsg.) (1999), S. 2 ff.
472 Vgl. Hartfiel, S. (1998), S. 185 ff.
473 Vgl. Hamel, T. & Windisch, M. (2000), S. 11 ff.
474 Vgl. Hamel, T. & Windisch, M. (2000), S. 27.
475 Vgl. Wetzler, R. (2003), S. 55 ff.
476 Vgl. Wetzler, R. (2003), S. 56.
477 Vgl. Wetzler, R. (2003), S. 56.

4 Entwicklung der Qualitätsaktivitäten

entwickelt, zum Teil aus der Industrie übernommen. Inwieweit diese vielfältigen Ansätze systematisch und nachhaltig in der Praxis implementiert worden sind, kann auf der Grundlage der vorliegenden Literatur nicht abschließend beurteilt werden, da konkrete Hinweise (z. B. publizierte Praxisberichte) über eine flächendeckende Einführung und Umsetzung fehlen. Die Studie von Wetzler zeigt Tendenzen auf, dass die auf der Konkretisierungsebene durch die Fachverbände „top- down" entwickelten Qualitätsinstrumente (SYLQUE, GBM, LEWO) weniger zum Einsatz kommen als einrichtungsspezifische Verfahren.[478]

Auffällig ist, dass in den vergangenen Jahren starke Bemühungen für die Beschreibung von Struktur- und Prozessqualität in der Behindertenhilfe zu beobachten sind; der Bereich der Ergebnisqualität rückt in der bundesdeutschen Qualitätsdiskussion jedoch erst in jüngster Zeit ins Blickfeld. Empirische Untersuchungen darüber, inwieweit die Einrichtungen Anstrengungen in diese Richtung unternehmen, indem sie Ergebnisevaluationen durchführen und Rückschlüsse in den Alltag zurückfließen, liegen aktuell jedoch noch nicht vor.[479]

4.5.4 Qualitätssicherung durch externe Qualitätsprüfung bzw. -bewertung

Im Bereich der Behindertenhilfe kommen derzeit Verfahren der Qualitätsprüfung zum Einsatz, die stark verfahrensorientiert sind. Primär werden Instrumente angewandt, die sich auf die Normierung nach DIN EN ISO 9000 ff. beziehen und organisationale Abläufe überprüfen.[480] Zu diesem Zweck werden einrichtungsintern formulierte Qualitätsziele daraufhin überprüft, ob sie technisch einwandfrei umgesetzt werden. Eine nähere inhaltliche Bestimmung dieser Qualitätsziele bleibt dabei den einzelnen Einrichtungen überlassen; die Zertifizierung beschränkt sich demzufolge auf eine Dokumentation von Organisationsabläufen.[481] Ferner ist zu konstatieren, dass in den Normen nach DIN EN ISO 9000 ff. keine Festlegungen enthalten sind, wie die pädagogische, therapeutische und pflegerische Leistung überprüft und gestaltet werden soll.[482]

Dass nicht alle Einrichtungen, die ein Qualitätsmanagementsystem nach DIN EN ISO 9000 ff. implementiert haben, auch eine Zertifizierung der Einrichtung anstreben, verdeutlicht die Studie von Wetzler. Sie zeigt, dass die stärksten Bestrebungen zur Zertifizierung Einrichtungen mit einer Größe von mehr als 300 Plätzen aufweisen. Hier sei davon auszugehen, dass in naher Zukunft rund 40 % der Einrichtungen nach DIN EN ISO 9001: 2000 zertifiziert sind. Der Anteil der zertifizierungswilligen Einrichtungen mit weniger Plätzen ist jedoch deutlich geringer.[483]

---

478 Vgl. Wetzler, R. (2003), S. 44.
479 Vgl. Wetzler, R. (2003), S. 46.
480 Vgl. Egger, M. & Steinmetz, W. (2000), S. 120 ff.
481 Vgl. Eckmann, H. (1995), S. 27.
482 Vgl. Frühauf, T. (1999), S. 115.
483 Vgl. Wetzler, R. (2003), S. 35 f.

Wie in Kapitel 4.5.2 über rechtliche Grundlagen zur Qualitätssicherung bereits erläutert, sind Behinderteneinrichtungen im Rahmen der Umsetzung des § 93 BSHG verpflichtet, mit den Kostenträgern ein Verfahren zu vereinbaren, das die Einrichtungen zur Qualitätssicherung verpflichtet und dem Kostenträger eine Qualitätsprüfung ermöglicht. Die Sozialhilfeträger sollen deshalb mit den Einrichtungsträgern oder den Verbänden auf Landesebene Vereinbarungen zur Prüfung der Qualität abschließen.[484] Dazu wurden auf Bundesebene Empfehlungen formuliert, die die Gliederung der Leistungsqualität in eine Struktur-, Prozess- und Ergebnisqualität vorgeben und konkrete Maßnahmen und Prüfkriterien für Qualität aufgreifen.[485] Dabei benennt die Strukturqualität Rahmenbedingungen zur Leistungserbringung. Die Prozessqualität bezieht sich auf die Planung, die Strukturierung und den Ablauf der Leistungserbringung. Die Ergebnisqualität wird als Zielerreichungsgrad der Leistungserbringung verstanden.[486]

Zum jetzigen Zeitpunkt sind die Ausformulierungen für die Abschlüsse von Landesrahmenverträgen unterschiedlich weit fortgeschritten. Einige Länder (z. B. Bayern, Nordrhein-Westfalen) haben bereits Entwürfe erarbeitet, andere Länder (z. B. Bremen) stehen noch in den Verhandlungen.[487] Detaillierte Aussagen zu den gesetzlich geforderten Qualitätsprüfungen durch den Sozialhilfeträger können deshalb zu diesem Zeitpunkt nicht getroffen werden. Eine weitere staatliche Kontrollinstanz bildet die Heimaufsicht, die für die Kontrolle der Ausführungen des Heimgesetzes in den stationären Behinderteneinrichtungen zuständig ist.

Inwieweit die Formen der externen Qualitätskontrollen den Prozess der internen Qualitätsentwicklung in den stationären Behinderteneinrichtungen beeinflussen, lässt sich auf der Grundlage der Literatur abschließend nicht beurteilen. Qualitätsentwicklung und Qualitätssicherung – so der Tenor der Fachpublikationen – sollte ein Anliegen der Verbände und Einrichtungen der Behindertenhilfe sein, die systematische Qualitätsentwicklung auf der Grundlage fachlicher Kriterien und unter Einbindung der Betroffenen erfolgen. Einrichtungen sollten eine Auswahlentscheidung über Instrumente und Verfahren zur Qualitätssicherung treffen und das gewählte Konzept in das Alltagsgeschehen einbinden.[488]

Sowohl aus der analysierten Fachliteratur als auch aus der Perspektive der befragten Experten[489] der Behindertenhilfe wird deutlich, dass der Einsatz von externen Qualitätsprüfungen nur dann sinnvoll ist, wenn die Verfahren zur Qualitätskontrolle prozesshaft angelegt sind, sie die interne Qualitätsentwicklung unterstützen und die Merkmale der sozialen Arbeit berücksichtigen. Dabei wird hervorgehoben, dass die Sicherstellung und Entwicklung der Qualität der

---

484 Vgl. Frühauf, T. (2000), S. 28.
485 Vgl. Wetzler, R. (2003), S. 22.
486 Vgl. Schwarte, N. & Oberste-Ufer, R. (2001a), S. 18 f.
487 Vgl. Frühauf, T. (2000), S. 28; Schwarte, N. & Oberste-Ufer, R. (2001a), S. 18 f.
488 Vgl. Schwarte, N. & Oberste-Ufer, R. (2001a), S. 20.
489 Hierbei handelt es sich um die Aussagen der selbst durchgeführten Experteninterviews.

Dienstleistung unter Beteiligung aller Akteure (Leitung, Mitarbeiter und Nutzer) erfolgen sollte. Sofern eine externe Zertifizierung sinnvoll oder notwendig wird, wäre in jedem Fall eine akkreditierte Prüfgesellschaft zu beteiligen.[490] Ob und welche internen Qualitätsentwicklungsprozesse durch eine Qualitätsprüfung in der Behindertenhilfe angeregt werden, ist mangels vorliegender Untersuchungen noch weitgehend unklar.

4.5.5 Berufsgruppenübergreifende Qualitätsaktivitäten

Qualitätszirkel haben sich inzwischen in der Behindertenhilfe als ein Instrument zur themenzentrierten, erfahrungsbezogenen und kontinuierlichen internen Qualitätsförderung durchgesetzt. Die Studie von Wetzler zeigt deutlich die Bedeutung der Qualitätszirkel zur Problembearbeitung: In zwei Drittel der befragten Einrichtungen existieren bereits Qualitätszirkel, ca. 10 % planen die Einführung, während lediglich ein Fünftel keine Anstrengungen in dieser Richtung unternehmen will.[491]

Die Studie von Wetzler zeigt weiter, dass die Einführung von Qualitätszirkeln von der Größe der Einrichtung abhängt. Während alle befragten Einrichtungen mit einem Platzangebot für 300 bis 499 Bewohner sowie über 90 % der Einrichtungen mit 200 bis 299 Plätzen Qualitätszirkel einsetzen oder planen, zeigen insbesondere kleinere Einrichtungen große Zurückhaltung. Differenziert man nach der Trägerschaft, sind Caritas-Einrichtungen am stärksten vertreten, gefolgt von Einrichtungen des Diakonischen Werkes und des Paritätischen Wohlfahrtsverbandes.[492]

Die Betrachtung anderer Felder der Behindertenarbeit (z. B. Sonderschulen) zeigt, dass Qualitätszirkel auch hier als geeignetes Instrument angesehen werden, um Veränderungsprozesse in einer Einrichtung in Gang zu bringen.[493] Somit lässt sich abschließend festhalten, dass der Einsatz von Qualitätszirkeln als Instrument der kontinuierlichen Qualitätsverbesserung im Bereich der Behindertenarbeit an Bedeutung gewonnen hat. Inwieweit diese Aktivitäten den Kriterien der Qualitätszirkelarbeit entsprechen und multiprofessionell zusammengesetzt sind, lässt sich auf der Grundlage der analysierten Veröffentlichungen jedoch nicht beurteilen.

4.5.6 Systemübergreifende Qualitätsaktivitäten

Nach Sichtung der vorliegenden Literatur lassen sich nur wenige Hinweise auf systemübergreifende Aktivitäten zur Qualitätssicherung in der Behindertenhilfe finden. Lediglich Ansätze wie „Arbeitsstellen Kooperation" wurden identifi-

---

490 Vgl. Frühauf, T. (2000), S. 24.
491 Vgl. Wetzler, R. (2003), S. 58.
492 Vgl. Wetzler, R. (2003), S. 58.
493 Vgl. Schnoor, H. & Hergesell, M. & Pehl, T. (2002), S. 140 ff.

ziert. Dieser Ansatz soll auf ein Hilfesystem hinwirken, das getragen ist durch Kontakte zum Elternhaus, zur Jugendhilfe und zu anderen Bildungseinrichtungen und damit den Verbleib eines Kindes an seinem Lebens-, Förder- und Erziehungsort ermöglichen.[494] Ob dieses Verfahren in der Praxis systematisch eingeführt und hinsichtlich der Ergebnisqualität evaluiert ist, bleibt auf Basis der Publikationslage unklar.

4.6 Strukturen und Aufgaben in der Kinder- und Jugendhilfe

Maria Biehl

Die Qualitätsdebatte in der Kinder- und Jugendhilfe wird seit fast 10 Jahren geführt. Unterstützt wurde diese Debatte vom Bundesministerium für Familie, Senioren, Frauen und Jugend (BMFSFJ) durch die Herausgabe einer Publikationsreihe „QS" – Qualitätssicherung –, in der von 1996 bis heute 36 Hefte erschienen sind mit Projektberichten, Studien, Fallbeschreibungen und Tagungsdokumentationen. Auch in der weiteren Literatur, wie Fachzeitschriften, Monographien usw., zeichnen sich vielfältige Projekte und Diskussionen zum Thema Qualität und Qualitätsmanagement in der Kinder- und Jugendhilfe ab.

Die Hintergründe für eine verstärkte Diskussion zur Qualitätsentwicklung sind vielfältig. Insgesamt sind drei Aspekte hervorzuheben: Legitimationsanforderungen (Nachweis von Wirksamkeit und Nutzen), Veränderungen der ökonomischen Rahmenbedingungen (betriebswirtschaftliche Orientierungen) und die Einführung des Qualitätsthemas in die Sozialgesetzgebung (KJHG).[495] Die Zunahme der Aufgaben der Kinder- und Jugendhilfe lässt sich durch die Gesetzgebung von 1991 (KJHG) und 1996 (Rechtsanspruch auf Kindergartenplatz) begründen. Damit stiegen die Ausgaben der Kommunen, welche dementsprechend Verwaltungsreformen und neue Steuerungsmodelle einforderten sowie die Qualitätsdebatte im Hinblick auf Wirksamkeit, Effizienz und Effektivität der sozialen Leistungen beeinflussten.[496]

Einrichtungen und Träger waren aufgefordert, ihre Arbeit an nachvollziehbaren Qualitätskriterien auszurichten und Verfahren zur Bewertung und Aufrechterhaltung qualitativ hochwertiger Leistungen zu entwickeln. Die Aufgaben des Qualitätsmanagements innerhalb der Einrichtungen bezogen sich nicht mehr vorwiegend auf die internen und externen Rahmenbedingungen der Sozialen Arbeit, sondern konzentrierten sich auch auf die Prozesse und deren Ergebnis-

---
494 Vgl. Wendt, W. R. (1999), S. 174.
495 Vgl. Merchel, J. (2001c), S. 14 f.
496 Vgl. Struck, N. (1999), S. 6 ff.

4 Entwicklung der Qualitätsaktivitäten

se, d. h. das sozialpädagogische Handeln als Kern der Kinder- und Jugendhilfe rückte ins Zentrum der Qualitätsentwicklung.[497]

Die Kinder- und Jugendhilfe in Deutschland zeichnet sich durch ihre Vielfältigkeit, die in der Besonderheit ihrer Aufgaben und ihrer Strukturen begründet ist, aus. In der Öffentlichkeit wahrgenommen werden vor allem ihre Kernarbeitsfelder in den Kindertageseinrichtungen, der Jugendarbeit, der Jugendsozialarbeit und das weit verzweigte Feld der Hilfen zur Erziehung. Ihr nachhaltiger quantitativer und qualitativer Bedeutungszuwachs in den vergangenen Jahren gründet sich auf die veränderten Lebenslagen und Lebensbedingungen der Kinder und Jugendlichen, wie die Sachverständigenkommission im 11. Kinder- und Jugendbericht aufgrund einer differenzierten Analyse der Lebenslagen junger Menschen dokumentiert.[498] Das breit gefächerte System der Kinder- und Jugendhilfe in der Bundesrepublik übernimmt, neben Kindergarten, Schule, Ausbildung und Familie, weitgehend die öffentliche Verantwortung für das Aufwachsen von Kindern und Jugendlichen. Jeder junge Mensch hat ein Recht auf Förderung seiner Entwicklung und auf Erziehung zu einer gemeinschaftsfähigen und eigenverantwortlichen Persönlichkeit (§ 1 Abs. 1 SGB VIII bzw. Kinder- und Jugendhilfegesetz (KJHG)). Unter Berücksichtigung und Beachtung des „natürlichen Rechts der Eltern" übernimmt der Staat im Rahmen der Kinder- und Jugendhilfe als „staatliches Wächteramt" die Überwachung der Pflege und Erziehung und der Betätigung der Eltern, ihren Pflichten nachzukommen (§ 1 Abs. 2 SGB VIII).

Die Kinder- und Jugendhilfe gehört als Bestandteil der allgemeinen sozialen Infrastruktur zur sozialpolitischen Grundversorgung in der Bundesrepublik (§ 1 Abs. 1 SGB VIII). Ihre Aufgaben beziehen sich nicht mehr nur auf schwierige und auffällige, sondern auf alle Kinder und Jugendlichen, d. h. im Mittelpunkt steht das Wohl aller Kinder und Jugendlichen:

- Die Kinder- und Jugendhilfe fördert dies durch ihre direkte personen- und einzelfallbezogene Arbeit mit den Adressaten und Adressatinnen bei der Erfüllung ihrer Entwicklungsaufgaben und bei der Bewältigung ihrer Lebensprobleme in unterschiedlichen Lebenslagen und Lebensbereichen durch eine plurale Angebotsstruktur.
- Sie leistet einen Beitrag zur Schaffung positiver Lebensbedingungen in allen Lebensbereichen der Kinder und Jugendlichen und ihrer Familien.[499]

Diese grundlegenden Aufgaben sind im § 1 Abs. 3 des Sozialgesetzbuches (SGB VIII bzw. Kinder- und Jugendhilfegesetz – KJHG) detailliert festgeschrieben. Die doppelte Aufgabenstellung ergibt sich aus der öffentlichen Verantwortung für das Aufwachsen von Kindern und Jugendlichen als ein Teil allgemeiner Jugendpolitik. Die Kinder- und Jugendhilfe wird diesem Auftrag gerecht,

---

497 Vgl. Merchel, J. (2001c), S. 18 f.
498 Vgl. Bundesministerium für Familie, Senioren, Frauen und Jugend (BMFSFJ) (Hrsg.) (2002b), Teil B, S. 105–121.
499 Vgl. Bundesministerium für Familie, Senioren, Frauen und Jugend (BMFSFJ) (Hrsg.) (2002b), S. 42.

indem sie bedarfsabhängige Dienstleistungsangebote entwickelt, die sie im Prinzip allen zur Verfügung stellt.

Die Angebote richten sich an Kinder- und Jugendliche von 0 bis 27 Jahre sowie zum Teil direkt an die Personensorgeberechtigten. Zum anderen übernimmt die Kinder- und Jugendhilfe verstärkt sozialplanerische und kindheits- bzw. jugendpolitische Aufgaben, d. h. es werden Leistungen für alle Jugendlichen angeboten, die sich als allgemeine Förderung bzw. sozialräumliche Infrastrukturleistungen kennzeichnen lassen wie Jugendarbeit, Allgemeiner sozialer Dienst (ASD), Beratungsstellen, familienunterstützende Dienste, auch im Sinne der Schaffung und Erhaltung positiver Lebensbedingungen sowie einer kinder- und familienfreundlichen Umwelt für junge Menschen und ihre Familien.[500]

Im SGB VIII sind folgende, zentrale Aufgabenbereiche der Kinder- und Jugendhilfe formuliert:

- Jugendarbeit, Jugendsozialarbeit und erzieherischer Kinder- und Jugendschutz (§§ 11 bis 15 SGB VIII);
- Förderung in der Erziehung in der Familie (§§ 16 bis 21 SGB VIII);
- Förderung von Kindern in Tageseinrichtungen und in der Tagespflege (§§ 22 bis 26 SGB VIII);
- Hilfe zur Erziehung einschließlich der Heimerziehung, Eingliederungshilfe für seelisch behinderte Kinder und Jugendliche, Hilfe für junge Volljährige (§§ 27 bis 42 SGB VIII).

Das dritte Kapitel des Achten Sozialgesetzbuches (SGB VIII) beinhaltet weitere Aufgaben der Kinder- und Jugendhilfe, die Maßnahmen zum Schutz der Kinder- und Jugendlichen, Mitwirkung in gerichtlichen Verfahren und Beistandschaft, Pflegschaft und Vormundschaft für Kinder und Jugendliche formulieren (§§ 42 bis 60 SGB VIII). Die Beteiligung und Mitwirkung der Kinder, Jugendlichen und Personensorgeberechtigten als gleichberechtigte Partner werden ausdrücklich im Hilfeplanverfahren (§ 36 KJHG) festgeschrieben.

Anzumerken ist, dass in § 35a SGB VIII die „Eingliederungshilfe für seelisch behinderte Kinder und Jugendliche" gesetzlich festgelegt ist und damit die Notwendigkeit zur Kooperation der Kinder- und Jugendhilfe mit anderen „Einrichtungen, Personen oder Diensten, die geeignet sind, sowohl die Aufgaben der Eingliederungshilfe als auch den erzieherischen Bedarf zu decken" (Abs. 3), gesetzlich verankert wurde. In § 81 KJHG ist ausdrücklich die Aufgabe der Zusammenarbeit mit anderen Stellen und öffentlichen Einrichtungen vorgesehen, wie z. B. Schulen, Einrichtungen des öffentlichen Gesundheitswesens, der Bundesanstalt für Arbeit, Träger anderer Sozialleistungen, Gewerbeaufsicht, Polizei und Ordnungsbehörde, Justizvollzugbehörden und Einrichtungen der Aus-, Fort- und Weiterbildung.

---

500 Vgl. Bundesministerium für Familie, Senioren, Frauen und Jugend (BMFSFJ) (Hrsg.) (2002b), S. 61.

4 Entwicklung der Qualitätsaktivitäten

Ausdrücklich wird in den §§ 5 und 8 KJHG das Wunsch- und Wahlrecht sowie die Beteiligung der Leistungsempfänger beschrieben. Aussagen zur Grundrichtung der Erziehung, der Selbstbestimmung, dem selbständigen verantwortungsbewussten Handeln und der Gleichberechtigung zwischen Jungen und Mädchen werden in § 9 KJHG getroffen.

Als wesentliche Aufgabe wird die Erstellung eines Jugendhilfeplans durch den Jugendhilfeausschuss unter Beteiligung der anerkannten Träger in § 80 KJHG beschrieben. Hier geht es um die Bedarfsermittlung, um die Planung und Gewährleistung eines möglichst wirksamen, vielfältigen und aufeinander abgestimmten Angebots von Jugendhilfeleistungen.[501]

Im Kern ist die Kinder- und Jugendhilfe durch zwei Prinzipien geprägt: Durch die individuellen Hilfen und die allgemeinen Förderungen bzw. Infrastrukturleistungen und sozialräumliche Hilfen.

In der Bundesrepublik Deutschland werden diese Aufgaben von Einrichtungen unterschiedlicher Trägerschaft übernommen, d. h. es stellt sich eine vielfältige, heterogene Organisationsstruktur der Kinder- und Jugendhilfe dar. Sie unterliegt im Rahmen des Föderalismus der Bundesrepublik Deutschland der Zuständigkeit der einzelnen Bundesländer. Der Bund übernimmt lediglich eine fördernde und anregende Funktion in Form von Gesetzesvorgaben (KJHG), Erstellung des Kinder- und Jugendplans sowie der Kinder- und Jugendberichte.

Überörtliche Träger wie Landesjugendämter, Landschaftsverbände oder Landeswohlfahrtsverbände übernehmen die Aufgabe einer Beratungs-, Fortbildungs- und Aufsichtsinstanz. In ihren Modernisierungsbestrebungen, angeregt durch die Novellierung des KJHG 1999, entwickeln sich die Landesjugendämter von der ehemaligen „Heimaufsicht" (Eingriff und Kontrolle zum Schutz von Kindern und Jugendlichen in Einrichtungen) hin zu einer sozialpädagogisch beratenden und unterstützenden Dienstleistungsbehörde.

Die Gesamtverantwortung übernehmen die Träger der öffentlichen Jugendhilfe nach § 69 Abs. 1 SGB VIII.[502] Diese sind als örtliche Träger Stadtkreise, Landkreise und kreisangehörige Gemeinden mit eigenem Jugendamt. Die kommunalen Jugendämter, die sich in Verwaltung (Kostenübernahme) und Jugendhilfeausschuss (Erstellung eines Hilfeplans) aufteilen, nehmen eine zentrale Rolle ein. Dabei übernimmt der Jugendhilfeausschuss gegenüber der Verwaltung eine übergeordnete Rolle. Nach einer Erhebung des Deutschen Instituts für Jugendhilfe (DJI) arbeiten 82 % der Jugendämter innerhalb der Kommunalverwaltungen eigenständig. Nur 18 % sind anderen Diensten z. B. dem Sozialamt zugeordnet, wobei aber eine klare Zuordnung der einzelnen Aufgabenbereiche gegeben ist. Davon kommt es lediglich bei 4 % zu einer Vermischung

---

501 Bundesministerium für Familie, Senioren, Frauen und Jugend (2001) www.bmfsfj.de/dokumente/Bestellservice/ix29391.htm, S. 40–69 [Stand: 23. 1. 2001].
502 Vgl. Kunkel, P.-Ch.: Gesamtverantwortung des öffentlichen Trägers. In: Becker-Textor, I. & Textor, M. R. (Hrsg.): SGB VIII – Online-Handbuch. Internet: http://www.sgbVIII.de/S128.html [06. 09. 2003].

der Aufgaben. Deutlich wird hier, dass trotz einer breit geführten Debatte über das Weiterbestehen der Jugendämter nach wie vor das Jugendamt eine zentrale Organisationsform darstellt.[503]

Hervorzuheben sind die stark vertretenen freien Träger (ca. 60 % gegenüber 40 % öffentliche Träger), die sich durch Vertrag mit dem öffentlichen Träger an die gesetzlichen Pflichten binden und somit Aufgaben und Leistungen übernehmen. Die Vielfalt der Träger mit unterschiedlichen Wertorientierungen, Inhalten, Methoden und Arbeitsformen wird vom Gesetzgeber (§ 3 Abs. 1 KJHG) ausdrücklich unterstützt und gefördert.

Vor allem sind hier die Wohlfahrtsverbände zu nennen, wie der Deutsche Caritasverband, einschließlich sonstiger katholischer Verbände, und das Diakonische Werk, einschließlich der Verbände der evangelischen Kirche. In den ostdeutschen Bundesländern sind gegenüber den traditionellen, meist konfessionell ausgerichteten Wohlfahrtsverbänden, die freien Verbände wie z. B. die Volkssolidarität vertreten.

Neben den vielfältigen Formen von Jugendverbänden stellen eine weitere wesentliche Organisationsform innerhalb der Kinder- und Jugendhilfe die Selbsthilfegruppen dar (Elterninitiativen, Jugendkulturarbeit, Jugendsozialarbeit und Jugendberufshilfe). Sie sind häufig im Deutschen Paritätischen Wohlfahrtsverband (DPWV) organisiert. Privatgewerbliche Anbieter nehmen mit ca. 1 % der Einrichtungen der Kinder- und Jugendhilfe nur eine unbedeutende Rolle ein. Jedoch leisten sie in Bezug auf die Jugendsozialhilfe in Form von Übungsbetrieben zur beruflichen Ausbildung, vor allem in den ausbildungsschwachen ostdeutschen Bundesländern einen nicht unerheblichen Beitrag.[504]

Im Bereich der Kinder- und Jugendhilfe sind ca. 450 000 Personen beschäftigt. Insgesamt ca. 85 % der Beschäftigten sind Frauen, was sich jedoch bis heute in der Leitungsebene nicht fortsetzt. Insgesamt hat sich die Zahl der einschlägig ausgebildeten Fachkräfte (einschließlich Erzieher) von 33,1 % im Jahre 1974 auf 56,1 % im Jahre 1998 erhöht. In ihren Arbeitsfeldern bietet die Kinder- und Jugendhilfe ein breites Spektrum von ambulanten, teilstationären und stationären Einrichtungen. Ihre Personalstruktur ist geprägt durch ein heterogenes In- und Nebeneinander von unterschiedlichen Berufsgruppen und Beschäftigungsverhältnissen in der Mitarbeiterschaft. Innerhalb des Spektrums der Fachkräfte bildet, neben diplomierten Sozialpädagogen und Sozialarbeitern der Fachhochschulen sowie den universitär ausgebildeten Diplompädagogen und den Kinderpflegerinnen, die Gruppe der Erzieher den Kern der Personalstruktur.

Jedoch bestehen zwischen den ostdeutschen und westdeutschen Bundesländern immer noch erhebliche Unterschiede. In den ostdeutschen Bundesländern hat sich, bedingt durch den starken Geburtenrückgang und die damit einhergehende Reduzierung von Kinderkrippen und Kindertagesstätten, die Zahl der Be-

---

503 Vgl. Bundesministerium für Familie, Senioren, Frauen und Jugend (BMFSFJ) (Hrsg.) (2002b), S. 67.
504 Vgl. Bissinger, S. (2002), S. 18 ff.

schäftigten in sieben Jahren um ein Drittel verringert. Der Abbau alter und der Aufbau neuer Strukturen bleibt weiterhin eine zentrale Aufgabe der Kinder- und Jugendhilfe in den ostdeutschen Bundesländern.[505]

4.6.1 Qualitätsaktivitäten in der Kinder- und Jugendhilfe

Die Entwicklung von Qualitätsmanagementsystemen in der Kinder- und Jugendhilfe kann nicht allein auf die Impulse, die nach der Novellierung des KJHG 1999 die Diskussion belebten, zurückgeführt werden. Vielfältige Ansätze, Verfahren und Maßnahmen, Modelle und Projekte wurden in den Einrichtungen der Kinder- und Jugendhilfe vor Inkrafttreten des neuen Gesetzes erarbeitet und erprobt. Deutlich wird in der Übersichtsarbeit von Gerull,[506] dass die Einrichtungen sich intensiv mit Maßnahmen zur Qualitätsentwicklung auseinandergesetzt haben. Ebenfalls werden in den oben erwähnten Schriften „QS" des BMFSFJ seit 1996 unterschiedliche Projekte und Modellversuche diskutiert.[507]

Durch die Gesetzesnovellierung und Ergänzung des § 78 KJHG sind die Einrichtungen der Kinder- und Jugendhilfe vor allem im Bereich der Erziehungshilfe aufgefordert, die Qualität ihrer Leistungen zu überprüfen; gleichzeitig wird im Gesetz gefordert, die Qualitätsentwicklung prospektiv darzulegen.[508] In der Ausführung dieser Qualitätsentwicklungsvereinbarungen, d. h. welche Aktivitäten, Instrumente oder Verfahren favorisiert und implementiert werden, sind die Einrichtungen und deren Träger weitgehend auf sich selbst gestellt.

4.6.2 Gesetzliche Grundlagen zur Qualitätssicherung

Die in den neunziger Jahren begonnenen Diskussionen über Qualität und Qualitätssicherung in der Kinder- und Jugendhilfe führten 1999 zu einer entscheidenden Neuregelung des SGB VIII. Im Zuge einer Neufassung der Finanzierungsregeln in den §§ 78 a–g KJHG ist insbesondere eine Verpflichtung zum Abschluss von Leistungsvereinbarungen und Qualitätsentwicklungsvereinbarungen zwischen Leistungsanbietern und Leistungsträgern unter Beteiligung des Leistungsberechtigten gefordert. Anstelle des vorherigen Prinzips der Kostenerstattung gemäß Pflegesatz und Pflegesatzdeckelung setzt der Gesetzgeber nun auf eine vertragliche Konzeption. Der Abschluss der Vereinbarungen ist prospektiv ausgerichtet, d. h. im Hinblick auf einen voraus liegenden Vereinbarungs- bzw. Wirtschaftszeitraum. Kernstück der vertraglichen Konzeption ist die Leistung.[509]

---

505 Vgl. Bissinger, S. (2002), S. 46 ff.
506 Vgl. Gerull, P. (2000a), S. 206 ff.
507 Vgl. Bundesministerium für Familie, Senioren, Frauen und Jugend (BMFSFJ) (Hrsg.) (1996–2001).
508 Vgl. Gerull, P. (2000c), S. 14.
509 Vgl. Gottlieb, H. D. (2003), S102 ff.

In der Leistungsvereinbarung muss neben Inhalt und Umfang die Qualität des Leistungsangebots ausgehandelt und festgeschrieben werden (§ 78b Abs. 1 Nr. 1 KJHG). Im weiteren Gesetzestext wird konkretisiert, dass in den Vereinbarungen „Grundsätze und Maßstäbe für die Bewertung der Qualität der Leistungsangebote sowie geeignete Maßnahmen zur ihrer Gewährleistung (Qualitätsentwicklungsvereinbarung)" enthalten sind (§ 78b Abs. 1 KJHG). Als wesentliche Merkmale werden in § 78c Abs.1 KJHG genannt:

- Art, Ziel und Qualität des Leistungsangebotes,
- der in der Einrichtung zu betreuende Personenkreis,
- die erforderliche personelle und sächliche Ausstattung,
- die Qualifikation des Personals sowie,
- die betriebsnotwendigen Anlagen der Einrichtungen.

Der Gesetzgeber hat ausdrücklich den Begriff der „Qualitätsentwicklungsvereinbarung" gewählt, um damit den prozesshaften Charakter dieser Sozialdienstleistung zu verdeutlichen. Die Einrichtungen sind daher aufgefordert, Ziele bewusst zu definieren, ihre Arbeit anhand entwickelter Kriterien für die Zielerreichung auszurichten sowie entsprechende Bewertungsverfahren zu implementieren.[510] Konkrete Bestimmungen zur Überprüfung der Qualität sind nicht im Gesetzestext zu finden. Der Begriff der „Qualitätssicherung" wurde ausdrücklich vermieden, da die Herstellung von Qualität in der Kinder- und Jugendhilfe als eine kontinuierlich zu betreibende Entwicklungsaufgabe, sowohl der einzelnen Einrichtungen und ihrer Träger als auch im trägerübergreifenden Kontext, gesehen wird, wobei der Aushandlungsdiskurs im Vordergrund steht.[511]

Als Grundlage der Entgeltvereinbarungen dienen die in der Leistungs- und Qualitätsentwicklungsvereinbarung festgelegten Leistungs- und Qualitätsmerkmale. Anders ausgedrückt bedeutet das, dass nur dann, wenn die Leistung und ihre Qualität bekannt und transparent und die Art und Weise der Durchführung sowie ihre dauerhafte Gewährleistung sichergestellt sind, kann ein entsprechendes Entgelt verlangt werden.[512] Dabei wird zum einen durch die Leistungs- und Entgeltvereinbarung die betriebswirtschaftliche Perspektive betont und zum anderen wird durch die Qualitätsentwicklungsvereinbarung die fachliche Ebene angesprochen. Der Gesetzgeber fordert somit die Zusammenführung der beiden unterschiedlichen Zielrichtungen.[513]

Die Qualitätsentwicklung in den einzelnen Einrichtungen oder einzelner Einrichtungsträger ist weitgehend von der Umsetzung der gesetzlichen Regelungen abhängig, d. h. davon, inwieweit auf Länderebene entsprechende Definitionen der Begrifflichkeiten von Qualität und Qualitätsentwicklung vorgegeben werden und Angaben zu ihrer Ausgestaltung getroffen werden. Die örtlichen

---

510 Vgl. Merchel, J. (2000), S. 11 ff.
511 Vgl. Merchel, J. (2000), S. 21 f.
512 Vgl. Kröger, R. (2003), S. 22 ff.
513 Vgl. Merchel, J. (2001c), S. 22.

4 Entwicklung der Qualitätsaktivitäten

Jugendämter sind zur Umsetzung von § 78a–g KJHG gesetzlich verpflichtet. Die kommunalen Spitzenverbände auf Landesebene und die Verbände der freien Jugendhilfe können regionale Kommissionen bilden, die entsprechende Rahmenverträge und Vereinbarungen gemäß § 78b Abs. 1 schließen (§ 78e Abs. 3 § 78f KJHG). Der Gesetzgeber vertraut somit auf den Abschluss von Landesrahmenverträgen nach § 78 f. KJHG.

In den vergangenen Jahren sind daher auf Landesebene eine Vielzahl von Landesrahmenverträgen mit einer Vielzahl von unterschiedlichen Regelungen, vor allem im Hinblick auf die Überprüfung und Gewährleistung der Leistungen und Qualitätsentwicklungen, entstanden. Aus der aktuell veröffentlichten Studie von Gottlieb zum Umsetzungsgegenstand der gesetzlichen Neuregelung (§§ 78a ff. SGB VIII)[514] geht hervor, dass *eine systematische Ordnung* der Rahmenverträge der einzelnen Länder aufgrund der erheblichen Unterschiede nicht möglich ist. Die in den untersuchten Rahmenverträgen ausformulierten Qualitätsvereinbarungen verdeutlichen, dass bei den meisten Vertragsparteien Unklarheit herrscht, was unter dem Begriff Qualitätsvereinbarungen im Gegensatz zu dem Qualitätsbegriff in den Leistungsvereinbarungen zu verstehen sei. Die differenzierten begrifflichen Unterscheidungen zwischen Qualitätssicherung (ein Mindestmaß an Erfordernissen zu erfüllen) und Qualitätsentwicklung (zukunftsorientiert Ziele zu formulieren) spiegeln sich in den Vereinbarungen nicht wider. Instrumentarien zur Fortentwicklung der gegebenen Qualität liegen nur rudimentär vor, z. B. zur Mitarbeiterqualifizierung und Supervision sowie zur Prozess- und Verfahrensqualität im individuellen Hilfeprozess. Anhand der Studie wird deutlich, dass die untersuchten Rahmenverträge zu den Qualitätsvereinbarungen sowohl auf Landesebene als auch auf der kommunalen Ebene noch erheblichen Informations- und Entwicklungsbedarf aufzeigen.[515] Das bedeutet auch, dass im Verlauf von ca. vier Jahren seit Inkrafttreten des neuen Gesetzes, die Qualitätsvereinbarungen dem Vorgang der Leistungs- und Entgeltvereinbarungen nach wie vor zeitlich und inhaltlich nachgeordnet werden.[516]

Festzuhalten ist, dass durch die gegebene Gesetzeslage eine Basis geschaffen wurde, die Einrichtungen vor allem im Feld der Erziehungshilfe auffordert, sich mit dem Thema „Qualität" auseinander zu setzen und Maßnahmen zu ergreifen, die Qualitätsentwicklung ermöglichen und fördern.

4.6.3 Qualitätsmanagementsysteme und -ansätze

Dementsprechend stellt sich im Bereich der Kinder- und Jugendhilfe unter anderem auch wegen der pluralen Angebotsstruktur eine sehr vielschichtige und heterogene Landschaft der Qualitätsmanagementsysteme und der entwickel-

---

514 Vgl. Gottlieb, H. D. (2003), S 136.
515 Vgl. Münder, J. (2003), S. 52 f.
516 Vgl. Merchel, J. (2001c), S. 23.

ten Instrumente zur Qualitätsentwicklung dar. Selbst innerhalb der einzelnen freien Trägerverbände zeigt sich die Qualitätsentwicklung uneinheitlich, da die Institutionen rechtlich autonom sind. Die Entscheidung der Einrichtungen für ein Qualitätsmanagementsystem hängt von der damit verbundenen Zielsetzung, von der spezifischen Aufgabenstellung sowie ihren organisatorischen Handlungsbedingungen ab.[517] Wesentlich bei der Erarbeitung und Entwicklung von unterschiedlichen Qualitätsmanagementsystemen, Instrumenten und Methoden für Einrichtungen der Kinder- und Jugendhilfe, vor allem im Bereich der Kindertagesstätten,[518] ist die Anpassung an das sozialpädagogische und pädagogische Handlungsfeld. Das bedeutet, dass vorhandene andernorts entwickelte Verfahren des Qualitätsmanagements auf die spezifischen Anforderungen der Kinder- und Jugendhilfe hin reflektiert werden müssen.[519]

Trotz einer kontroversen Diskussion in der Kinder- und Jugendhilfe zu den Verfahren und Konzepten aus dem industriellen Bereich zeigen sich in den Qualitätsmanagementansätzen, die in den Einrichtungen eingeführt und umgesetzt werden, deutlich die Grundmuster nach DIN EN ISO und EFQM (European Foundation Quality Management). Dabei finden sowohl entsprechende Qualifizierungen der Fachkräfte als auch die Installierung von Qualitätsbeauftragten, die die innerbetriebliche Qualitätsentwicklung als Motor und Mentor vorantreiben sollen, statt. Jedoch werden diese Konzepte durch verbandseigene oder einrichtungsspezifische Bausteine ergänzt und damit an die Anforderungen im sozialen Arbeitsbereich adaptiert.

- Ein Beispiel für die Anwendung der DIN EN ISO-Normen im Qualitätsmanagement stellt die Caritas-Jugendhilfe in Köln dar.[520]
- Die Systematik von EFQM findet sich z. B. in den Konzepten des Paritätischen Wohlfahrtsverbandes und im modularen Qualitätsmanagement- und Qualitätssicherungs-Modell des DRK.[521]
- Zu ergänzen ist das Service Assessment Qualitätsmanagementsystem, welches sich an TQM und EFQM orientiert und als ServAs-Haus bildlich dargestellt wird.[522]

Jedoch zeigen diese Qualitätsmanagementansätze ihren Schwerpunkt vorrangig in der Steuerung innerbetrieblicher Abläufe. Deutlich wird, dass vor allem bei den Wohlfahrtsverbänden Qualitätsmanagementsysteme einrichtungsübergreifend implementiert werden. Je nach Aufgabenstellung der Einrichtungen wird dies auch berufsgruppenübergreifend realisiert. Die Übertragbarkeit der je-

---

517 Vgl. Merchel, J. (2001c), S. 53.
518 Vgl. QUAST, www.spi.nrw.de; Tietze, W. & Schuster, K. M. & Rossbach, H. G. (1997); Kronberger Kreis für Qualitätsentwicklung in Kindertageseinrichtungen (Hrsg.) (1998); Projektgruppe Wanja (Hrsg.) (2000).
519 Vgl. Merchel, J. (2001c), S. 193.
520 Vgl. Bundesministerium für Familie, Senioren, Frauen und Jugend (BMFSFJ) (Hrsg.) (1998a).
521 Vgl. Brombach, H. (1999), S. 303.
522 Gerull, P. (2001), S. 50 f.

weiligen Qualitätsmanagementansätze wird in fast allen QM-Systemen als grundsätzliche Anforderung, unabhängig von dem Dienstleistungsfeld der Einrichtung, formuliert.[523]

Aktivitäten zur Qualitätsentwicklung auf der Grundlage von bottom-up-Strategien zeichnen sich dadurch aus, dass sichtbar werdende Problemsituationen aufgenommen und Lösungswege erarbeitet oder Fehler als Chance zur Weiterentwicklung genutzt werden. Die Implementierung von sich ergänzenden und aufeinander aufbauenden Qualitätsaktivitäten führt in einem weiteren Schritt zur Entwicklung eines Qualitätsmanagementsystems.[524] Der partizipative Ansatz zeigt sich auch im einrichtungsinternen am spezifischen Handlungsfeld orientierten und unter wissenschaftlicher Begleitung entwickelten Qualitätsmanagementsystems des „Münchener Modells" (PQM).[525]

Eine weitere Unterscheidung der in der Literatur vorgefundenen Ansätze zur Qualitätsentwicklung kann anhand ihrer inhaltlichen Strukturierung erfolgen. Hier konkurrieren die oben genannten verfahrenstechnisch orientierten Konzepte mit Konzepten, die den Focus auf den Prozess der Dienstleistung setzen und damit einer inhaltlichen Orientierung zuzuordnen sind:

- Als ein gemeinsames „Lernmodell", im Sinne von individuellem Lernen und Organisationslernen, bezeichnet sich das Qualitätsentwicklungsprojekt „fair handeln", welches an das St. Galler Managementkonzept angelehnt ist und am EFQM-Modell orientiert ist. Das im Rahmen des Fachverbandes Evangelische Erziehungshilfe im Diakonischen Werk Berlin und Brandenburg durchgeführte Projekt setzt den Schwerpunkt auf den Aushandlungsprozess nach § 36 SGB VIII (Hilfeplanverfahren) unter Berücksichtigung der Perspektive der Beteiligten und Betroffenen.[526]

- Zu erwähnen wäre der Ansatz dialogische Qualitätsentwicklung in Kindertageseinrichtungen des „Kronberger Kreises", der von einem mehr-dimensionalen, am Situationsansatz orientierten Interaktionsmodell von Bronfenbrenner ausgeht und nicht nur die Einbindung der Mitarbeiter, Träger, Institutionen und Qualitätsentwickler einfordert, sondern auch Eltern und Kinder in den Dialog einbezieht. Hier wird die Entwicklung von Qualität und fachlichen Standards im Diskurs als ein gemeinsames Vorhaben betrachtet.[527] Dieser Situationsansatz findet sich sowohl in den Qualitätssicherungssystemen in Tageseinrichtungen für Kinder im Rahmen des Forschungsvorhabens „Nationale Qualitätsinitiative" wieder[528] als auch in den Konzepten „Lebensqualität in Wohnstätten für erwachsene Menschen mit

---

523 Vgl. Qualitätsmanagementsysteme in Anlehnung an DIN EN ISO und EFQM.
524 Vgl.: Berauer, B. & Mummenthey, K. (2003), S. 84–94; Bundesministerium für Familie, Senioren, Frauen und Jugend (BMFSFJ) (Hrsg.) (2000a).
525 Vgl. Gmür, W. (1999), S. 169–182; Bundesministerium für Familie, Senioren, Frauen und Jugend (BMFSFJ) (Hrsg.) (1998a).
526 Vgl. Loh, M. (2000).
527 Vgl. Gerull, P. (2000c), S. 74 ff.
528 Vgl.: Nationale Qualitätsinitiative im System der Tageseinrichtungen für Kinder: www.ifp-bayern.de/cms/TQ2.pdf.

geistiger Behinderung" (LEWO)[529] und „Pro Psychiatrie Qualitätssystem" (PPQ System).[530]

- Unter Anwendung eines empirischen Sozialforschungsansatzes entstand das Projekt „Wirkungsanalyse in der Jugend-Arbeit" (WANJA) zur Evaluation von Arbeitsorganisation und Inhalten pädagogischen Handelns unter Einbeziehung der Adressaten in der „Offenen Kinder- und Jugend-Arbeit" (OKJA). Die Ergebnisse dieses Projektes und die Verfahrensvorschläge konzipieren den so genannten „kommunalen Wirksamkeitsdialog" als kommunales Qualitätsmanagement mit entsprechenden Kriterien, fachlichen Standards und Indikatoren, die jedoch immer wieder durch responsive Evaluation in der Praxis überprüft und weiterentwickelt werden sollen.[531]

Die Implementierung von Qualitätsmanagementsystemen erfordert, nicht nur auf der Implementierungsebene, sondern auch auf der Konkretisierungsebene, sowohl „top-down"- als auch „bottom-up"-Strategien. Anhand der gesichteten Literatur im Bereich der Kinder- und Jugendhilfe können die unterschiedlichen Ansätze nach ihrer Gewichtung unterschieden werden. In allen Praxisberichten wird die Beteiligung, Motivation und das Engagement der beteiligten Mitarbeiter ausdrücklich betont: Hinsichtlich der Vorgehensweise sind jedoch unterschiedliche Verfahrensweisen festzustellen.

Von der Verbandsebene werden entwickelte Standards, Richtlinien, Leitbilder sowie umfassende Qualitätsmanagementsysteme als Anforderungen in die Einrichtungen hineingegeben. Dabei werden, neben der Errichtung von Stabstellen für Qualitätsbeauftragte, sowohl Führungskräfte als auch Mitarbeiter als Multiplikatoren hinsichtlich Qualitätsentwicklungsmethoden qualifiziert und beraten.[532] Daneben sind Verfahren zu erkennen, die eine besondere Gewichtung darauf legen, dass der Qualitätsentwicklungsprozess vor allem von den Mitarbeitern mitgestaltet wird.

Die Strategien und Methoden im Bereich der Kinder- und Jugendhilfe stellen sich im Überblick heterogen dar. Zu unterscheiden sind Vorgehensweisen, die sich an der Implementierung eines vorgegebenen umfassenden Verfahrens („top-down") orientieren und Vorgehensweisen, die eher die „bottom-up"-Strategie bevorzugen, ohne jedoch die Funktionen der Leitungsebenen auszuschließen. Die Gestaltung der Qualitätsentwicklung als gemeinsames Vorhaben aller Beteiligten, das sowohl die Anforderungen an die Strukturqualität als auch an die Prozessqualität im Diskurs vereinbart (im Sinne eines Qualitätsfeststellungsverfahrens), wird vor allem im Bereich der Kindertagesstätten deutlich.[533]

Inwieweit die unterschiedlichen Strategien zur Akzeptanz und Identifikation mit den entsprechenden Qualitätsmanagementsystemen der im Feld der Erzie-

---

529 Vgl. N. Schwarte, N. & Oberste-Ufer, R. (2001a), S. 13.
530 Vgl. http://www.ppq.info/content/index.php.
531 Vgl. Stötzel, A. & Appel, M. (2000), S. 249–257.
532 Vgl. Imme, G. (1999), S. 296.
533 Vgl. Nationale Qualitätsentwicklung im System der Kindertageseinrichtungen für Kinder: www.spi.de [26. 08. 2003].

hungshilfe Tätigen beitragen, die geforderte nachhaltige Wirksamkeit zu erreichen, kann anhand der Literaturrecherche nicht beantwortet werden.

4.6.4 Instrumente und Maßnahmen zur Qualitätsentwicklung

Gleichfalls vielfältig und daher eher unübersichtlich stellen sich die Instrumentarien und Einzelmaßnahmen zur Qualitätsentwicklung in den Einrichtungen der Kinder- und Jugendhilfe dar.

Die Sachverständigenkommission forderte im Kinder- und Jugendbericht 2002 eine Verständigung auf bestimmte Eckwerte und Leitlinien, in die auch die gesellschaftlichen Rahmenbedingungen einzubeziehen sind. Sie geht davon aus, dass die Verständigung auf zwei Ebenen erfolgen soll. Neben der organisationsbezogenen Ebene, die oben unter den Punkten Strukturen und Rahmenbedingungen beschrieben ist, werden hier fachliche Eckwerte einer modernen Kinder- und Jugendhilfe formuliert, die sich auf folgende Punkte beziehen:

- Lebensweltorientierung (Einbezug der Ressourcen der Beteiligten, Stärkung ihrer Eigenverantwortung und Teilhabemöglichkeit),
- Dienstleistungsorientierung (Qualität der Interaktion zwischen Fachkräften und Adressaten)
- Professionalität (fachliches Handeln).[534]

Ebenso sind mehrere konzeptionelle Leitlinien formuliert, die sich auf die Aufgaben der sozialen Hilfe beziehen. Angesichts der Vielfältigkeit der unterschiedlichen Handlungsfelder, Spezifikationen und komplexen Situationen in der Kinder- und Jugendhilfe, plädieren die Experten für die Entwicklung von Eckpunkten zur Qualitätsentwicklung und Verfahren der Qualitätsfeststellung, die Allgemeingültigkeit beanspruchen. In den Einrichtungen werden infolge der Implementierung von Qualitätsmanagementsystemen so genannte Standards entwickelt, die im Prinzip Handlungsleitlinien und Handlungsanleitungen darstellen.[535] In den oben erwähnten und implementierten Qualitätsinitiativen werden unterschiedliche Indikatoren und Kriterien zur Feststellung von Qualität angegeben, z. B. Leitbild, Adressatenzufriedenheit, Mitarbeiterzufriedenheit, Kooperation, berufsgruppenübergreifende Aktivitäten, Kommunikationsforen. Offen bleibt, inwieweit die Ergebnisse der Überprüfung dieser Indikatoren systematisiert in den internen Qualitätsentwicklungsprozess einbezogen werden.

Werkzeuge oder Hilfsmittel des Qualitätsmanagements werden auch in der Kinder- und Jugendhilfe vielfältig verwendet.[536] Es finden Arbeitsgruppen,

---

534 Vgl. Bundesministerium für Familie, Senioren, Frauen und Jugend (BMFSFJ) (2002a), S. 63 f.
535 Ausgehend von der Definition in Kap. 4.2.4. Diese Definition orientiert sich an der 1984 herausgegebenen Definition der WHO und dem Qualitätsverständnis von Donabedian. Weitere Erläuterungen siehe dort.
536 Vgl. Bundesministerium für Familie, Senioren, Frauen und Jugend (BMFSFJ) (Hrsg.) (1998a), Methoden-Register.

Teams, Projektgruppen und Qualitätszirkel statt, die in den meisten Fällen einrichtungsübergreifend, entsprechend der Struktur der Kinder- und Jugendhilfe auf kommunaler Ebene oder überregional, unter Beteiligung unterschiedlicher Träger und der Jugendämter, angelegt sind. Qualitätszirkel-Teams können als Innovations-, Problemlösungs- und Evaluationsgruppen agieren. Deutlich wird dies aus dem Praxisbericht des Qualitätszirkelprojektes im Kontext eines Qualitätsmanagements im Bildungshaus Gutenberg in Lichtenstein.[537] Medieneinsatz, Moderationstechniken und Visualisierung der Planung, Problemlösung und Entscheidungsfindung sind meistens von den Möglichkeiten der Einrichtung und den betreffenden Akteuren abhängig. Im Qualitätsmanagementansatz des „Internen Qualitätsmanagementsystems in der Kinder- und Jugendhilfe" in Düsseldorf werden Instrumente wie z. B. Sequentielle Ereignismethode, Critical-Incident-Technik, Problem-Detecting-Methode zur Erkennung von Verbesserungsbereichen genutzt, die vor allem auf die Mitarbeiterbeteiligung gerichtet sind.[538]

Als weiteres Werkzeug benennt Gerull[539] das Qualitätshandbuch, welches in vielen Einrichtungen, die sich am Qualitätsmanagement-System DIN EN ISO orientieren, geführt wird. Das Qualitätshandbuch ist vor allem für die Zertifizierung nach DIN EN ISO von Bedeutung; inwieweit es jedoch tatsächlich zur Weiterentwicklung der Qualität beiträgt, wird von interviewten Experten[540] im Kinder- und Jugendhilfe-Bereich angezweifelt. Qualitätsentwicklung wird in der Kinder- und Jugendhilfe zu einem bemerkenswerten Anteil durch Selbstbewertungsinstrumente, Methoden der Selbstevaluation oder Fremdevaluation sowie durch Vergleich mit anderen Einrichtungen als Benchmarking angeregt. Das umfangreiche Projekt „Nationale Qualitätsentwicklung im System der Kindertageseinrichtungen für Kinder", gefördert durch das BMFSFJ, zielt darauf, Kriterien zur Erfassung der pädagogischen Qualität in Kindertageseinrichtungen und der Qualität der Arbeit mit Kindern zu erarbeiten und die Qualität auf der Basis des Situationsansatzes nach Bronfenbrenner zu entwickeln. Gleichzeitig werden ein handhabbares Verfahren zur Feststellung der Qualität sowie Instrumente zur internen und externen Evaluation erarbeitet und erprobt.[541] Die Projektphasen sind weitgehend abgeschlossen, so dass nach Aussage der Experten die Implementierung zur Bewilligung ansteht. Damit wäre im Bereich der Kindertagesstätten ein wichtiger Schritt zur Entwicklung von Kriterien pädagogischer Qualität in den Kindertageseinrichtungen getan.[542] Inwieweit diese umfangreiche Initiative Auswirkungen auf die Qualitätsdiskussion im Erziehungshilfebereich oder in der offenen Jugendhilfe zeigt, geht aus der gesichteten aktuellen Literatur nicht hervor.

---

537 Klare, A. & Wichmann, U. (1997), S. 48 ff.
538 Vgl. Bundesministerium für Familie, Senioren, Frauen und Jugend (BMFSFJ) (Hrsg.) (1996).
539 Gerull, P. (2000b), S. 3–9.
540 Hierbei handelt es sich um die Aussagen der selbst durchgeführten Experteninterviews.
541 Nationale Qualitätsentwicklung im System der Kindertageseinrichtungen für Kinder: www.spi.de [26. 8. 2003].
542 Quast: www.spi.nrw.de/material/quast_krit.pdf (im Oktober 2003).

4 Entwicklung der Qualitätsaktivitäten

Ein Selbstbewertungsverfahren, wie es im EFQM-Modell enthalten ist, dient als Instrument zur Beurteilung des Systems betrieblicher Vorkehrungen und der Maßnahmen zur Gewährleistung von Qualität. Ein auf den Erziehungshilfebereich spezifiziertes Verfahren „Selbstbewertungsverfahren zum Qualitätsmanagement in der Kinder- und Jugendhilfe" (SQ-J) stellt jedoch die Steuerung des Kontextes in den Mittelpunkt. Die Ergebnisse sollen vor allem einen offenen Diskurs zwischen allen Betroffenen und die Abstimmung eines gemeinsamen Handlungsplanes anstoßen.[543] Ziel dieses Konzeptes ist, umfangreiche Daten zu liefern, die dann im Rahmen eines Benchmarkings genutzt werden können.

Das Verfahren der Selbstevaluation wird im Kinder- und Jugendhilfebereich seit vielen Jahren genutzt und weiter entwickelt.[544] Die Selbstevaluation wird gegenüber der Fremdevaluation bevorzugt. Dabei befassen sich die Einrichtungen auch mit der Frage, welche Ergebnisse mit den eingesetzten personellen und finanziellen Ressourcen erreicht werden. Sowohl die Fremd- als auch die Selbstevaluation werden u. a. durchgeführt, um Auskunft über den Erfolg der Implementierung eines Qualitätsmanagementsystems zu erhalten, aber auch, um Qualitätsinitiativen anzuregen. Die Vielfalt der Methoden und Instrumente entspricht der Vielfalt der Einrichtungen in der Kinder- und Jugendhilfe.[545] Weitgehend kommen sozialwissenschaftliche Forschungsmethoden zur Anwendung, die Schulung und Trainingseinheiten der Fachkräfte voraussetzen.

Zu unterscheiden sind Verfahren,

- die explizit Teilbereiche der Einrichtungen evaluieren oder Adressaten- und Mitarbeiterbefragungen durchführen,[546]
- die Selbstevaluierung anhand selbstentwickelter und im Diskurs festgelegter Kriterien und fachlicher Standards durchführen,[547]
- die vorgegebene Skalen wie Kindergarten-Einschätzskala (KES) als Instrument zur Erfassung der Prozessqualität in Kindergartengruppen[548] oder Checklisten (WANJA)[549] nutzen bzw.
- die Evaluationsinstrumente, wie z. B. die Evaluationsstudie erzieherischer Hilfen (EVAS), nutzen.[550]

Die in der Literatur beschriebenen Verfahrensweisen der Selbstevaluation verdeutlichen, dass neben der Struktur- und Ergebnisqualität die Prozessqualität,

---

543 Gerull, P. (2000d), S. 24–28.
544 Petermann, F. & Schmidt, M. H. (1999).
545 Spiegel, H. (1998), S. 354 ff.
546 Vgl. Höfer, R., et. al.: Qualität in Kinderkrippen: Evaluationsprojekt in Kinderkrippen: Institut für Praxisforschung und Projektberatung: www.ipp-muenchen.de (im Oktober 2003).
547 Vgl. Bundesministerium für Familie, Senioren, Frauen und Jugend (BMFSFJ) (Hrsg.) (1997b); Hollstein-Brinkmann, H. (2000); Würzburger Jugendhilfeevaluationsstudie (WJE): www.ikj-mainz.de [16. 10. 03].
548 Vgl. Rossbach, H.-G. (1999), S. 214–226.
549 Vgl. Stötzel, A. & Appel, M. (2000), S. 249–257.
550 Vgl. Evaluationsstudie erzieherischer Hilfen: www.ikj-mainz.de, [15. 10. 03].

vor allem im Hinblick auf die pädagogische Orientierung, einen hohen Stellenwert einnimmt. Daher werden in einigen Evaluationskonzepten, unter Nutzung entsprechender Methoden (z. B. Kinderzeichnungen, projektive Verfahren, Aufsätze, narrative Verfahren, Interviews und Fragebögen), die Kinder- und Jugendlichen miteinbezogen. Dies erfordert jedoch sowohl eine entsprechende Qualifikationen der vor Ort tätigen Fachkräfte als auch eine wissenschaftliche Begleitung. Die Literaturrecherche ergab, dass Evaluationsverfahren dementsprechend sowohl von intern qualifizierten Mitarbeitern als auch extern von entsprechenden wissenschaftlichen Institutionen initiiert, durchgeführt und begleitet werden (Selbstbewertung und Fremdbeobachtung). Die aus der Evaluation gewonnenen Erkenntnisse sollen systematisch in den Arbeitsalltag integriert werden. Dies wird in den meisten Publikationen eingefordert, jedoch kann eine Systematik der Nutzung anhand der vorliegenden Literatur nicht nachgewiesen werden.

4.6.5 Qualitätssicherung durch externe Qualitätsprüfung bzw. -bewertung

Eine Bewertung der Qualität in Form von Zertifizierungen wird im KJHG nicht explizit vorgeschrieben. Der Gesetzgeber übergibt damit die Verantwortung an die zuständigen Jugendämter und Landesjugendämter sowie an die Einrichtungen selbst, unter Einbeziehung der Perspektive der Adressaten.

In der Kinder- und Jugendhilfe werden unterschiedliche Verfahren der internen Überprüfung und Kontrolle der Qualitätsaktivitäten angewandt. Als interne sowie externe Überprüfungen werden, wie oben beschrieben, verschiedene Zertifizierungsverfahren zur Überprüfung des Qualitätsmanagements und der Qualitätsentwicklung eingesetzt. Dabei ist es den Einrichtungen weitgehend selbst überlassen, ob sie sich für eine Zertifizierung und Bewertung von außen entscheiden. Eine externe Kontrolle im Sinne von Benchmarking wird in der gesichteten Literatur auf Projektebene deutlich. Inwieweit externe Audits durchgeführt werden, ist aus der vorliegenden Literatur nicht klar erkennbar. Eine Systematisierung und Bündelung der Ergebnisse der Zertifizierungen und deren Reflexion innerhalb der Verbände oder einrichtungsübergreifend für einzelne Arbeitsbereiche ist anhand der vorliegenden Literatur ebenfalls nicht ersichtlich.

In der Kinder- und Jugendhilfe in Deutschland wird die Qualität der Betreuung durch zahlreiche Ländergesetze, Verordnungen und einrichtungsspezifische Regelungen, die sich auf Indikatoren der Strukturqualität beziehen, umfangreich geregelt. Für die Sicherung solcher Regelungen sind die Landesjugendämter zuständig. In Bezug auf Vorgaben zur Prozessqualität, d. h. eine Verständigung über festgelegte Mindeststandards, die überprüfbar wären, kann anhand der vorliegenden Literatur keine Aussage getroffen werden.

Zertifizierungs- und Bewertungsverfahren werden in der Kinder- und Jugendhilfe derzeit kontrovers diskutiert. Der Gesetzgeber hat die Prüfung und Bewertung durch Zertifizierungsverfahren nicht vorgeschrieben und stattdessen den Begriff „Qualitätsentwicklungsvereinbarungen" geprägt. In der Fachliteratur werden Zertifizierungsverfahren eher skeptisch bis ablehnend betrachtet.[551] Im Gegensatz dazu zeigen sich in der Praxis jedoch vielfältige Aktivitäten der freien und öffentlichen Träger, die Qualität ihrer Einrichtungen und ihres Handelns zu dokumentieren und von „Externen" begutachten zu lassen, mit dem Ziel, ein Zertifikat oder „Siegel" zu erhalten, das die Einführung und Anwendung eines entsprechenden Qualitätsmanagementsystems bestätigt. Deutlich werden in der gesichteten Literatur Zertifizierungsverfahren, die sich weitgehend an die Normierung nach DIN ISO orientieren und organisatorische Strukturen und Abläufe überprüfen. Die verbandseigenen Zertifizierungsverfahren werden durch spezifische Qualitätsstandards ergänzt, so z. B. die Tandemzertifizierung nach DIN EN ISO und die AWO-spezifischen Qualitätsstandards.[552] Das Zertifikat des paritätischen Wohlfahrtsverbandes „PQ-Sys" weist drei Stufen auf, bei dem in der ersten Stufe lediglich die DIN EN ISO-Normierung zugrunde gelegt wird, in der zweiten und dritten Stufe die Kriterien des EFQM-Modells maßgeblich sind.[553]

Eine andere Zertifizierungsstrategie wird im Konzept von Tietze eingefordert.[554] Hier werden Qualitätskriterien zugrunde gelegt, die von der Profession entwickelt und anerkannt sind. Beispielhaft wird als Instrument die auf wissenschaftlichen Erkenntnissen basierende Kinder-Einschätz-Skala (KES) genannt, mit deren Hilfe gute Qualität objektiv gemessen und überprüft werden kann. Im Prinzip geht es um eine Strategie der Selbstkontrolle durch die Profession, die allerdings für die einzelne Einrichtung den Charakter einer externen Bewertung einnimmt. Inhaltlich werden Anforderungen formuliert, die als Grundlage für eine allgemeine systematische Diskussion und Ausarbeitung der Anforderungsprofile von Qualitätssicherungssystemen dienen können (Qualitätskonsens, Messbarkeit und Überprüfbarkeit, Verbesserungsanreize, Offenheit, Neutralität, Pluralität, Universalität, Beteiligung aller Akteure). Zusammenfassend wird hier als ergänzendes Steuerungselement ein allgemeingültiges pädagogisches Gütesiegel für den Kindertagesstättenbereich vorgeschlagen.[555]

In der vorliegenden Fachliteratur[556] wird vor allem darauf verwiesen, dass eine Zertifizierung nur dann den erwünschten Erfolg zeichnet, wenn der Prozess der Überprüfung als Bestandteil einer fortschreitenden internen Qualitätsentwicklung im Sinne von „Meilensteinen" betrachtet wird und die Merkmale der sozialpädagogischen und pädagogischen Handlungsfelder berücksichtigt werden. Nach Merchel sind „Formen der prozessorientierten Qualitätsentwicklung für die soziale Arbeit erfolgsversprechender als aufwendige und in ihrem Wert

---

551 Vgl. Gerull, P. (2000c), S. 120–126.
552 Imme, G. (1999).
553 Merchel, J. (2001c), S. 183.
554 Vgl. Spieß, K. & Tietze, W. (2001), S. 12–15.
555 Spieß, K. & Tietze, W. (2000), S. 139–162.
556 Vgl. Merchel, J. (2001c), S. 191 f.

zweifelhafte Zertifizierungen. In diesem Sinne stellt in der sozialen Arbeit die Qualitätsentwicklung die Alternative zur Zertifizierung dar."[557]

Nach Auskunft der interviewten Experten[558] sollte die Bewertung der Qualität von der Profession selber oder von Experten, die das Feld kennen, erfolgen. Eine dezentrale externe Zertifizierung oder eine Überprüfung durch eine zentrale Zertifizierungsstelle sehen die Experten[559] nicht als einen Gewinn an.

Wenn auch deutlich wird, dass mit verbandsintern oder verbandsübergreifend entwickelten Zertifizierungsverfahren durch unabhängige Sachverständige Zertifizierungen durchgeführt werden, so kann aufgrund der vorliegenden Literatur keine konkrete Aussage zu den Ergebnissen der Überprüfungen und deren systematischer Nutzung getroffen werden.

4.6.6 Berufsgruppenübergreifende Qualitätsaktivitäten

In der Kinder- und Jugendhilfe ist durch die gesetzliche Grundlage die Kooperation der Einrichtungen mit den vielfältigen Angebotsstrukturen der Kommunen vorgeschrieben. Der Einbezug trägerübergreifender Formen des Qualitätsmanagements resultiert aus dem fachlichen Kontext, in den jede Einrichtung in der Kinder- und Jugendhilfe eingebunden ist. Damit ergibt sich die Forderung einer einrichtungsübergreifenden Perspektive in Bezug auf die Qualitätsdiskussion und in Bezug auf die Vereinbarungen (§ 78b SGB VIII) in der kommunalen Jugendhilfe. Nicht nur im Rahmen der Erstellung des individuellen Hilfeplans sind Kooperationen und einrichtungsübergreifende Angebote einzubeziehen, sondern auch in Bezug auf die Erstellung des Jugendhilfeplans könnte, in Form einer „Qualitätsgemeinschaft" unter Einbeziehung des Jugendhilfeausschusses (§§ 79/80 SGB VIII), den Tendenzen der sozialräumlichen Ausgestaltung der Jugendhilfe entsprochen werden. Konkret bedeutet dies, dass Beratungsstellen, Einrichtungen der offenen Jugendarbeit, Kindertageseinrichtungen und Einrichtungen der ambulanten, teilstationären und stationären Erziehungshilfe auf kommunaler Basis in einen Qualitätsdialog eintreten, um ein Qualitätskonzept zu erarbeiten, welches mit der Infrastrukturplanung verbunden wird.[560]

In der vorliegenden Literatur wird deutlich, dass verbandsinterne und/oder einrichtungsübergreifende Projekte[561] sowie trägerübergreifende Projekte[562] durch-

---

557 Vgl. Merchel, J. (2001c), S. 192.
558 Hierbei handelt es sich um die Aussagen der selbst durchgeführten Experteninterviews.
559 Hierbei handelt es sich um die Aussagen der selbst durchgeführten Experteninterviews.
560 Vgl. Merchel, J. (2001c), S. 168 ff.
561 Vgl. Bundesministerium für Familie, Senioren, Frauen und Jugend (BMFSFJ) (Hrsg.) (1998b).
562 Vgl. Wanja-Projekt: Es wurde eine Arbeitsgruppe mit freien und kommunalen Trägern unter Federführung der Landesjugendämter gegründet; Gmür, W. (1999): Modellversuch des Stadtjugendamtes unter Beteiligung von Erziehungsberatungsstellen und Familienbildungsstellen. Hier wurde der Schwerpunkt vor allem auf den Dialog zwischen Einrichtungen, Trägern und den relevanten Gebieten in der Stadtverwaltung gelegt: www.ipp-muenchen.de/texte/qm_muenchner_modell.pdf (im Oktober 2003).

geführt wurden. Dementsprechend wurden zur Entwicklung und Problembearbeitung Arbeitsgemeinschaften und Projektarbeitsgruppen gebildet oder Qualitätszirkel eingerichtet. Die Ergebnisse dieser Arbeitsgruppen werden projektgebunden dargestellt und für den Verlauf des Projektes genutzt. Das bedeutet, dass Qualitätszirkel in der Kinder- und Jugendhilfe eher projektorientiert angelegt werden. Zu langfristig angelegten Qualitätszirkeln kann aufgrund der vorliegenden Literatur keine Angabe erfolgen.

In Bezug auf die Qualitätsentwicklung wird auf der Ebene der freien Träger deutlich, dass sich innerhalb der Verbände unterschiedliche Kommissionen oder Institutionen gebildet haben, die eine Qualitätsentwicklung in ihren Einrichtungen durch Beratungsfunktionen, Entwicklung von Qualitätskriterien und Einführung von Qualitätsmanagementsystemen unterstützen. Beispielhaft zu nennen sind: das Diakonische Institut für Qualitätsmanagement und Forschung (DQF) des Diakonischen Werks der Evangelischen Kirche, das Paritätische Qualitätsnetzwerk sowie die Koordinierungskreise des Bundesverbandes der Arbeiterwohlfahrt. Zu nennen ist hier auch die länder-, träger- und organisationsübergreifende Bundesvereinigung „Arbeitsgemeinschaft für Erziehungshilfe" (AFET) und der Verein für Kommunalwissenschaften e. V. mit der Arbeitsgruppe „Fachtagungen Jugendhilfe", in dessen Beirat die kommunalen Spitzenverbände, die Arbeitsgemeinschaft für Jugendhilfe, die Arbeitsgemeinschaft der Freien Wohlfahrtspflege, die Arbeitsgemeinschaft der obersten Landesjugendbehörden, das BMFSFJ sowie Mitarbeiter aus der Praxis der Jugendhilfe auf der Ebene von Ländern und Kommunen vertreten sind.

Die unterschiedlichen Aktivitäten und Initiativen zur Qualitätsentwicklung und Qualitätssicherung der vielfältigen Institutionen, Gremien, Kommissionen oder Koordinierungskreise der einzelnen Verbände und der freien Träger in der Kinder- und Jugendhilfe werden in den einzelnen Projekten anhand entwickelter und für die Einrichtung vorgegebener Qualitätsmanagement-Ansätze, Standards und Richtlinien sichtbar. Der Deutsche Caritasverband und das Diakonische Werk haben in Zusammenarbeit eine Zertifizierungsgesellschaft gegründet und bieten trägerübergreifend das Zertifikat „ProCumZert" an. Eine nachhaltige und systematisch angestrebte Zusammenarbeit oder ein gemeinsam angestrebter Diskurs mit dem Ziel der Systematisierung und Reflexion bisheriger Bemühungen zur Qualitätsentwicklung der Kinder- und Jugendhilfe wird jedoch in der vorliegenden Literatur nicht deutlich.

In diesem Zusammenhang ist auf das Projekt der Fachhochschule Münster zu verweisen, in dem eine systematische Zusammenführung bisheriger Aktivitäten und Forschungen zur Qualitätsentwicklung in der Sozialen Arbeit sowie ein Vergleich der spezifischen Qualitätsdebatten und methodischen Anregungen zur Implementierung eines für die Praxis tragfähigen Moduls des Qualitätsmanagements angestrebt werden.[563]

---

563 Internet: Forschungsschwerpunkt: Qualitätsentwicklung in der Sozialen Arbeit www.fh-muenster.de (im Oktober 2003).

4.6.7 Systemübergreifende Qualitätsaktivitäten

Die Kinder- und Jugendhilfe befindet sich mit ihren Angeboten an vielen Schnittstellen. Im Interesse der Jugendlichen gilt es, für den Einzelnen im Rahmen des individuellen Hilfeplans durch Aushandlungsprozesse der verschiedenen Akteure individuelle Lösungen zu entwickeln. In der Literatur finden sich einige Projekte, die eine so genannte Vernetzung erprobt haben, wie z. B. das Projekt „Straßenkinder/Qualitätsentwicklung im Rahmen der psychosozialen Versorgung".[564] Kooperationen zwischen Kinder- und Jugendhilfe und den Einrichtungen der Behindertenhilfe werden im Landesprojekt „Qualitätsentwicklung Integrationsplatz" (QUINT) zur Integration von Kindern mit und ohne Behinderungen in Hessen deutlich.[565] Beispielhaft kann auch das Projekt „Kooperation von Kinder- und Jugendpsychiatrie, Jugendhilfe und Schule in Berlin" genannt werden.[566] Im Diskussionspapier der Arbeitsgemeinschaft für Jugendhilfe zum Hartz-Konzept und dessen Umsetzung wird ausdrücklich auf die Vernetzung von Angebots- und Betreuungsstrukturen hingewiesen, damit eine passgenaue Unterstützung und Förderung von Jugendlichen im Hinblick auf ihre Bildungschancen und berufliche Ausbildung ermöglicht werden. Menschen, die eine intensive Betreuung benötigen und erhebliche Vermittlungshemmnisse aufweisen, sollen durch speziell ausgebildete Fallmanager betreut werden.[567]

Anhand der vorliegenden Literatur werden durch die Projekte Ansätze der Vernetzung dargestellt; ebenso sind Bemühungen in einzelnen Städten oder Stadtteilen[568] nachweisbar. Ebenso werden in Ansätzen ein systematisches Vorgehen und eine Verknüpfung der Kinder- und Jugendhilfe mit anderen sozialen Diensten oder notwendigen Einrichtungen zur Sicherstellung eines individuellen Betreuungsangebotes im Sinne von Case- und Care-Management deutlich. Ergebnisse hinsichtlich eines kontinuierlichen Verbesserungsprozesses, im Sinne von Qualitätsmanagement in den Systemen der Vernetzung, liegen in der von uns gesichteten Literatur nicht vor.

---

564 Vgl. Institut des Rauhen Hauses für Soziale Praxis: Pilotprojekt in Hamburg: Ambulante Intensive Begleitung. Hier werden verschiedene Hilfesysteme vernetzt. www.rh-isp.de [7. 9. 2003]; www.soziale-Praxis.de; Schirmprojekt e. V. Halle: www.netcomplett.de/schirm
565 Vgl. Integrationsplatz QUINT: www.ikj-mainz.de [27. 8. 2002].
566 Kooperation von Kinder- und Jugendpsychiatrie, Jugendhilfe und Schule Berlin. Internet: www.berlin.de/sengsv/index/html [Stand vom 30. 4. 03].
567 Arbeitsgemeinschaft für Jugendhilfe: Das Hartzkonzept und seine gesetzliche Umsetzung: Internet: www.dgvt.de [6. 9. 2003].
568 Vgl. Das Netzwerk Jugendhilfeprojekt gGmbH: Internet: www.netzwerk-ggmbh.org/HOME.htm; vgl. Vernetzungsstrukturen der sozialräumlichen Kinder- und Jugendhilfe in den Gebieten des Bundesprogramms „Soziale Stadt" in Bremen und Bremerhaven. www.kopi.de (im Oktober 2003).

4.7 Zusammenfassung

Barbara Mittnacht

Wie in der Untersuchung deutlich aufgezeigt werden konnte, hat das Thema Qualitätssicherung und -entwicklung seit den 80er Jahren in allen behandelten Betreuungssystemen enorm an Bedeutung gewonnen. Im Zuge des steigenden Kostendrucks im Gesundheits- und Sozialwesen wurden alle Systeme durch **normative Vorgaben und gesetzliche Regelungen** aufgefordert, Qualitätsaktivitäten zu entfalten und diese konsequent weiterzuentwickeln. Die inhaltliche und methodische Ausgestaltung obliegt dabei den einzelnen Trägern und den jeweiligen Einrichtungen. Gemeinsam ist allen Feldern, dass Qualitätsvereinbarungen zwischen Leistungs- und Kostenträgern zu treffen sind.

Auf nationaler Ebene wurde eine Vielzahl von Systemen und Verfahren zur Verbesserung der Qualität in den einzelnen Bereichen entwickelt. Das Spektrum reicht von internen Qualitätsaktivitäten über formalisierte Audits und Total-Quality-Management-Systemen bis zu EFQM-Modellen. Eine flächendeckende und systematische Implementierung dieser Aktivitäten kann jedoch nicht festgestellt werden. Grundsätzlich lassen sich, bezogen auf alle untersuchten Bereiche, mit DIN EN ISO und EFQM zwei **Qualitätsmanagementsysteme** identifizieren, die ursprünglich aus der Industrie stammen und z. T. auf die jeweiligen Bereiche zugeschnitten werden. Auf der Konkretisierungsebene dominieren top-down-Ansätze, d. h. Qualitätsmanagementsysteme werden, je nach Qualitätsbegriff und Qualitätsphilosophie, von den Einrichtungen ausgewählt und in der Regel top-down implementiert. Auf der Implementierungsebene treten aber zahlreiche bottom-up-Ansätze hinzu: dabei handelt es sich oft um spezifisch zugeschnittene Instrumente, die z. T. monoprofessionell entwickelt werden und nur unzureichend in die Gesamtqualitätsstrategie eingebunden sind.

Standardisierte Verfahren zur externen Qualitätsdarlegung bzw. -kontrolle wie die DIN EN ISO und das EFQM-Modell spielen in allen untersuchten Bereichen eine Rolle. Unterschiede liegen hier hauptsächlich in der Anwendung der Verfahren vor. So dominieren in den Bereichen Akutversorgung und Psychiatrie die Anwendung der klassischen **Zertifizierungs- und Bewertungsverfahren** sowie spezifische Verfahren wie KTQ, während im Ressort Kinder- und Jugendhilfe die Normierung nach DIN EN ISO mit verbandseigenen Prüfverfahren kombiniert wird. In der Rehabilitation und der Behindertenhilfe spielen Zertifizierungsverfahren dagegen eine untergeordnete Rolle. Das Feld Pflege und Betreuung wiederum ist geprägt von der Zertifizierung nach DIN EN ISO und trägerspezifischen Verfahren. Zur Zeit besteht für die verschiedenen Betreuungssysteme keine Verpflichtung, sich durch neutrale Instanzen zertifizieren zu lassen. Eine Ausnahme stellt das Feld Pflege und Betreuung dar, da mit der Verabschiedung des Pflegequalitätssicherungsgesetzes (PQsG) ambulante und stationäre Pflegeeinrichtungen zu einer externen Qualitätsprüfung verpflichtet sind. Unklar bleibt bis dato jedoch die Umsetzung der neuen Rechtslage.

Auf dem Gebiet der **berufsgruppen- und sektorenübergreifenden** Qualitätsaktivitäten sind in den einzelnen Betreuungssystemen unterschiedliche und vielfältige Ansätze initiiert worden. Hervorzuheben sind hier die Standardentwicklung (z. B. nationaler Expertenstandard) und die ärztliche Leitlinienentwicklung. Beide Ansätze sind monoprofessionell und sektorenübergreifend entwickelt worden. Ferner zeigt die Untersuchung, dass Qualitätszirkel als ein Instrument der kontinuierlichen Qualitätsverbesserung an Bedeutung gewonnen haben. Inwieweit jedoch die konkreten Aktivitäten den Kriterien der Qualitätszirkelarbeit entsprechen (z. B. multiprofessionelle Zusammensetzung), lässt sich auf der Grundlage der Veröffentlichungen nicht abschließend beurteilen.

Auffällig und interessant an den bestehenden Qualitätsbemühungen ist der Trend zu **einrichtungsübergreifenden** Ansätzen in allen untersuchten Bereichen. Die horizontale und vertikale Kooperation zwischen den einzelnen Sektoren wird aus Sicht der beteiligten Akteure als ein wesentliches Kriterium zur Sicherung einer kontinuierlichen Versorgung und Betreuung gesehen. Dabei sind die Ansätze zur Schnittstellenvermeidung unterschiedlich weit fortgeschritten: In den Bereichen Pflege und Betreuung, Akutversorgung, Rehabilitation, Psychiatrie und Kinder- und Jugendhilfe sind sie relativ weit fortgeschritten, während die Behindertenhilfe hier noch in den Anfängen steht. Festgehalten werden kann, dass zahlreiche Projekte mit unterschiedlichen inhaltlichen Schwerpunkten initiiert worden sind, die vor allem die multiprofessionelle Zusammenarbeit in den Mittelpunkt stellen.

Auch auf dem Gebiet der Qualitätskontrolle stößt man auf unterschiedliche Akteure: zum einen auf die Heimaufsicht und zum anderen auf die Pflege- und Krankenkassen mit dem Medizinischen Dienst der Krankenkassen, die **externe Qualitätskontrollen** durchführen. Parallel dazu findet man in fast allen Bereichen Akteure, die Zertifikate und Gütesiegel in vielfältigen Ausprägungen vergeben. Aussagen darüber, inwieweit diese Formen externer Kontrolle einen nachhaltigen internen Entwicklungsprozess anstoßen, lassen sich auf der Grundlage der Literatur jedoch nur begrenzt machen.

In der folgenden Abbildung werden die wesentlichen Aspekte der Entwicklung von Qualitätsaktivitäten in den untersuchten Bereichen nochmals zusammengefasst.

4 Entwicklung der Qualitätsaktivitäten

Entwicklung von Qualitätsaktivitäten

1. Normative Vorgaben und rechtliche Regelungen
- Qualitätsvereinbarung gilt für alle
- Qualitätsentwicklung gilt für alle
- Qualitätsdarlegung und Qualitätsprüfung gilt für alle

2. Qualitätsmanagementsysteme und -ansätze
- Qualitätsmanagementsysteme variieren nach Qualitätsbegriff und Qualitätsphilosophie (top-down)
- Spezifische Instrumente existieren z.T. unabhängig (z.B. bottom-up-Ansätze) z.T. abhängig von Qualitätsbegriffen und Qualitätsphilosophie
- Berufs- und feldspezifisch unabhängig dominieren auf der Legislative- und Konkretisierungsebene top-down-Ansätze, auf der Implementierungsebene existieren top-down- und bottom-up-Ansätze

3. Berufs- und sektorenübergreifende Qualitätsaktivitäten
- Standardentwicklung monoprofessionell durch Experten, sektorenübergreifend implementiert
- Leitlinienentwicklung häufig monoprofessionell, sektorenübergreifend
- Qualitätszirkel, Qualitätskonferenzen (mono- und multiprofessionell bzw. berufsgruppen- und sektorenübergreifend auf Implementierungsebene)

4. Unabhängige Sachverständigeninstanzen
- TÜV, Deutsche Gesellschaft für Qualität e. V. (DGQ) (Verwendung variabler Instrumente auf unterschiedlichen Niveaus)

5. Systemübergreifende Qualitätsaktivitäten
- Case Management, Praxisnetze, Informations-, Anlauf- und Vermittlungsstellen (häufig modellhaft, dauerhafte Implementierung nicht gesichert)

6. Zusammenwirkung externer Kontrollen und interner Entwicklungsprozesse
- Z.B. Medizinischer Dienst der Kassen (MDK), Heimaufsicht (Nachhaltigkeit interner Entwicklungsprozesse begrenzt)

Januar 2004 © institut für angewandte pflegeforschung (iap), Universität Bremen, in Kooperation mit der Hochschule Bremen

Abb. 5: Entwicklung von Qualitätsaktivitäten

5 Grundlegende Kategorien im Qualitätsdiskurs

Martina Roes/ Barbara Mittnacht/ Maria Biehl/ Silvia Klün

Vor dem Hintergrund der dargelegten Qualitätsaktivitäten der verschiedenen Versorgungsbereiche werden nachfolgend drei zentrale Kategorien analysiert, die im Qualitätsdiskurs immer wieder thematisiert werden und quer zu den Versorgungsbereichen sozusagen als deren Verbindungselement stehen. Es handelt sich um die Kategorien: Qualitätsbegriff (Kap. 5.1), Qualitätsmanagementsysteme (Kap. 5.2) und Zertifizierungs- bzw. Bewertungsverfahren (Kap. 5.3). Diese drei Kategorien sind sowohl für die theoretisch geführte Debatte als auch für ihre Implikationen in den zuvor umrissenen Versorgungsbereichen bestimmend.

5.1 Der Qualitätsbegriff

Qualität ist kein absoluter Wert, sondern auch relativ zu den Erwartungen und Wünschen der Kunden zu sehen.[569] Qualität ist damit ein komplexes Zusammenspiel einer großen Zahl von Faktoren, die im Einzelnen nicht genau voneinander zu trennen sind.[570] Die Kennzeichen des Dienstleistungsaspekts (wie Immaterialität, Prozesshaftigkeit, Partizipation etc.) spiegeln sich in der Schwierigkeit wider, die Qualität dieser Leistung zu definieren und zu messen.

Zwei Trends lassen sich in den verschiedenen Pflege- und Betreuungsbereichen feststellen: Der Trend hin zu einer Qualitätsdefinition, die merkmalsorientiert ist. In diesem Falle wird davon ausgegangen, dass Qualität allgemein „die Beschaffenheit einer Einheit bezüglich ihrer Eignung, die Qualitätsanforderungen zu erfüllen"[571] bedeutet. Ähnlich lautet die Definition der Deutschen Gesellschaft für Qualität: „Qualität ist die Gesamtheit der Merkmale, die ein Produkt oder eine Dienstleistung zur Erfüllung vorgegebener Forderungen geeignet macht".[572] Und der Trend hin zu einer auf die Evaluation gerichteten Qualitätsdefinition, inklusive der Trias Struktur, Prozess und Ergebnis. Diese breit aner-

---

569 Vgl. Ernst, G. (2001), S. 26.
570 Vgl. Kaltenbach, T. (1993), S. 77 ff.
571 Vgl. Görres, S. (1999b), S. 50.
572 Vgl. Kaltenbach, T. (1993), S. 60.

kannte analytische und evaluative Qualitätsdefinition besagt, dass Qualität den Grad der Übereinstimmung zwischen zuvor formulierten Kriterien und der tatsächlichen Leistung darstellt, wobei die Qualität einer Leistung aus einer Vielzahl von z. T. quantifizierbaren Merkmalen besteht. So beeinflusst die Strukturqualität die Prozess- und Ergebnisqualität. Qualität wird als Ist-Soll-Beziehung zwischen realisierter und geforderter Qualität, d. h. zuvor festgelegtem Erreichungsgrad, verstanden und betrifft diejenigen Aspekte, von denen angenommen wird bzw. nachgewiesen wurde, dass sie mit der Qualität einer Dienstleistung direkt oder indirekt in Zusammenhang stehen. Das Kategorienschema wird allerdings oft in einem monokausalen Verhältnis gesehen.

In der Literatur ist eine Vielzahl von Qualitätsdefinitionen vorzufinden.[573] Die Debatte um den Qualitätsbegriff bietet demnach kein einheitliches Bild dessen, was im Gesundheitswesen und seinen Versorgungs- und Betreuungsbereichen unter Qualität verstanden wird.[574] Begründet wird dies u. a. damit, dass der Begriff einerseits von unterschiedlichen Wissenschaftszweigen unterschiedlich behandelt wurde und wird. Dadurch haben sich eigenständige Terminologien ergeben. Andererseits hat sich, bedingt durch die dem Qualitätsmanagement inhärente Dynamik, das Qualitätsverständnis im Laufe der letzten 50 Jahre paradigmatisch verändert. Aufgrund der Vielzahl der verwendeten Qualitätskonzepte ist oft nicht eindeutig bzw. nur indirekt (z. B. durch die Auswahl des Qualitätsmanagementsystems) nachvollziehbar, welcher Qualitätsbegriff in den Versorgungsbereichen und ihren Einrichtungen zugrunde gelegt wird.

Für die **ambulante bzw. stationäre Pflege, die Psychiatrie und Rehabilitation** lässt sich zum Qualitätsbegriff Folgendes feststellen: Als Qualitätsphilosophie dominiert die Definition von Donabedian[575] und die Kriterientrias von Struktur-, Prozess- und Ergebnisqualität.[576, 577]

- Unter *Strukturqualität* werden die vorgegebenen Rahmenbedingungen verstanden, die die Qualität beeinflussen können. Sie bezeichnet demnach u. a. die personelle Ausstattung (Stellenpläne, Ausbildung, Qualifikation und Motivation) und materielle Ausstattung (räumlich, technisch, apparativ) ei-

---

573 Vgl. Malorny, & Kassebohm, K. (1994).
574 Die Debatte um den Qualitätsbegriff reicht von DIN ISO als Qualitätsmanagementsystem bis zu selbstentwickelten einrichtungs-, träger- und/oder verbandsspezifischen Qualitätskonzepten. Vgl. Barth, M. (2002); Büse, F. (1996); Dangel-Vogelsang, B. (1999); Klie, T. & Lörcher, U. (1995), König, J. (2003); Schubert, H. J. & Zink, K. J. (2001).
575 In den Artikeln der Pflegezeitschriften erfolgt dies oft in Anlehnung an die Übersetzung von D. Schiemann (in Zusammenhang mit der Standarddefinition) und ohne Bezug auf die Originaldefinition. Manchmal entsteht auch der Eindruck, dass die Qualitätsdefinition auf die Trias (Struktur, Prozess und Ergebnis) reduziert wird. Vgl. auch Donabedian, A. (1966); S. 166–206.
576 Als Grundvoraussetzung wird die Beschreibung der Strukturqualität angenommen, mit besonderer Anforderung auch an die Institution, in der eine Leistung erbracht wird (z. B. die Strukturanforderung, spezifische Hilfsmittel zur Dekubitusprophylaxe vorzuhalten). Unter Prozessqualität wird der zu realisierende Verlauf festgehalten, während pro Struktur- und Prozesskriterium ein Ergebniskriterium zu formulieren ist, d. h. festzulegen ist, welches Qualitätsniveau gemessen werden soll.
577 Vgl. Görres, S. (1999a), S. 178 ff.

ner Organisation. Ohne entsprechende Strukturqualität, so die Annahme, ist es nicht möglich, die angebotenen Leistungen adäquat durchzuführen bzw. Prozesse und Ergebnisse in geeignetem Maß zu erfüllen. Offen bleibt, ob die Strukturen für die Optimierung der Prozesse und zur Erreichung eines spezifischen Ergebnisses geeignet sind.

- Unter *Prozessqualität* werden die Arbeitsprozesse verstanden. In der Regel fällt dieser Part im Qualitätsmanagement unter den Aspekt der Qualitätslenkung. Sie werden u. a. anhand der good clinical practice, der Technik der Diagnose, der Behandlung[578] und der Pflege sowie durch interaktive Faktoren definiert.
- Unter *Ergebnisqualität* fällt die Überprüfung der geleisteten Arbeit. Geprüft wird u. a. der Grad der Übereinstimmung mit den definierten Qualitätsstandards und -indikatoren sowie den Leitlinien und/oder den gesetzlichen Anforderungen. Darunter versteht z. B. der MDK in der stationären Pflege den Gesundheits- und Pflegezustand des Pflegebedürftigen oder auch den Aktivierungserfolg in der Pflege[579] sowie die kontinuierliche Qualitätsverbesserung und Sicherung der Qualität. In diese Kategorie fallen auch medizinische (u. a. Ergebnis der Behandlung, Behandlungsdauer, Morbidität, Mortalität, Compliance) und pflegerische Parameter (wie z. B. Dekubitusrate, Inzidenz-Prävalenz, Schmerzscore, Sturzrate etc.). Die Ergebnisqualität bringt zahlreiche Mess- und Erfassungsprobleme mit sich. Das Outcome einer Behandlung und/oder Therapie wird zunehmend durch Patientenzufriedenheitsmessungen ermittelt.

Weitere Konkretisierungen hinsichtlich einer Klärung des Qualitätsbegriffs beziehen sich für die **ambulante und stationäre Pflege, die Psychiatrie und die Akutpflege** u. a. auf folgende Aspekte: Der Fokus liegt einerseits auf der zwischenmenschlichen und professionell gestalteten Interaktion zwischen Personal und Patienten, die sich damit der Standardisierung entzieht und in ihrer Wirkung und Beurteilung der Qualität subjektiv ist.[580] Andererseits wird die Notwendigkeit der objektivierbaren Überprüfung der Versorgungsqualität hervorgehoben. Nach wie vor stehen die von Fachgesellschaften, Fachverbänden und Berufsgruppen definierten Qualitätsindikatoren im Vordergrund, anhand derer sich die Versorgungsqualität messen lassen soll. Dabei fällt auf, dass je nach Berufsgruppe (Mediziner oder Pflegende) unterschiedliche Qualitätsschwerpunkte gesetzt werden und sich die Diskussion in der Frage danach unterscheidet, was wie gemessen werden kann. Im Mittelpunkt der Berufsgruppe

---

578 Vgl. Gaebel, W. & Falkai, P. (1998), S. 279–280.
579 Nachvollziehbar im Pflegebericht und in der Pflegeplanung, der Erarbeitung und Weiterentwicklung von Standards und Richtlinien, der Umsetzung tagestrukturierender Maßnahmen, Sauberkeit und Hygiene, der hauswirtschaftlichen Versorgung sowie der Durchführung der Pflege beim Pflegebedürftigen. Vgl. König, J. (2003).
580 Vgl. Maier, O. (1999), S. 17; Simnacher, G. (1999), S. 11; Längle, G. & Schwärzler, F. & Eschweiler, G. W. & Renner, G. & Schramm, K. & Waschulewski, H. (2002), S. 83–84; Villinger, U. (1999), S. 35–38; Deutsche Gesellschaft für soziale Psychiatrie (DGSP) (Hrsg.) (2000), S. 43–44.

Pflege steht vermehrt die Beschreibung der Struktur- und Prozessqualität,[581] während die Berufsgruppe der Mediziner die Ergebnisqualität[582] fokussiert. Dies bezieht sich in erster Linie auf die Erhebung und Feststellung der Behandlungsqualität. Aus Sicht des leitenden Managements (Pflege und/oder Verwaltung) eines Krankenhauses wiederum steht die Qualität in einem unmittelbaren Zusammenhang mit den Kosten und wirtschaftlichem Arbeiten. Die vom Gesetzgeber erlassenen Vorschriften (insbesondere § 137 SG V) beziehen sich auf die Ebene des Methodenrepertoires, d. h. gefordert wird die Durchführung qualitätssichernder bzw. -verbessernder Maßnahmen. Weitestgehend offen bleibt der Grad des zu erreichenden Qualitätsniveaus, welches mit „ausreichend" definiert, aber nicht konkretisiert wurde.

Eine besondere Herausforderung stellt die Einbindung des Kunden bzw. Adressaten dar, da der Adressat nur einen Bruchteil der erbrachten Qualität konsumiert und somit nur einen Ausschnitt der geleisteten Qualität wahrnimmt. Darüber hinaus spielt die Möglichkeit zur Beurteilung der geleisteten Qualität ebenso eine Rolle wie die Festlegung des Qualitätsniveaus und die methodische Erfassung von Kundenmeinungen.[583]

Schließlich wird der Ausbau eines bedarfsgerechten und patientenzentrierten Versorgungssystems vor allem in der Psychiatrie und Geriatrie als übergeordneter Qualitätsmaßstab beschrieben,[584, 585] ohne jedoch ausreichend definiert zu haben, was allgemein unter bedarfsgerechter und patientennaher Versorgung zu verstehen ist. Qualität ist dabei keine eindimensionale Größe, sondern ein Bündel von Merkmalen, die zum Teil voneinander abhängig sind.[586] Orientierungspunkt ist oft die Vorstellung von einer idealtypischen Versorgung.[587] Dabei soll das Leistungsangebot den Bedürfnissen der Bevölkerung und den zukünftigen Erfordernissen gegenübergestellt werden.[588] Die daraus resultierende gemeinsame Zielvereinbarung ist der erste Schritt zur Entwicklung einer bedarfsgerechten Versorgung.[589]

---

581 Unter Strukturqualität werden die Rahmenbedingungen definiert, die das Erbringen von Qualität erst ermöglichen. Unter Prozessqualität werden die Abläufe qualitativ erfasst. Für die Ergebnisqualität sind sowohl subjektive (kunden-, mitarbeiterbezogene) als auch objektive (evidenzbasierte) professionelle Ergebnisse von Bedeutung.
582 Vgl. ÄZQ: Beurteilung klinischer Messgrößen des Qualitätsmanagements, Konsenspapier der BÄK, KBV und AWMF (2001) oder auch das vom BMGS geförderte Projekt zur Entwicklung eines Instrumentes zur Messung der Ergebnisqualität; vgl. Schneeweiss, S. & Eichenlaub, A. & Schellschmidt, H. & Wildner, M. (2003), http://www.q-m-k.de (Oktober 2003).
583 Dem liegt u. a. das sog. Eisbergmodell zugrunde, das davon ausgeht, dass ein Kunde nur ca. 1/7 der Leistungen und deren Qualität wahrnimmt. Das Eisbergmodell kommt aus der Psychologie bzw. den Kommunikationswissenschaften. Vgl. Watzlawick, P. & Beavin, J. H. & Jackson, D. D. (1967); Norton, W. W. & Freud, S. (1992).
584 Vgl. Aktion Psychisch Kranke e. V. (Hrsg) (2002), S. 10–11.
585 Vgl. Bundesministerium für Familie, Senioren, Frauen und Jugend (BMFSFJ) (Hrsg.) (1996), S. 13.
586 Vgl. Görres, S. (1999b), S. 51.
587 Vgl. Faby, S. (1999), S. 132 ff.
588 Vgl. Ernst, G. (2001), S. 28.
589 Vgl. Faby, S. (1999), S. 132 ff.

Im Unterschied zu den Versorgungsbereichen, die dem Gesundheitswesen zuzuordnen sind, lehnt sich der Qualitätsbegriff in der **Kinder- und Jugendhilfe** weitgehend an die Definition des Qualitätsbegriffes in der sozialen Arbeit an. Qualität wird nach Merchel als ein „*Konstrukt*" bezeichnet, welches durch Normen und Interessen geprägt, in seinen Merkmalen nur relativ bestimmbar ist und einen prozesshaft-dynamischen Charakter annimmt. „Qualität ist eine reflexive, substantiell auf Diskurs verwiesene Kategorie. Im Qualitätsbegriff ist die dialogische Beschaffenheit angelegt"[590]. Folgende Aspekte sind in der Kinder- und Jugendhilfe für die Konkretisierung des Qualitätsbegriffs von besonderer Bedeutung:

- In der Kinder- und Jugendhilfe wird Qualität meistens in *Expertendialogen* vereinbart. Aus Sicht der Akteure widerspricht die Forderung nach einer objektiven einheitlichen Qualitätsdefinition den zentralen Eigenschaften des Qualitätsbegriffes. In sozialpädagogischen Handlungsfeldern entsteht Qualität aus einem komplexen Bedingungsgefüge, welches unter anderem durch gesellschaftliche und persönliche Normen, Werte, Ziele und Erwartungen der beteiligten Akteure geprägt wird.[591]
- Vor allem in der Kinder- und Jugendhilfe ist die Qualität im *Interaktionsprozess* für den Erfolg der Maßnahme bestimmend. Berücksichtigt werden müssen dabei unterschiedliche und kaum zu verallgemeinernde Wertmaßstäbe, da im Gesetz ein Wertepluralismus deutlich zum Ausdruck kommt.[592] Deutlich wird hier, dass das Konstrukt „Qualität" als personenabhängiger Leistungsprozess auch immer einen Entwicklungsprozess einschließt.
- Qualität in der sozialen Arbeit steht immer im *Spannungsfeld* von gesellschaftlichem Nutzen, dem Nutzen für die Adressaten und dem Anspruch der Profession; unterschiedliche Akteure mit unterschiedlichen Interessen und Durchsetzungszuschreibungen sind an der Bestimmung von Qualität beteiligt. Qualität ist damit nicht eine unveränderbare feststehende Größe, sondern konstituiert sich aus dem Zusammenspiel unterschiedlicher Perspektiven und Interessen. Der gesetzlichen Forderung, die Nutzerperspektive einzubeziehen, wird bisher allerdings nur wenig nachgegangen.[593]
- Mit dem Begriff der Qualitätsentwicklung werden auch in der Kinder- und Jugendhilfe – in Anlehnung an Donabedian – Aspekte der *Struktur-, Prozess- und Ergebnisqualität* Bestandteil der Vereinbarungen zur Qualitätsentwicklung.[594] Vorraussetzung zur Überprüfung der Ergebnisse sind klare Zielvereinbarungen und Kriterien. Im Unterschied zum Gesundheitswesen wird

---

590 Vgl. Merchel, J. (2001c), S. 36.
591 Vgl. Merchel, J. (2001c), S 33 ff.
592 In Anlehnung an Bernhard v. Leer Found definiert Beywl: „Qualität der Hilfe muss definiert werden im Sinne von Erfahrungen, welche die Entwicklung und das Wohlbefinden der Kinder fördern ... Interaktion zwischen Erwachsenen und Kindern, zwischen Gleichaltrigen, persönliche Beziehungen, Aktivitäten, die Lernen und Entwicklung fördern, gesunde Bedingungen und ein emotionales Klima und Glück." Vgl. Beywl, W. (1996), S. 13.
593 Vgl. Merchel, J. (2001c), S 33 ff.
594 Vgl. Merchel, J. (2000), S. 21.

unterstellt, dass der Überprüfung und Bewertung von pädagogischen Prozessen aufgrund ihrer Komplexität und Individualität deutliche Grenzen gesetzt sind. Das Risiko der Zielerreichung kann aufgrund der Koproduktion sozialpädagogischer Hilfeprozesse nicht einseitig den Leistungsanbietern zugeordnet werden, sondern muss alle Beteiligten mit einbeziehen.

- In der Novellierung des SGB VIII von 1999 wurde der Qualitätsbegriff durch die Ergänzungen der §§ 78a–g SGB VIII auch auf Gesetzesebene in die Kinder- und Jugendhilfe aufgenommen. Darin werden ausdrücklich die Qualität der Leistungen sowie die Wichtigkeit von Qualitätsentwicklungsvereinbarungen betont. Der Gesetzgeber setzte neue Akzente und hat mit dem Begriff „Qualitätsentwicklung" den dynamischen und prozesshaften Charakter der Qualität in sozialen Handlungsfeldern betont. Damit distanziert er sich von dem in vielen Fachdiskussionen, Gesetzen und Verordnungen verwendeten Begriff der Qualitätssicherung. Der Fokus liegt weniger auf einem administrativ-kontrollierenden Motiv der Qualitätsprüfung, sondern vielmehr auf dem fachlich-entwickelnden Impuls, d. h. die Herstellung von Qualität wird als eine kontinuierlich zu betreibende Entwicklungsaufgabe angesehen.[595]

- Das *Hilfeplanverfahren* (§ 36 KJHG) wird als Kern des Prozesses der Kinder- und Jugendhilfearbeit gesehen, in dem Ziele und Verfahren zur Erreichung der Ziele festgelegt werden. Der Hilfeplan wird unter Beteiligung der Einrichtungen, der örtlichen Jugendämter sowie der Leistungsberechtigten ausgehandelt und stellt einen wesentlichen Teil der Qualitätsentwicklungsvereinbarungen dar.[596] Deutlich wird, dass der Gesetzgeber Qualitätsentwicklung als einen dialogischen Prozess zwischen Leistungsanbietern, Leistungsberechtigten und öffentlicher Jugendhilfe versteht. Die Qualität der Leistung muss in diesem Dreiecksverhältnis evaluierbar und benennbar sein.[597]

- Der Begriff der *Qualitätsentwicklungsvereinbarung* entspricht vorwiegend einem fachlich ausgerichteten Diskurs. Der Gesetzgeber verbindet jedoch die fachliche Ebene mit ökonomischen Gesichtspunkten der Handlungsfelder, indem er die Entgeltvereinbarungen mit den Leistungs- und Qualitätsentwicklungsvereinbarungen koppelt. Deutlich wird hier, dass betriebswirtschaftliches Denken, Ökonomisierung und Qualitätsentwicklung in einem engen Zusammenhang gesehen werden. Damit scheint vor allem die Gesetzgebung in der Kinder- und Jugendhilfe eine fachpolitische Debatte zum Qualitätsbegriff und zur Qualitätsentwicklung zu fördern.[598]

Im Kontext der **Behindertenhilfe** ist der Begriff „Qualität" nicht neu.[599] Die Fragen nach der Qualität institutioneller Versorgungsangebote für behinderte

---

595 Vgl. Merchel, J. (2001c), S. 23.
596 Vgl. Wiesner, R. (2003), S. 19.
597 Vgl. Arbeitsgemeinschaft für Erziehungshilfen (AFET) (Hrsg.) (2001), Heft 4.
598 Vgl. Merchel, J. (2001c), S. 24.
599 Vgl. Wacker, E. & Metzler, H. (2001), S. 50.

Menschen, pädagogischer oder pflegerischer Betreuung, materieller oder personeller Hilfen und damit verbunden letztlich auch die Frage nach Standards begleiten die Behindertenhilfe, werden kontrovers diskutiert und zu unterschiedlichen Zeiten unterschiedlich beantwortet.[600] Unter den Beteiligten herrscht die Übereinstimmung, dass zur Definition dessen, was unter guter Qualität verstanden werden soll, möglichst viele Interessenslagen eingebunden werden sollen.[601] Dabei sind die Qualitätsansichten der Menschen mit Behinderung, der Experten, Einrichtungen und Kostenträger und nicht zuletzt der Öffentlichkeit zu berücksichtigen.[602]

Verändert haben sich das Verständnis von Behinderung und die Rechtsposition behinderter Menschen sowie die Konzepte und Methoden der Pädagogik, Psychologie und Pflege, die stets in einen gesellschaftlichen Kontext eingebunden sind und neu definiert werden müssen. Die Bindung der Qualitätsfrage an gesellschaftliche Entwicklungen bedeutet gleichzeitig, dass sie grundsätzlich nie abschließend beantwortet werden kann und einem immer fortschreitenden Prozess unterliegt.[603] Somit besteht unter Experten und Praktikern der Behindertenarbeit kein einheitlicher Konsens bezüglich eines Qualitätsbegriffs, da sich Qualitätsdefinitionen in der Behindertenarbeit auf normative Bezugspunkte, d. h. auf die Frage nach dem Menschenbild und somit nach dem Verständnis angemessener Hilfe beziehen.[604] Bei näherer Betrachtung lassen sich folgende Aussagen finden:

- *Normative* Entscheidungen können nur mit Hilfe übergreifender Konzepte wie z. B. des Normalisierungsprinzips oder der Zielperspektive gesellschaftlicher Integration getroffen werden.[605] Sie basieren auf der Annahme, dass Menschen mit Behinderung prinzipiell die gleichen Bedürfnisse haben wie nicht behinderte Menschen. In der Behindertenarbeit Tätige orientieren sich an diesen inhaltlichen und konzeptionellen Vorstellungen, jedoch mit unterschiedlicher Schwerpunktbildung, methodischer Vorgehensweise und abschließender Reflexion. Es gehört zum professionellen Selbstverständnis, das Ergebnis der Reflexion in die Arbeit einfließen zu lassen.[606] Diese Art von freiwilliger Qualitätssicherung wird heute jedoch als nicht mehr ausreichend definiert.[607]

- Es ist zu berücksichtigen, dass die Vereinbarkeit aller unterschiedlichen *Interessenslagen* in der bestehenden Qualitätsdiskussion aufgrund der facettenreichen Ansätze und teils vorhandenen Divergenzen nicht möglich ist. Um der vielschichtigen und uneinheitlichen Definition von Qualität entgegenzutreten, sind im Aushandlungsprozess Standards zu bilden, die eine

---

600 Wacker, H. & Metzler, E. (2001), S. 50.
601 Vgl. Meinold, M. (1998), S. 16.
602 Vgl. Gerull, P. (2000c), S. 31 ff.
603 Vgl. Wacker, E. & Metzler, H. (2001), S. 50.
604 Vgl. Wacker, E. & Wetzler, R. & Metzler, H. & Hornung, C. (1998), S. 17.
605 Vgl. Wacker, E. & Wetzler, R. & Metzler, H. & Hornung, C. (1998), S. 17 f.
606 Vgl. Berns, E. (2002), S. 23.
607 Vgl. Speck, O. (1999), S. 33.

Konkretisierung der Qualitätsdefinitionen und sozialethische Maßstäbe enthalten.[608] Der Dialog stellt einen elementaren Standard in der Prozessqualität dar, den es auch als Mittel zur Qualitätsbildung zu etablieren gilt.[609]
- Durch die Novellierung des Bundessozialhilfegesetzes (§§ 93 und 94) treten an die Stelle des bisherigen Abrechnungssystems Vereinbarungen zwischen Trägern und Kostenträgern über die Notwendigkeit, den Umfang und die Qualität der Leistungen.[610] Damit belegt der Gesetzgeber den Begriff „Qualität" in der Behindertenhilfe auch mit ökonomischen Aspekten. In der Praxis werden unterschiedliche Verfahren zur Realisierung von Qualität angewandt.[611] Damit sollen in Einrichtungen und Diensten der Behindertenhilfe erstmals allgemeinverbindliche Regelungen über eine angemessene Ausstattung und den Betreuungsbedarf für behinderte Menschen getroffen werden.

Auf der Basis der analysierten Literatur können, zusammenfassend für die verschiedenen Versorgungsbereiche hinsichtlich Qualitätsdefinition und Gegenstand der festgelegten bzw. beschriebenen Qualität, folgende grob formulierte unterschiedliche Philosophien und Zielerreichungsgrade unterschieden werden:

- In der gesundheitlichen Versorgung (ambulante und stationäre Pflege, Rehabilitation, Akutpflege) überwiegen die Bemühungen, objektive Kriterien der nachweisbaren Ergebnisqualität und Wirtschaftlichkeit zu formulieren. Mit Ausnahme in der Akutpflege ist dies vor allem bedingt durch verpflichtende externe Qualitätsprüfungen und daran geknüpfte (Weiter-) Finanzierungen von Leistungen. Das bedeutet nicht, dass – orientiert an den Kategorien Struktur, Prozess und Ergebnis – keine Bemühungen erfolgen, die Struktur- und Prozessqualität zu definieren. Entscheidend für den Qualitätsnachweis ist jedoch die Ergebnisqualität (z. B. kein Dekubitus, keine Infektion, kein Sturz etc. oder das Erreichen eines definierten Zustands, z. B. Treppen steigen ohne Einschränkung).
- In der Psychiatrie und Kinder- und Jugendhilfe und den damit verbundenen (sozial-) pädagogischen Handlungsfeldern dominiert ein Qualitätsverständnis, dass durch Interaktionsprozesse, Koproduktion der Qualität unter Einbezug der Leistungsempfänger, Qualitätsentwicklungsmaßnahmen und andere partizipative Verfahren geprägt ist.
- In der Behindertenhilfe wird das Qualitätsverständnis stärker durch den Gedanken der sozialen Integration und das leistungsrechtliche Geschehen dominiert.

---

608 Vgl. Meinold, M. (1998), S. 16 f.
609 Vgl. Schwarte, N. & Oberste-Ufer, R. (2001a), S. 14.
610 Vgl. Wacker, E. & Wetzler, R. & Metzler, H. & Hornung, C. (1998), S. 16.
611 Vgl. Wetzler, R. (2003), S. 25.

5.2 Qualitätsmanagementsysteme

Die für die Qualitätsentwicklung einschlägigen gesetzlichen Regelungen führen dazu, dass sich die Einrichtungen des Gesundheitswesens um die systematische Einführung eines Qualitätsmanagements bemühen. Orientiert an der Zitierhäufigkeit lässt sich konstatieren, dass ein umfassendes Qualitätsmanagementsystem von allen Versorgungs- und Betreuungsbereichen als erstrebenswert angesehen wird. Qualitätsmanagement dient – wie in der Industrie – vor allem im Gesundheitswesen als Oberbegriff, um alle qualitätsbezogenen Tätigkeiten und Vereinbarungen in einer Organisation zu regeln und eine zielgerichtete Verbesserung der Qualität zu erzielen. Im Mittelpunkt aller Bemühungen steht die Idee, eine Qualität zu realisieren, die für einen hohen professionellen Standard steht und effektiv, effizient und adressatenorientiert ist.

Das Qualitätsmanagementsystem bildet den managementbezogenen Referenzrahmen, indem sich sämtliche Aktivitäten bewegen. Der Begriff Qualitätsmanagement beinhaltet die Anwendung klassischer Managementaufgaben wie Ziele (Politik, Philosophie), Planung (Vorausschau), Realisation (Lenkung der Prozesse), Kontrolle (Überprüfung der Qualität) und Koordination (Aufbau- und Ablauforganisation).[612] Einrichtungen sind demnach aufgefordert, systematisch und strukturiert Qualität herzustellen, zu sichern und zu verbessern. Grundsätzlich wird davon ausgegangen, „... dass alle modernen Qualitätsmanagementsysteme vom ausgewogenen Verhältnis zwischen internen und externen Formen der Qualitätssicherung leben".[613]

Drei Aspekte spielen in diesem Zusammenhang eine besondere Rolle:

1. Die Qualität sollte messbar sein.
2. Die Ergebnisse werden mit explizit formulierten (u. a. professionellen) Anforderungen bzw. Standards (verstanden als Qualitätsniveau) verglichen.
3. Auf der Grundlage der Ergebnisse ist die Einrichtung in der Lage, entsprechende qualitätsverbessernde Maßnahmen zu initiieren und zu realisieren bzw. ihre Qualitätspolitik anzupassen.

Als wesentliches Kennzeichen eines Qualitätsmanagementsystems wird demnach definiert, dass die Maßnahmen und Aktivitäten zur Entwicklung und Sicherung von Qualität in einer Einrichtung nicht unverbunden und zufällig nebeneinander stehen, sondern systematisch und geplant in Verbindung gebracht werden.[614] Total Quality Management (TQM[615]) bezieht sich auf das Führungs-

---

612 Vgl. Dahlgaard, K. (2002), H. 4; S. 122–135.
613 Vgl. Göpfert-Divivier, W. & Robitzsch, M. (2002), S. 230.
614 Der Aufbau eines Qualitätsmanagementsystems ist nicht mit der Übernahme eines Zertifizierungssystems (z. B. DIN ISO 9001) gleichzusetzen.
615 Programme zur Realisierung von TQM sind: Malcom Baldrige National Quality Award aufbauend auf einem Kriterienkatalog für Excellence (MBNQA), European Quality Award (EQA). Das EQA ist sowohl ein Selbstbewertungsinstrument als auch ein Diagnoseinstrument. Weitere Maßnahme die dem TQM zugeordnet werden können, sind das Benchmarking und das Reengineering sowie das Beschwerdemanagement. Vgl. Internet:

konzept der Einrichtung, das sowohl auf die aktive Mitwirkung aller Mitarbeiter gerichtet ist als auch die Qualität in den Mittelpunkt all ihrer Bemühungen stellt. Des Weiteren wird der Zufriedenstellung des Kunden große Bedeutung zugeschrieben.[616]

Als Ausgangspunkt eines jeden Qualitätsmanagements wird die Qualitätspolitik[617] bzw. die Qualitätsphilosophie einer Einrichtung von den Beteiligten beschrieben. Zweites Kernelement ist, dass die Aufgaben, Verantwortlichkeiten und Maßnahmen klar festzulegen sind. Die Beschreibung der Kernprozesse bildet den nächsten Schritt. Ein systematisches Qualitätsmanagement sollte zudem das Ziel der kontinuierlichen Verbesserung verfolgen. Kundenorientierung ist ein weiteres zentrales Merkmal. Letztes Kernelement ist die systematische Dokumentation aller Maßnahmen und Verfahren der Einrichtung, die in Zusammenhang mit dem Qualitätsmanagement stehen. Ein Qualitätsmanagementsystem einer Einrichtung umfasst demnach die zur Verwirklichung des Qualitätsmanagements festgelegte Organisationsstruktur, Verfahren, Zuständigkeiten und erforderlichen Mittel. Umfassendes Qualitätsmanagement sollte zudem Aspekte der Evaluation und des Benchmarkings enthalten.[618]

Die Einführung eines Qualitätsmanagementsystems wird als ein Prozess verstanden, bei dem die Ziele, der organisatorische Aufbau sowie die zentralen Prozesse und Ergebnisse einer Einrichtung festgelegt werden. Die Einführung bedarf struktureller Aufbaumaßnahmen (Aufbaustruktur) und prozesshafter Konkretisierungen und Darlegungen (Ablaufstruktur), bevor Effekte einer kontinuierlichen Qualitätsverbesserung nachhaltig sichtbar werden. Als Hinweis auf den Umsetzungsgrad haben sich u. a. Kriterien wie Rolle der Führung, Kooperation der Berufsgruppen und systematische und strukturierte Vorgehensweise bewährt. Somit lässt sich die Implementierung eines derartigen Systems auch als Maßnahme zur Organisationsentwicklung verstehen. Für die Einrichtung wird die Einführung eines Qualitätsmanagementsystems insbesondere deshalb als vorteilhaft angesehen, weil sich hieraus Marketingeffekte, interne Transparenz und Vergleichbarkeit sowie ein verringertes Haftungsrisiko durch Dokumentation ergeben können.

Zwei Qualitätsmanagementsysteme werden regelmäßig in allen Versorgungsbereichen thematisiert. Trotz einer kontroversen Diskussion zu den Verfahren

---

http://www.quality.nist.gov/HealthCare_Criteria.htm (Okt. 2004); http://www.deming.de/efqm/eqa-winner1.html (Okt. 2004).

616 Unter Kunden werden hier die Patienten und die Angehörigen bzw. primären Bezugspersonen, Vertragsärzte, Lieferanten etc. verstanden.

617 Unter Qualitätspolitik werden „alle Tätigkeiten des Gesamtmanagements [verstanden], die im Rahmen des Qualitätsmanagementsystems die Qualitätspolitik, die Ziele und Verantwortungen festlegen sowie diese durch Mittel wie Qualitätsplanung, Qualitätslenkung, Qualitätssicherung bzw. Darlegung und Qualitätsverbesserung verwirklichen". Vgl. DIN EN ISO 8402. In Deutschland ist zur Zeit die Ausgabe EU ISO-Norm vom Dez. 2000 gültig. DIN Normen dienen der Harmonisierung der unterschiedlichen nationalen und branchenspezifischen Qualitätsdarlegungsformen.

618 Vgl. Schell, H. & Lauterbach, K. (2002), S. 36–42.

und Konzepten aus dem industriellen Bereich zeigen sich unabhängig vom Betreuungsbereich deutliche Grundmuster nach DIN EN ISO und EFQM in den Qualitätsmanagementansätzen, die in den Einrichtungen eingeführt und umgesetzt werden. Managementansätze sollen vor allem zu betriebswirtschaftlichen Denk- und Handlungskonzepten führen und die erforderlichen Problemlösungen bieten. Auf der Handlungsebene finden sich normatives Management (z. B. Leitbildentwicklung und die Fortentwicklung der Betreuungs- und Begleitinstrumente), operatives Alltagsmanagement und strategische Anstrengungen zur Zukunftssicherung und Marktanpassung.[619]

Vorrangig haben beide Qualitätsmanagementkonzepte ihren Schwerpunkt in der Steuerung innerbetrieblicher Abläufe. DIN EN ISO 9000 ff. legt den Schwerpunkt auf die Normierung organisatorischer Abläufe und überprüft die Einhaltung bestimmter Qualitätsgrundsätze. Die Einführung von Qualitätsmanagementstrukturen gemäß dieser DIN Normen umfasst die Entwicklung von einrichtungsinternen Standards der Struktur- und Prozessqualität.[620] Das EFQM-Modell stellt schwerpunktmäßig die Qualitätsbeurteilung durch eine Selbst- und Fremdbeurteilung der Einrichtung in den Mittelpunkt und verbindet einen „top-down"-Ansatz mit „bottom-up"-Elementen, d. h. die Mitarbeiter werden aktiv mit einbezogen.[621, 622]

5.2.1 DIN EN ISO 9000 ff.: 2000

Die modifizierte Variante der **DIN EN ISO**[623] gliedert sich in die Leitfäden (9004 und 9004-2) und in die Nachweisnormen (9001, 9002, 9003). DIN EN ISO 9001:2000 ist danach ausgerichtet, die Erfordernisse und Erwartungen aller Interessenspartner der Organisation gleichermaßen und in hoher Ausprägung zu erfüllen. Miteinander verbunden werden folgende Aspekte: die Erfordernisse und Erwartungen der Interessenspartner (Vertrauen auf die Qualitätsfähigkeit der Einrichtung) sowie die Erfordernisse der Einrichtung (Qualität zu optimalen Kosten). *Ziel* des Qualitätsmanagementsystems (dargelegt in den Leitfäden) und der Zertifizierung (dargelegt in den Nachweisnormen) ist es, durch kontinuierlich verbesserte Standards eine höhere Effektivität zu erreichen. Hervorgehoben wird insbesondere der Aspekt der Dokumentation.

---

619 Vgl. Wetzler, R. (2003), S. 27.
620 Huck, K. & Dorenburg, U. (1998), Suppl. 1, S. 59.
621 Vgl. Ernst, G. (2001), S. 33.
622 Vgl. Huck, K. & Dorenburg, U. (1998), Suppl. 1, S. 60; Adamski, D. & Harries-Hedder (2002), S. 173 ff.
623 Im Wesentlichen beziehen sich die Fachartikel hinsichtlich der Umsetzung auf die alte DIN EN ISO Variante (ISO 9001, 9002 und 9003 werden zu der Norm 9001:2000 zusammengefasst. Die 20 Elemente der ISO 9001:1994 werden auf acht Prinzipien reduziert. Die Rolle der ISO 9004 wird gestärkt, ebenso der Prozess der ständigen Qualitätsverbesserung). Bisher wurden zur neuen DIN EN ISO 9000 ff.: 2000 nur Monographien publiziert, die jedoch keine Informationen über die Implementierung dieser modifizierten Variante liefern. Vgl. Gietl, G. & Lobinger, W. (2002); Wagner, K. (2003).

Qualität wird definiert als Qualität der Produkte (Merkmale sind zu vereinbaren und müssen messbar sein), der Prozesse (u. a. Verhalten, Kommunikation, Werte) sowie des Potentials (u. a. Image, Referenzen, Qualifikation). Qualitätsprinzipien beziehen sich auf folgende acht Punkte: Kundenorientierte Organisation, Führung, Mitarbeiterorientierung, Prozessorientierung, Systemorientierung, ständige Verbesserung, sachliche Entscheidungsfindung, Lieferantenbeziehung.

Als Stärken der DIN EN ISO werden folgende Aspekte beschrieben: Standardisierung, internationale Erfahrungen, hoher Bekanntheitsgrad, erwiesene Wettbewerbsvorteile und primäre Ausrichtung auf die Struktur- und Prozessqualität.[624] Als Schwächen werden definiert, dass dieses System nicht vom Gesundheitswesen entwickelt wurde, dass es sich um kommerzielle Zertifizierungen handelt, dass kein peer-review-Verfahren[625] zugrunde liegt und dass die Ergebnisqualität und die Angemessenheit des Leistungsangebots nicht ausreichend beachtet werden. Die Spitzenverbände der gesetzlichen Krankenversicherung, die DKG und die BÄK hatten sich 1996 gegen eine Verwendung der DIN EN ISO-Normen ausgesprochen, „weil eine Bewertung des Qualitätsmanagementsystems nach dieser Norm u. a. die Qualität der Versorgung, die Mitarbeiterorientierung und die gesellschaftlichen Funktionen eines Krankenhauses außer acht lässt und sich stattdessen auf den Ist-Zustand des Qualitätsmanagementsystems beschränkt".[626] Ob sich diese ablehnende Haltung auch auf die modifizierte Variante der DIN EN ISO-Norm bezieht, ist der vorliegenden Veröffentlichung nicht zu entnehmen.

5.2.2 EFQM-Modell für Excellenz

Das **EFQM-Modell**[627] lässt sich als Ansatz des Total Quality Management (TQM) beschreiben. Es dient als Richtlinie für die Einführung eines umfassenden Qualitätsmanagements. EFQM ist nicht an spezielle Methoden und Instrumente gebunden und bietet vielfältige Möglichkeiten, das Qualitätsmanagement zu strukturieren und kontinuierlich zu organisieren. Qualität (sowohl die Befähigung der Einrichtung, Qualität herzustellen bzw. kontinuierlich zu verbessern als auch die tatsächlich geleistete Qualität) wird mit Hilfe von EFQM-Kriterien bewertbar. „Eine Selbstbewertung kann valide Informationen über den Stand der Leistungsfähigkeit der Einrichtung geben, die wiederum Grundlage für eine gezielte Leistungsfähigkeit in den verschiedenen Bereichen einer Einrichtung ist."[628]

---

624 Vgl. Internet: http://www.din.de/en/din/contents.html (Oktober 2003).
625 Unter peer-review-Verfahren wird in diesem Zusammenhang ein interkollegiales Verfahren verstanden.
626 Vgl.: äzq (Hrsg.): Checkliste zur Bewertung von Qualitätsmanagementsystemen in der ambulanten Versorgung, 2002, www.äzq.de (Aug. 2003.)
627 Vgl. EFQM (Hrsg.): Excellence einführen, Brüssel 1999; vgl. Internet: http://www.deutsche-efqm.de (Oktober 2003).
628 Vgl. Wallrafen-Dreisow, H. (2002), S. 309.

Qualität wird nicht explizit definiert, sondern das Bestreben der Organisation, anhand des Modells eine kontinuierliche und konsequente Verbesserung der Organisation zu erreichen. Qualitäts*prinzipien* beziehen sich auf folgende Elemente: Ergebnisorientierung, Kundenorientierung, Führung und Zielkonsequenz, Management mit Prozessen und Fakten, Mitarbeiterentwicklung, kontinuierliches Lernen und Verbessern, Aufbau von Partnerschaften.

Die *Qualitätskriterien* gliedern sich in Befähiger- und Ergebniskriterien, die zusammengefasst 100 % ausmachen. In die Kategorie der Befähigerkriterien fallen Führung, Politik und Strategie, Mitarbeiter, Partnerschaften und Ressourcen sowie die Prozesse. Zur Gruppe der Ergebniskriterien gehören mitarbeiterbezogene, kundenbezogene und gesellschaftsbezogene Ergebnisse sowie wichtige Ergebnisse der Organisation. Mit der sog. *RADAR*[629] Card, in der die Bereiche definiert und die Maßstäbe für die Bewertung vorgegeben sind, kann der Grad der Realisierung des Qualitätsmanagements und der erbrachten Qualität bewertet werden. Die Bewertung ist nach einer inhärenten Plan-Do-Study-Act-Logik aufgebaut, die von den Ergebnissen ausgeht und dazu Vorgehensweise, Umsetzung und Bewertung als folgerichtige Schritte einsetzt. Zur praktischen Durchführung der Bewertung wird eine Matrix benutzt, die dazu dient, getroffene Feststellungen zu quantifizieren.[630] Des Weiteren sind die quantitativen und qualitativen Elemente des EFQM-Modells besonders gut geeignet, deren Ergebnisse in eine Balanced Sore Card (BSC) einzutragen. Die BSC orientiert sich an den Ergebniskriterien des EFQM-Modells. Gesundheits- und Sozialeinrichtungen in Europa nutzen das EFQM-Modell auch zur Beurteilung ihrer Struktur- Prozess- und Ergebnisqualität.[631]

Als *Stärken* des EFQM-Modells ergeben sich aus der Literaturrecherche folgende Aspekte: Hohe Akzeptanz durch die Selbstbewertung mit Hilfe der RADAR-Card, zunehmende Erfahrungen im Gesundheitsbereich und die Fokussierung der Ergebnisqualität im Managementbereich. Als *Schwächen* werden die Offenheit, die mit der notwendigen Anpassung an die eigene Einrichtung verbundenen Herausforderungen sowie die Nichtbeachtung der klinischen (medizinischen und pflegerischen) Ergebnisqualität thematisiert.

Ein Vergleich zwischen den beiden Qualitätsmanagementsystemen kann nur bedingt erfolgen (vgl. Abb. 6).

---

629 Das Wort ‚RADAR' ist ein Akronym für die englischen Bezeichnungen Results, Approach, Deployment, Assessment und Review, woraus sich die Abkürzung ergibt. RADAR bedeutet in der deutschen Übersetzung: R = Ergebnisse, A = Vorgehen, D = Umsetzung, A = Assessment, R = Überprüfung. Vgl. Internet: http://www.deutsche-efqm.de (Oktober 2003).
630 Die Schritte PDCA stehen für die Schritte Plan (planen), Do (durchführen), Check (überprüfen) und Act (handeln, verbessern). Im Gegensatz dazu wird beim PDSA ein größerer Wert auf die statistische Erfassung und Auswertung der Daten gelegt, aus diesem Grund wurde Check gegen Study (studiere, messe) ausgetauscht. Vgl. Moen, R. D. & Provost, L. P. & Nolan, T. W. (1991).
631 Vgl. Morganski, B. (2001); Kaplan, R. & Norton, D. (1997).

5 Grundlegende Kategorien im Qualitätsdiskurs

Qualitätsmanagementsysteme im Vergleich

	ISO 9000ff	EFQM- Modell
Ziele	Einheitliche Normen für Produkte und Dienstleistungen	Verbesserung der Wettbewerbsfähigkeit europäischer Unternehmen
Paradigma	Erfüllungsparadigma	Kontinuierliches Streben nach Exzellenz
Methode	Erstellung eines Qualitätshandbuches	Selbstbewertung & Kriterienkatalog Beurteilungssystem RADAR
Qualitätsdimension	Struktur-, Prozess- und Ergebnisqualität	Struktur-, Prozess- und Ergebnisqualität
Umsetzungsstrategie	Top-down initiiert, Normen sind Orientierung	Top-down initiiert, Kriterien bottom-up operationalisiert
Externe Prüfung	Akkreditierte Zertifizierungsgesellschaften, Zertifizierung	EFQM - Assessoren Vergabe eines Qualitätspreises

Januar 2004 © institut für angewandte pflegeforschung (iap), Universität Bremen, in Kooperation mit der Hochschule Bremen

Abb. 6: Qualitätsmanagementsysteme im Vergleich (eigene Darstellung)

Beide Systeme stellen die Bedeutung der Qualität in den Mittelpunkt, allerdings ist der Aufbau grundsätzlich verschieden. Das EFQM stellt ein integratives umfassendes Managementkonzept dar, das auch im Kontext eines Benchmarkings und der Balanced Scorecard (BSC) genutzt werden kann. Demgegenüber werden mit der DIN EN ISO 9000 ff.:2000 Teilbereiche abgedeckt, die von unmittelbarer Relevanz für die Erreichung der Qualitätsziele sind. Die größte Übereinstimmung besteht im Bereich der Prozesse sowie hinsichtlich der Ressourcen und Partnerschaften. Die größte inhaltliche Abweichung der Systeme besteht im Bereich der mitarbeiter- und kundenorientierten Ergebnisse. Nach wie vor wird die unzureichende Ergebnisorientierung als ein zentrales Defizit des DIN EN ISO 9000 ff.:2000 Qualitätsmanagementsystems angesehen.

Die Implementierung und nachhaltige Etablierung eines Qualitätsmanagementsystems stellt alle Einrichtungen vor große Herausforderungen. In einer breit angelegten Studie[632] im Krankenhaussektor wurden Faktoren identifiziert, die Hinweise für eine erfolgreiche Einführung geben und zwar differenziert nach Strukturen, Prozessen und Ergebnissen (vgl. Abb. 7).

---

632 Vgl. Bundesministerium für Gesundheit und Soziale Sicherung (BMGS) (Hrsg.) (2003), S. 17 f.

Qualitätsmanagementsysteme

Einführung von Qualitätsmanagementsystemen		
Struktur	**Prozess**	**Ergebnis**
• Deutlich erkennbare Unternehmenskultur • Umfassende Unterstützung durch die oberste Leitungsebene aller Berufsgruppen • Inhaltlich umfassende Schulungsmaßnahmen für viele Mitarbeiter • QM ausgebildete & aktive leitende Mitarbeiter • QM ausgebildete Mitarbeiter bis auf mittlere Leitungsebene • In das Organigramm eingebettete QM-Gremien • Externe Beratung • Hohe Qualität der Qualitätsberichte	• Stringente Orientierung an einem Qualitätsmanagementmodell • Qualitätsmanagementmodell unter Beachtung der verpflichtenden externen Prüfanforderungen auswählen • Qualitätsmanagementwissen • Analytische Herangehensweise zur Identifizierung von Verbesserungen • Strukturierte & systematische Bearbeitung der Verbesserungsbereiche unter Beachtung des PDCA-Zyklus, Nachweise durch Daten und Fakten • Selbstkritische Reflexionsfähigkeit • ausgeprägte Mitarbeiterorientierung	• Qualitätsverbesserungen korrespondieren mit den Kernprozessen • Gute Kooperation der Berufsgruppen • Verbindung zwischen top-down und bottom-up erkennbar • Hoher Umsetzungsgrad des Qualitätsmanagementsystems

Januar 2004 © institut für angewandte pflegeforschung (iap), Universität Bremen, in Kooperation mit dem ZEPB der Hochschule Bremen

Abb. 7: Einführung von Qualitätsmanagementsystemen (eigene Quelle)

Dahlgaard[633] identifiziert sechs Anforderungen, die vor allem Einrichtungen im Gesundheitswesen in der Phase der Implementierung und Etablierung berücksichtigen sollten.

1. Formulierung von Qualitätspolitik (offizielle Unternehmensstrategie) und Zielen (schriftlich festhalten, gemeinsam formulieren, bekannt machen).
2. Einbezug aller relevanten Kundengruppen (Komplexität der unterschiedlichen Erwartungshaltungen abbilden und im Maßnahmenplan berücksichtigen).
3. Einbezug der Mitarbeiter (partizipative Ansätze, Handlungsspielräume thematisieren, Mitarbeiter als Repräsentanten der Einrichtung).
4. Zweckmäßigkeit des Qualitätsmanagementsystems (Aufgaben, Kompetenzen und Verantwortlichkeiten klar definieren, integrativ-berufsgruppenübergreifend ausrichten, Wirksamkeit nachweisen; Resultate sollen in einem ökonomischen Verhältnis zum Aufwand stehen).
5. Identifikation relevanter Problemfelder (Qualitätsmängel identifizieren und analysieren).

---

633 Vgl. Dahlgaard, K. (2002), H. 4; S. 122–135.

6. Wirksamkeit qualitätsfördernder Maßnahmen (Auswahl und korrekter Einsatz geeigneter Methoden und Instrumente, die dauerhafte und nachhaltige Qualitätsverbesserung bewirken).

Gegenwärtig wird die gesundheitspolitische Diskussion einerseits durch die Frage bestimmt, wie Qualität verbessert werden kann, andererseits wird die Frage aufgeworfen, welchen Beitrag die diversen Managementsysteme, Methoden und Instrumente hierbei spielen. Diese Frage gilt vor allem im Hinblick auf die geforderte Patientenorientierung im Gesundheitswesen und einer damit einhergehenden Transparenz, die sowohl für die Leistungsangebote als auch für die nachgewiesene Qualität herzustellen ist. Vor allem der Qualitätssicherung wird, so der Sachverständigenrat in seinem Gutachten von 2001,[634] zukünftig eine besondere Bedeutung zukommen. Auch stellt sich immer wieder die Frage, ob Qualitätsmanagement die Patientensicherheit erhöht. Laut Schrappe werden Patientensicherheit und Risikomanagement in der Gesundheitsversorgung zu einem beherrschenden Thema der nächsten Jahre, die das Gesundheitswesen vor neue Herausforderungen stellen. Der Handlungsbedarf ist insofern groß, als dass die Analyse vorliegender Krankenhausdaten verdeutlicht, dass zwischen 5 und 10 % aller Krankenhauspatienten ein unerwünschtes Ereignis erleiden, das ungefähr in der Hälfte der Fälle vermeidbar gewesen wäre.[635] Wichtig in der weiteren Entwicklung ist, so Schrappe weiter, die Bildung von Foren für den Austausch zwischen juristischen Experten, Vertretern der Wirtschaft und Versicherungen sowie den Leistungsanbietern im Gesundheitswesen.

5.3 Zertifizierungs- und Bewertungsverfahren

Oft werden die Begriffe Zertifizierung und Akkreditierung synonym verwendet. „Mal ist von der Zertifizierung von Disease Management-Programmen die Rede,[636] wie etwa im Gutachten[637] der Professoren Lauterbach und Wille zur Reform des Risikostrukturausgleiches. Im Gutachten des Sachverständigenrates wiederum bezieht sich der Begriff Zertifizierung auf die Re-Approbation, also auf Zugangsvoraussetzungen zur Teilnahme an der Versorgung im Rahmen der

---

634 Gutachten des Sachverständigenrats: Bedarfsgerechtigkeit und Wirtschaftlichkeit Bd. III: Über-, Unter- und Fehlversorgung, 2001. vgl. http://www.svr-gesundheit.de (Okt. 2004).
635 Schrappe, M. (2003): Der Patient als Kunde – Maßstab für Leistungserbringer im Gesundheitswesen, Dresden. Internet: http://www.schrappe.com/ms/in_publ.html (Okt. 2004).
636 Akkreditiert werden sollen die Disease-Management-Programme durch das Bundesversicherungsamt. Im Mittelpunkt soll die Ergebnisqualität der Programme stehen. Vgl. Scheu, Ch. (2002), S. 243.
637 Vgl. Lauterbach, K.: Disease Management in Deutschland – Voraussetzungen, Rahmenbedingungen, Faktoren zu Entwicklung, Implementierung und Evaluation. Gutachten im Auftrag der VdAk und des AEV.

gesetzlichen Krankenversicherung. [...] Schließlich spricht die Konferenz der Gesundheitsminister der Länder von der Zertifizierung von Leistungserbringern im Gesundheitswesen sowie der Zertifizierung von Qualitätsmanagement-Systemen".[638] Zertifizierung bedeutet, dass eine Einrichtung über ein Qualitätsmanagementsystem verfügt und Abläufe sich an vorab definierten Qualitätsanforderungen (z. B. Normen, Standards, Kriterien) orientieren und auch realisiert und damit sichtbar werden. Im Rahmen der Zertifizierung wird der Einrichtung bescheinigt, dass sie die oben genannten Qualitätsaspekte erfüllt. Überprüft wird dabei die gesamte Einrichtung. Akkreditierung steht für die formelle Anerkennung von Kompetenz, z. B. dass eine Institution ein Zertifizierungsverfahren entsprechend den Vorgaben und den Konformitätsanforderungen realisiert und damit die Berechtigung erhält, eine Zertifizierung zu realisieren.

In der Akutpflege sind die Zertifizierungs- und Selbstbewertungssysteme nach DIN EN ISO (in der Tradition technischer Produktion stehend), KTQ®, proCumCert und Kombinationen von KTQ und proCumCert (orientiert am Outcome) sowie die Teilnahme am EFQM-Bewertungsverfahren (EQA) (verstanden als Überprüfung des EFQM-Managementsystems) verbreitet. Selbmann (2004) bezeichnet KTQ® und proCumCert als genuin-medizinische Verfahren und rechnet zu diesen drei Verfahren noch das Audit durch Peer Review hinzu.[639] Zertifikat bedeutet, dass eine schriftliche Bestätigung gegeben wird, die besagt, dass eine vorgegebene Anforderung erfüllt wurde.[640] Der Zweck der Zertifizierung wird in der Darlegung der Fähigkeit der Einrichtung, eine bestimmte Qualität zu liefern, gesehen. Entsprechend der DIN EN ISO werden diejenigen Personen akkreditiert, die Zertifizierungen nach DIN EN ISO durchführen. Davon abzugrenzen ist die Akkreditierung, die auf der Grundlage organisatorischer Standards auf das umfassende Qualitätsmanagement abzielt.[641] Mit einer Akkreditierung wird die Kompetenz einer Einrichtung, Qualitätsmanagement zu realisieren, in den Mittelpunkt der Betrachtung gerückt.

5.3.1 DIN EN ISO 9000-9004

In der DIN EN ISO 9000 wird definiert, dass ein Qualitätsaudit einen systematischen, unabhängigen und dokumentierten Prozess darstellt. Ziel ist es, Kenntnisse über das Audit nachzuweisen und deren objektive Auswertung zu erlangen.[642] Des Weiteren sollen Informationen über die Erfüllung der Auditkriterien erfasst werden. Unterschieden wird zwischen einem internen und exter-

---

638 Vgl. Herholz H. (2002).
639 Vgl. Selbmann, H. K. (2004), H 2, S. 103–110.
640 Vgl. DIN EN ISO 45020.
641 So ist die Joint Commission on Accreditation of Health Care Organization (JCAHO, siehe Fußnote 264) bei einer Analyse der DIN EN ISO-Richtlinien u. a. zu dem Ergebnis gekommen, dass die DIN EN ISO nur einen geringen Anteil der Anforderungen an ein umfassendes Qualitätsmanagement abdeckt. Vgl. Bundesministerium für Gesundheit (BMG) (Hrsg.) (1998).
642 Gietl, G. & Lobinger, W. (2002), S. 11.

nen Audit, wobei Letzteres in der Regel der Zertifizierung entspricht.[643] Die Überprüfung der Qualitätsmanagementstrukturen erfolgt im Rahmen von externen Audits durch autorisierte Institutionen, die gegebenenfalls ein Zertifikat verleihen.[644] In der Terminologie der ISO Norm ist das Ergebnis eines Audits ein Zertifikat. Das Zertifikat wird von der Zertifizierungsstelle auf der Grundlage der Audit-Ergebnisse ausgestellt.

Entsprechend der DIN EN ISO 54020:04.94 wird der Begriff Zertifizierung als ein Verfahren beschrieben, in dem ein (unparteiischer) Dritter schriftlich bestätigt, dass ein Erzeugnis, ein Verfahren oder eine Dienstleistung vorgeschriebene Anforderungen erfüllt. Beurteilt wird der Grad der Konformität mit den vorgegebenen Normen. Unterschieden wird ein Systemzertifikat (wie es im Gesundheitswesen eingesetzt wird) von einem Produktzertifikat. Durch dieses verfahrensorientierte Instrument soll nachgewiesen werden, dass in der Einrichtung qualitätssichernde Maßnahmen durchgeführt werden. Die Güte der Überprüfung hängt dabei wesentlich von der Eindeutigkeit der Normen und der Genauigkeit der Regelungen ab.

Der externe Qualitätsprüfungsprozess gliedert sich in verschiedene Schritte:

- Vorbereitungen (in der Einrichtung, z. B. Anmeldung),
- Vorbesprechung und Klärung, ob in der anfragenden Einrichtung ein externes Audit/Zertifizierung realisiert werden kann,
- Erstaudit,
- Ausstellung eines zeitlich begrenzten Zertifikats und
- Ausstellung eines Folge-/Wiederholungsaudits bzw. -zertifikats (24 Monaten nach Erstaudit/-zertifikat).

5.3.2 KTQ® (Kooperation für Transparenz und Qualität im Krankenhaus)

Die Bundesärztekammer (BÄK), die Deutsche Krankenhausgesellschaft (DKG) und der Verband der Angestellten-Krankenkassen/der Arbeiter-Ersatzkassen-Verband e. V. (VdAK/AEV) sehen die Notwendigkeit der Entwicklung eines spezifischen Zertifizierungsverfahrens für Krankenhäuser, das die bewährten Prinzipien und Methoden anderer Verfahren sinnvoll integriert. Vor diesem Hintergrund haben die Vertragspartner die „Kooperation für Transparenz und Qualität im Krankenhaus" (KTQ) initiiert. Der Deutsche Pflegerat (Spitzenorganisation der Pflegeverbände) und Vertreter der konfessionellen Krankenhäuser beteiligen sich an den Beratungen der KTQ.[645] Eine Überarbeitung des Kataloges „Ko-

---

643 Vgl. DIN EN ISO Norm 8402.
644 Vgl. Huck, K. & Dorenburg, U. (1998), Suppl. 1, S. 57. Aufgrund der Komplexität wird auf die detaillierte Darstellung der Bewertungskriterien verzichtet. Zur weiteren Information ist die deutsche Homepage der DIN ISO empfehlenswert.
645 Das Zertifizierungskonzept ist an bewährten internationalen Vorbildern ausgerichtet, zu denen im Wesentlichen folgende Organisationen zählen: Joint Commission on Accredita-

operation für Transparenz und Qualität" (KTQ®) wurde im Jahre 2001 von einer Arbeitsgruppe mit Unterstützung des Kompetenznetzwerkes Depression vorgenommen mit dem Ziel, dieses Manual auch für stationäre psychiatrische Einrichtungen anwenden zu können.[646, 647] Aufgrund der Tatsache, dass mit der Einführung des KTQ®-Zertifizierungskonzeptes ein gewisser Standard der Darlegung des Qualitätsmanagements gesetzt wurde, wird die Relevanz des Themas Zertifizierung unterstrichen. Ziel der KTQ®-Zertifizierungsgesellschaft ist es, dass Qualitätsmanagement für nach SGB (SGB V?) zugelassene Leistungserbringer zu fördern. Die Fremdbewertung wird von akkreditierten Zertifizierungsstellen (derzeit 11 unabhängige Institutionen) der KTQ®-gGmbH durchgeführt. Folgende Kategorien werden im Rahmen einer strukturierten Selbstbewertung erfasst: Patientenorientierung, Mitarbeiterorientierung, Sicherheit im Krankenhaus, Informationswesen, Krankenhausführung und Qualitätsmanagement. Seit Dezember 2000 liegt auch ein KTQ®-Leitfaden zur Patientenbefragung vor.[648] Die Verknüpfung von KTQ® und EFQM mit Hilfe der sog. Crosswalk-Methode[649] (ein Querverweissystem) zeigt, dass der Crosswalk-Qualitäts-Bericht nicht wesentlich umfangreicher ist als ein KTQ®- oder EFQM-Bericht. Die KTQ®-Bewertungsmaßstäbe wurden in das EFQM-System eingeordnet. Der Zertifizierungsprozess gliedert sich in verschiedene, aufeinander aufbauende Schritte:

- Selbstbewertung (auch ohne anschließende Zertifizierung möglich),
- Fremdbewertung durch ein interdisziplinäres Visitorenteam (ärztlich, pflegerisch, ökonomisch),
- strukturierter Bericht der Visitoren,
- Ausstellung eines Zertifikats (für 3 Jahre) und
- Abfassung und Veröffentlichung des KTQ®-Qualitätsberichtes (nach erfolgter Zertifizierung im Internet zu veröffentlichen).

Der Routinebetrieb konnte Anfang 2002 aufgenommen werden, seit dem 1. Januar 2002 arbeitet KTQ® als eigenständiges Unternehmen. Auf der KTQ®-Homepage[650] waren im Dezember 2002 Qualitätsberichte von 20 Krankenhäusern zu finden, die analog KTQ® zertifiziert wurden. Das Zertifikat ist drei Jahre gültig und wird bei Erreichen von mehr als 55 % der maximalen Punktzahl vergeben.

Es zeigt sich folgendes Stärken- bzw. Schwächen-Profil des in Deutschland entwickelten Verfahrens für den Akutbereich: Als *Stärke* wird u. a. benannt, dass

---

tion of Healthcare Organisations (USA), Canadian Council on Health Services Accreditation (Kanada) sowie Australian Council on Healthcare Standards (Australien). http://www.ktq.de (Oktober 2003).
646 Vgl. Internet: http://www.ktq.de/Homepage/Weiterentwicklung/Psych.html Okt. 2003; Dick, B. & Disson, B. & Krieg, J.-C. & Schreiber, W. (2001a), Heft 12, S. 145–151.
647 Vgl. Dick, B. & Disson, B. & Krieg, J.-C. & Schreiber, W. (2001a), Heft 12, S. 94–98; Dick, B. & Disson, B. & Krieg, J.-C. & Schreiber, W. (2001b), Heft 12, S. 145–151.
648 KTQ (Hrsg.): KTQ-Leitfaden zur Patientenbefragung, Düsseldorf 2000.
649 Vgl. Möller, J. (2001), S. 21–24.
650 Vgl. Internet: www.ktq.de.

es sich um eine Innovation aus dem deutschen Gesundheitssystem handelt, die speziell für Gesundheitsinstitutionen und in Abstimmung mit den oben genannten Partnern entwickelt wurde. Im Gegensatz zur DIN EN ISO-Zertifizierung handelt es sich um eine Non-profit-Zertifizierung, orientiert am Peer-review-Verfahren (d. h. ein interkollegiales Verfahren). Im Rahmen einer KTQ®-Visitation werden die im Selbstbewertungsbericht dargelegten Sachverhalte von Visitoren hinterfragt.[651] Folgende *Schwächen* können identifiziert werden: die Begrenzung des Verfahrens auf den Bereich der Akutversorgung, die unzureichende Berücksichtigung der klinischen Ergebnisqualität (medizinisch und pflegerisch) und die Gefahr, dass dieses Verfahren als ein Subsystem bestehender Joint Commission-Verfahren[652] definiert werden kann. Außerdem wird von den befragten Experten[653] kritisiert, dass das KTQ®-Bewertungssystem zwar oft als neutrale Instanz bezeichnet wird, dies jedoch nur eingeschränkt zutrifft, das die Gesellschafter von KTQ die Selbstverwaltungspartner sind.

5.3.3 proCum Cert-Zertifizierungen (pCC)

Die proCumCert (pCC)[654] ist eine konfessionelle Zertifizierungsgesellschaft, die 1998 vom Katholischen Krankenhausverband (KKVD) und dem Deutschen Evangelischen Krankenhausverband (DEKV) in Zusammenarbeit mit einem Versicherungsdienst gegründet wurde. Im Vordergrund steht das Ziel der Sicherung und Weiterentwicklung der Qualität (?) in kirchlichen Krankenhäusern und sozialen Einrichtungen. Das Zertifikat der pCC-Gesellschaft wird inkl. des KTQ®-Zertifikats erworben. Dazu haben die pCC, die KTQ®, die BÄK und die Spitzenverbände der Kostenträger medizinische und pflegerische Qualitätskriterien auf Bundesebene formuliert. Darüber hinaus wurden weitere ökumenische Inhalte, wie Trägerverantwortung, Sozialkompetenz im Umgang mit Patienten und Mitarbeitern, Spiritualität und die Verantwortung gegenüber der Gesellschaft, in den Beurteilungskatalog mit aufgenommen.

Der Zertifizierungsprozess gliedert sich in verschiedene Schritte:
- Selbstbewertung (analog proCum Cert-Qualitätshandbuch),
- Fremdbewertung und Visitation (Begehung und Überprüfung der Einrichtung auf der Grundlage der Selbstbewertung durch interdisziplinäres pCC-Visitorenteam),
- Ausstellung des Zertifikats (für 3 Jahre) und
- Veröffentlichung des Qualitätsberichts (im Internet).

---

651 Vgl. Deutsche Krankenhaus Verlagsgesellschaft mbH (2002), S. 6.
652 Vgl. Internet: www.jcahao.org (Joint Commission on accreditation of health care organization).
653 Hierbei handelt es sich um die Aussagen der selbst durchgeführten Experteninterviews.
654 Vgl. Internet: http://www.proCum-cert.de (Oktober 2003).

Der Routinebetrieb konnte 2002 aufgenommen werden. Auf der proCum Cert-Homepage[655] sind Qualitätsberichte von 10 Krankenhäusern zu finden, die gemäß proCum Cert zertifiziert wurden.

Als *Stärke* des Verfahrens wird u. a. benannt, dass es sich – in Anlehnung an KTQ® – ebenfalls um eine Innovation aus dem deutschen Gesundheitssystem handelt, die speziell für Gesundheitsinstitutionen und in Abstimmung mit den oben genannten Partnern entwickelt wurde. Auch hier handelt es sich um ein Peer-review-Verfahren, da im Rahmen einer Visitation die im Selbstbewertungsbericht dargelegten Sachverhalte hinterfragt werden. Als *Schwäche* wird – ähnlich wie bei KTQ® – beschrieben, dass es nur für den Klinikbereich gilt, dass die klinische Ergebnisqualität nicht im Vordergrund steht, es durch die Trägernähe an Unabhängigkeit mangelt und methodisch schwierig zu messende Kriterien wie z. B. Spiritualität enthalten sind.

5.3.4 EFQM – Bewertung

Bei der EFQM-Bewertung handelt es sich um ein Verfahren zur externen Einschätzung der Qualität.[656] Die Selbst- und Fremdbewertung stehen im Zentrum und haben das Ziel, eine kontinuierliche Qualitätsverbesserung zu erwirken. Gesundheits- und Sozialeinrichtungen in Europa nutzen das EFQM-Modell zu Beurteilung ihrer Struktur-, Prozess- und Ergebnisqualität. Für eine Umsetzung in ein Qualitätsmanagement und als Anreiz zur kontinuierlichen Verbesserungen wurde das europäische Anerkennungsprogramm (European Quality Award), die sog. Levels of Excellence, geschaffen. Es besteht aus drei Stufen der Anerkennung[657]:

1. Stufe: Anerkennung zur Verpflichtung zur Excellence, d. h. die Einrichtung steht am Beginn ihrer Bemühungen um kontinuierliche Qualitätsverbesserungen. Im Mittelpunkt steht der Selbstbewertungsprozess, um das gegenwärtige Leistungsniveau zu erkennen und zu verstehen. Verbesserungsbereiche sind zu definieren und für mindestens drei Bereiche Verbesserungsmaßnahmen zu initiieren.
2. Stufe: die Anerkennung für das Erreichen von Excellence erfordert ein strukturiertes Vorgehen zur Bestimmung von Stärken und Verbesserungsbereichen. Ziel der EFQM-Bewertung ist es, mind. 400 Punkte zu erreichen.
3. Stufe: Finalist (European Quality Award), d. h. im Mittelpunkt stehen Organisationen, deren Qualitätsniveau internationale Spitzenqualität erreicht

---
655 Vgl. Internet: http://www.proCum-cert.de (Oktober 2003).
656 Vgl. Müller-Fahrnow, W. & Spay, K. (2001), S. 314.
657 Studien zeigten, dass ca. zwei Drittel aller EFQM-Anwender im Gesundheits- und Sozialbereich auf Anhieb zwischen 200 und 400 Punkte erzielen. Dies entspricht der Bandbreite der ersten Stufe des Europäischen Anerkennungsprogramms der EFQM. Vgl. hierzu insbesondere Bundesministerium für Gesundheit und Soziale Sicherung (BMGS) (Hrsg.) (2003). 1999 gelang es zum ersten Mal einer Klinik in die Endrunde der Ludwig-Erhardt-Preisausschreibung (der deutschen Variante des EFQM-Preises) zu gelangen. Vgl. Paeger, A. (2001), S. 13–20.

hat und die demzufolge zu den potentiellen Bewerbern um den Qualitätspreis gehören.

Insgesamt bleibt der Eindruck bestehen, dass der Markt der externen Qualitätssicherungsinstrumente transparenter gemacht werden muss. Die gegenwärtig zu beobachtende Vielfalt unterschiedlicher Verfahren, Zertifikate und Gütesiegel einerseits und ihr primärer Einsatz zu Marketingzwecken andererseits verringern jedoch ihre Akzeptanz.[658] Voraussetzungen für entsprechende Vergleiche im Rahmen der externen Qualitätssicherung sind insbesondere die Bestimmung geeigneter Qualitätsindikatoren und deren Operationalisierung. Diese sind in den Betreuungs- und Versorgungsbereichen noch nicht ausreichend vorhanden und werden von den Leistungsanbietern und den Kostenträgern bzw. externen Prüfinstanzen derzeit diskutiert. Im Zentrum der Diskussionen steht das Pro und Contra geeigneter Ergebnisparameter (z. B. Verweildauer, Wiederaufnahme innerhalb eines definierten Zeitraumes etc.), anhand derer eine erfolgreiche Versorgung gemessen werden kann. Ausgehend von der Annahme, dass eine Zertifizierung zur Förderung des Qualitätsbewusstseins in einer Einrichtung beitragen soll, kann eine Zertifizierung nicht am Anfang stehen. Voraussetzung muss sein, dass zum Zeitpunkt einer Zertifizierung ein Qualitätsmanagementsystem eingeführt ist. In diesem Fall gilt das Zertifikat als Bestätigung für die Funktionstüchtigkeit oder das Funktionieren eines einrichtungsinternen Qualitätsmanagementsystems durch Externe.

Selbmann (2004) kritisiert in diesem Zusammenhang u. a., dass[659]

- die Reliabilität und Validität der Qualitätsmessung nicht immer gegeben sind;
- – mit Ausnahme von EFQM und Audit – die Ergebnisqualität nur unzureichend abgebildet wird;
- der Aspekt des Qualitätsmanagements zu wenig berücksichtigt wird;
- das Qualitätssicherungsverfahren des Zertifizierungssystems nicht transparent ist;
- Belege für eine Kosteneffektivität der Zertifizierung fehlen.

Kritiker der Zertifizierung befassen sich in der Regel mit der Frage der Aussagekraft eines Zertifikates. Das Zertifikat gibt einerseits darüber Auskunft, dass ein Qualitätsmanagementsystem angewendet und regelmäßig überwacht wird, dass Abläufe hinterfragt und dargelegt werden und dass ein kontinuierlicher Verbesserungsprozess eingeleitet wurde. Es liefert zudem Informationen über Maßnahmen zur Mitarbeiterqualifikation, eine strukturellen Voraussetzung, die als Ausgangslage für eine gute Qualität betrachtet wird. Allerdings sagt ein Zertifikat nichts darüber aus, ob die Abläufe kontinuierlich eingehalten werden, ob, und, wenn ja, welche Fehler gemacht werden; außerdem werden keine

---

658 Die Autoren des 3. Altenberichts melden Zweifel an, ob bei ihnen Kosten und Nutzen in einem angemessenen Verhältnis stehen. Bundesministerium für Familie, Senioren, Frauen und Jugend (BMFSFJ) (Hrsg.) (2001a), S. 139.
659 Vgl. Selbmann, H. K. (2004), H 2, S. 110.

Aussagen über das gelieferte Endprodukt getroffen. Nach Aussagen des Sachverständigenrates (2001) wird in Zukunft die „Qualitätssicherung der Qualitätssicherung" eine große Rolle spielen.[660]

Allgemein betrachtet wird, neben der verpflichtenden Einführung eines Qualitätsmanagementsystems, die (derzeit freiwillige) Zertifizierung angestrebt. Diese wird als ein hilfreichreiches Instrument angesehen, interne Qualitätsbemühungen zu intensivieren. In ihrem Memorandum vom Dezember 2000 (oder 2003 wie in der Fußnote) plädiert die BUKO-QS für einen Akkreditierungsrat[661] und die Entwicklung von Qualitätsstandards (ähnlich TÜV), um die Vergleichbarkeit verschiedener Qualitätssicherungssysteme herstellen und die einzelnen Systeme akkreditieren zu können. Die Trägerschaft eines derartigen Akkreditierungsrates bestünde aus einem Verbund, an dem Einrichtungsträger, Berufsverbände, wissenschaftliche Vereinigungen, Verbraucherschutzverbände, Betroffenenorganisationen und assoziierte Ministerien und Kostenträger zu beteiligen wären.

---

660 Vgl. Sachverständigenrat, 2001 zitiert nach Schrappe (2003).
661 Vgl. Memorandum der BUKO Dezember, www.buko-qs.de (Oktober 2003).

6 Betrachtung des Berufsrechts der Gesundheits-, Alten-, Kranken- und Kinderkrankenpflege sowie der Medizin in Bezug auf die Qualitätsentwicklung

Maria Biehl

6.1 Berufsrecht der Pflegeberufe

Die Debatte der Qualitätsentwicklung und ihre notwendige gesetzliche Verankerung werden im Berufsrecht der Kranken- und Altenpflege auf unterschiedlichen Ebenen deutlich. In den neuen gesetzlichen Regelungen zur Gesundheits- und Krankenpflege und Gesundheits- und Kinderkrankenpflege (KrPflG: 1. Januar 2004[662]) sowie zur Altenpflege (AltPflG: 1. August 2003[663]) sind als Ausbildungsziele jeweils Kenntnisse, Fähigkeiten und Fertigkeiten zu qualitätssichernden Maßnahmen formuliert. Weiterhin tangieren die sozialrechtlichen Gesetze, Verordnungen und Ausführungsbestimmungen der Sozialgesetzgebung (SGB V, SGB IX, SGB XI und BSHG), insbesondere die in den vergangenen Jahren novellierten Gesetzgebungen zur Qualitätsentwicklung in einzelnen Betreuungsbereichen, das Berufsfeld der Pflege.

Hintergrund der neuen Gesetzesregelungen bilden die Anforderungen an Pflege und Betreuung aufgrund der veränderten Rahmenbedingungen im Gesundheits- und Sozialwesen, dem veränderten Krankheitsspektrum und der demographischen Entwicklung der Gesellschaft. Vor allem die Umstrukturierungen[664] nehmen sowohl innerhalb als auch zwischen den Teilsystemen der gesundheitlichen und sozialen Versorgung und Betreuung erheblichen Einfluss auf die Tätigkeiten der Pflege. Exemplarisch kann die Überleitung zwischen ambulanten und stationären Bereichen genannt werden, die Zuständigkeiten der Pflege im medizinisch-pflegerischen, gesundheitlichen und sozialpflegerischen Tätigkeitsbereich einfordert. Die Pflegeberufe agieren in diesen Bereichen in unterschiedlicher Abhängigkeit (vor allem von den Ärzten) und Koope-

---

662 Vgl. Bundesgesetzblatt 2003 Teil I Nr. 36, ausgegeben zu Bonn 21. Juli 2003.
663 Vgl. Bundesgesetzblatt 2003 Teil I Nr. 44, ausgegeben zu Bonn 4. September 2003.
664 Aufgrund ökonomischer Bedingungen im Gesundheitswesen mit dem Fokus „ambulant vor stationär" und „Rehabilitation vor Pflege" sowie die jüngste Weiterentwicklung des Sozialrechts zur „integrierten Versorgung" (SGB V), Disease Management und „aktivierender Pflege".

6 Betrachtung des Berufsrechts

rationen mit anderen Berufen. Im Rahmen der Qualitätsentwicklung im Gesundheits- und Sozialwesen wird ihnen die Verantwortung für die Umsetzung von Versorgungsverträgen und die Ausgestaltung von Leistungsverträgen einschließlich des Nachweises der Qualitätssicherung und -entwicklung ihrer Dienstleistung zugeschrieben.[665] Aufgaben der Qualitätssicherung werden im Bereich der ambulanten und stationären Altenhilfe im Wesentlichen den Pflegefachkräften zugeordnet. Berufsrechtlich sind die Pflegenden in den vielfältigen Regelungen für die unterschiedlichen Berufsgruppen im Sozialbereich eingebunden. Jedoch gibt es bislang keine zusammenfassende einheitliche Regelung berufsrechtlicher Vorschriften hinsichtlich des indirekten Berufsrechts.[666]

Vor diesem Hintergrund werden im Folgenden das direkte Berufsrecht und das indirekte Berufsrecht der Pflegeberufe vorgestellt und aus der Perspektive der Qualifikation und damit verbunden der Qualitätsentwicklung diskutiert.

6.1.1 Direktes Berufsrecht

Für die Kranken- und Altenpflege existieren als direktes Berufsrecht die neuen Gesetze über die Berufe in der Krankenpflege (KrPflG: 1. 1. 2004) und über die Berufe in der Altenpflege (AltPflG: 1. 8. 2003), die die Berufsausbildung in den jeweiligen Bereichen regeln. Der Auftrag der Berufsbildung ergibt sich sowohl aus den Erfordernissen der Gesundheits- und Sozialpolitik (indirektes Berufsrecht), den Anforderungen der Internationalisierung/Europäisierung, der Bildungspolitik (direktes Berufsrecht) als auch aus der Profession (berufswissenschaftlicher Anspruch).[667]

- **Internationalisierung und Europäisierung**

In den neuen Berufsgesetzen werden die Empfehlungen der Weltgesundheitsorganisation[668] zur Gestaltung des Pflegeprozesses, zur Realisierung eines integrierten Gesundheitssektors und zur Umsetzung eines qualitätsbewussten Versorgungsmanagements weitgehend berücksichtigt. Obwohl die Ausbildungsziele und -inhalte an einer wissenschaftlichen Fundierung auszurichten sind, wird eine grundständige akademische Ausbildung nicht verfolgt.[669]

Die Empfehlungen der Europäischen Union (EU) zur primären Gesundheitsversorgung und die Empfehlungen zur verlangten Fachkompetenz der für die allgemeinen Pflege verantwortlichen Krankenschwestern und Krankenpflegern in

---

665 Vgl. Beikirch-Korporal. E. & Korporal, J. (1999); Vgl. Görres, S. (1999a), S. 131 ff.
666 Vgl. Klie, T. (2002a), S. 20.
667 Vgl. Stöcker, G. (2003), S. 2.
668 Vgl. Internet: http://www.who.int/en/: WHO im Rahmen der Strategie „Gesundheit für alle" 2000; Wiener Pflegekonferenz 1988; Münchener Erklärung der europäischen Pflegekonferenz 2000; Stöcker, G. (2003), S. 2.
669 Vgl. Stöcker, G. (2003), S. 2.

der EU (XV/E/8481/4/97-DE) wurden berücksichtigt.[670] Deutlich wird eine stärkere Integration der Pflegeausbildungen als gemeinsame Grundlage, die sowohl inhaltlich als auch strukturell aufeinander abgestimmt sind. Den Mindestanforderungen der im EU-Recht festgeschriebenen Stundenzahl wurde mit 4600 Std. in beiden Ausbildungsgesetzen entsprochen.

Das nach EU-Recht (Richtlinien 77/452/EGW) getrennte Anerkennungsverfahren der Gesundheits- und Krankenpflege bzw. Gesundheits- und Kinderkrankenpflege bleibt unverändert. Die drei pflegerischen Berufsbilder Kranken-, Kinderkranken- und Altenpflege werden aufrecht erhalten.[671] Eine europäische Anerkennung der Altenpflege erscheint weitgehend unrealistisch, da eine Erstausbildung in der Altenpflege in keinem anderen EU-Staat erfolgt. Ebenfalls wurden die Anhebung allgemeinbildender Zugangsvoraussetzungen und die Studierfähigkeit im Zusammenhang mit dem Ausbildungsabschluss nicht berücksichtigt.[672]

- **Strukturen der Ausbildung für Gesundheits- und Krankenpflege, Gesundheits- und Kinderkrankenpflege und Altenpflege**

Das Bundesverfassungsgericht ordnet die Gesundheits- und Krankenpflege, die Gesundheits- und Kinderkrankenpflege sowie die Altenpflege gemäß Art. 74 Abs. 1 Nr. 19 GG den Heilberufen zu.[673] Beide Berufsausbildungen sind demnach bundesrechtlich geregelt und strukturell aufeinander abgestimmt, jedoch bleiben diese Schulen als „Berufsschulen besonderer Art" weiterhin außerhalb des staatlichen Berufsbildungssystems.[674] Die rechtliche Regelung der Altenpflegehilfeausbildung bleibt den einzelnen Bundesländern überlassen. Die Finanzierung in der Gesundheits- und Krankenpflege wird von den Krankenkassen (festgeschrieben im Krankenhausfinanzierungsgesetz § 2 Abs. 1a) getragen und die Schüler/innen haben Anspruch auf eine tarifrechtlich festgelegte Ausbildungsvergütung.[675] In der Altenpflege können die Träger der praktischen Ausbildung die Ausbildungsvergütungen in den Entgeltvereinbarungen für ihre Leistungen berücksichtigen (§ 24 AltPflG). Die Länderregierungen sind ermächtigt, durch eine rechtliche Bestimmung im Falle eines Mangels an Ausbildungsplätzen, Ausgleichsbeträge einzufordern (§ 25 AltpflG). Auszubildenden ist eine angemessene Ausbildungsvergütung zu zahlen, soweit eine Finanzierung nicht nach SGB III (z. B. Umschüler) erfolgt oder andere Ansprüche auf Übergangsgeld usw. bestehen (§ 17 AltPflG).

---

670 Vgl. KrPflAPrV 2003: Begründung. S. 23.
671 Vgl. Stöcker, G. (2003), S. 2.
672 Vgl. Stöcker, G. (2003), S. 2.
673 Bundesverfassungsgericht (BverfG) 2002: Feststellung zum Beruf des Altenpflegers als Heilberuf gemäß Art. 74 GG sowie zur Gesetzgebungskompetenz des Bundes gemäß Art. 72 GG, Urteil – BVG 1/10 v. 24. 10. 2002. zitiert nach: Stöcker, G. (2003), S. 2.
674 § 28 AltPflG und § 22 KrPflG.
675 Vgl. Bundesgesetzblatt 2003 T. I Nr. 36. Bonn 21. Juli 2003. Artikel 2: Änderung des Krankenhausfinanzierungsgesetzes S. 1448.

6 Betrachtung des Berufsrechts

Die Berufsbezeichnungen Altenpfleger/in und die neuen Berufsbezeichnungen Gesundheits- und Krankenpfleger/in sowie Gesundheits- und Kinderkrankenpfleger/in sind den traditionellen Berufsbildern angeglichen, erhalten aber durch den Begriff der „Gesundheit" neue Ausbildungsakzente und dementsprechend neue Handlungsfelder. Die bisher kurativ-bezogene Pflege wird um präventive, rehabilitative, palliative und gesundheitsfördernde Aufgaben und Maßnahmen für die Wiedererlangung, Erhaltung und Förderung von Gesundheit der Patienten ergänzt.[676] Jedoch wird durch die Beibehaltung der unterschiedlichen Berufsbezeichnungen die sich in der Berufspraxis abzeichnende Konzept- und Handlungskonkurrenz nicht aufgehoben.

Der Gesetzgeber formuliert eine Erlaubnispflicht mit einer Rücknahme- und Widerrufsmöglichkeit für das Führen der Berufsbezeichnungen und stellt das unerlaubte Führen der Berufsbezeichnungen unter Strafe.[677] Die Erteilung der Erlaubnis für die Berufsbezeichnungen ist durch die Ausbildungszeiten und Prüfverordnungen geregelt. Die Zugangsvoraussetzungen zur Ausbildung sind mit der Anforderung eines mittleren Bildungsabschlusses weitgehend einheitlich geregelt.

Während hinsichtlich der strukturellen Ausgestaltung der beiden Berufsbildungsgesetze Gemeinsamkeiten deutlich werden, sind hinsichtlich der Vorgaben zur Qualifikation der Lehrkräfte als auch der curricularen Struktur Unterschiede in der berufspädagogischen Ausrichtung festzustellen. Im Einzelnen überlässt es der Gesetzgeber den Fachaufsichten der Bundesländer, den Grad der Lehrerqualifikation an pflegeberuflichen Schulen zu bestimmen. Dabei ist die Anbindung der Schule als Berufsfachschule an das Berufsbildungssystem (hier greifen die Regelungen und Standards des Berufsbildungssystems) oder als Berufsschule der besonderen Art an das Gesundheitswesen (hier bestimmt der Schulträger weitgehend die Lehrerqualifikation) entscheidend. Die Verortung der Zuständigkeit für die Schulen innerhalb der Landesbehörde hat erheblichen Einfluss auf die Rahmenbedingungen der Ausbildung.

Ungeachtet der neuen Lehr- und Lernmethoden im Sinne einer Fächerintegration und Handlungsorientierung in beiden Berufsbildungskonzepten bilden sich Unterschiedlichkeiten in der curricularen Struktur in den Ausbildungs- und Prüfverordnungen der beiden Gesetze ab. In der Altenpflegeausbildung wird die Lern- und Handlungsfeldstrukturierung curricular vorgegeben, während in der Gesundheits- und Krankenpflegeausbildung der Kompetenzbegriff an der persönlichen Bildung des Lernenden ansetzt und die curriculare Struktur bestimmt. Beide Aspekte, sowohl die Art der Lehrerqualifikation als auch die curricularen Strukturen steuern und beeinflussen den Bildungsprozess der Lernenden und damit auch die Qualität der Ausbildung. Eine länderübergreifende Verständigung auf gemeinsame Standards der Berufsbildung und -ent-

---

676 Begründung zum Gesetzesentwurf eines Gesetzes über die Berufe in der Krankenpflege 2002. Internet: http://www.bmgs.bund.de/download/gesetze/gesundheitsberufe/krankenpflege-gesetz/begruendung. pdf (November 2003).
677 § 21 KrPflG und § 27 AltPflG

wicklung, im Sinne einer einheitlichen Ausbildung, ist bisher nicht vorgesehen.[678] In der Konsequenz beeinflusst die Qualität der Ausbildung die Qualität der gesundheitlichen und pflegerischen Versorgung.

- **Inhaltliche Aussagen der neuen Berufsgesetze**

Die Ausbildungsziele der neuen gesetzlichen Regelungen verweisen ausdrücklich auf einen umfassenden Ansatz von Pflege und unterstützen die weitere Professionalisierung der Pflegeberufe. Vor allem sind neben den erweiterten Betreuungsaufgaben organisatorische Aufgaben ausgewiesen, die eigenverantwortliches Handeln hinsichtlich Qualitätssicherung und Qualitätsentwicklung pflegerischen Handelns einfordern.

Die nachfolgende Tabelle (Abb. 8). stellt die Ausbildungsziele der Gesundheits- und Krankenpflegeausbildung den Ausbildungszielen der Altenpflegeausbildung nach Gesetzesvorlage gegenüber:

Gesundheits- und Krankenpflegegesetze	Altenpflegegesetz
§ 3 Abs. 1: • Entsprechend dem allgemeinen Stand pflegewissenschaftlicher, medizinischer und weiterer bezugswissenschaftlicher Erkenntnisse fachliche, personale und methodische Kompetenzen zur verantwortlichen Mitwirkung insbesondere bei der Heilung, Erkennung und Verhütung von Krankheiten vermitteln • Pflege ist unter Einbeziehung präventiver, rehabilitativer und palliativer Maßnahmen auf die Wiedererlangung, Verbesserung, Erhaltung und Förderung der physischen und psychischen Gesundheit der zu pflegenden Menschen auszurichten. • Dabei sind die unterschiedlichen Pflege- und Lebensphasen und die Selbstständigkeit und Selbstbestimmung der Menschen zu berücksichtigen.	**§ 3** Die Ausbildung soll die Kenntnisse, Fähigkeiten und Fertigkeiten vermitteln, die zur selbstständigen und eigenverantwortlichen Pflege einschließlich der Beratung, Begleitung und Betreuung alter Menschen erforderlich sind.
§ 3 Abs. 2 Satz 1: Insbesondere eigenverantwortlich: a) Erhebungen und Feststellung des Pflegebedarfs, Planung, Organisation, Durchführung und Dokumentation der Pflege b) Evaluation der Pflege, Sicherung und Entwicklung der Qualität der Pflege c) Beratung, Anleitung und Unterstützung von zu pflegenden Menschen und ihren Bezugspersonen in der individuellen Auseinandersetzung mit Gesundheit und Krankheit d) Einleitung lebenserhaltender Sofortmaßnahmen bis zum Eintreffen des Arztes **§ 3 Abs. 2 Satz 2: Im Rahmen der Mitwirkung** a) Eigenständige Durchführung ärztlich veranlasster Maßnahmen b) Maßnahmen der medizinischen Diagnostik, Therapie oder Rehabilitation c) Maßnahmen in Krisen- und Katastrophensituation	**§ 3 Satz 1: Insbesondere:** 1. Die sach- und fachkundige, den allgemein anerkannten pflegewissenschaftlichen, insbesondere den medizinisch-pflegerischen Erkenntnissen entsprechende, umfassend geplante Pflege 2. Die Mitwirkung bei der Behandlung kranker alter Menschen einschließlich der Ausführung ärztlicher Verordnungen 3. Die Erhaltung und Wiederherstellung individueller Fähigkeiten im Rahmen geriatrischer und gerontopsychiatrischer Rehabilitationskonzepte 4. Mitwirkung an qualitätssichernden Maßnahmen in der Pflege, der Betreuung und der Behandlung 5. Gesundheitsvorsorge einschl. der Ernährungsberatung 6. Umfassende Begleitung Sterbender 7. Anleitung, Beratung und Unterstützung von Pflegekräften, die nicht Pflegefachkräfte sind 8. Betreuung und Beratung alter Menschen in ihren persönlichen und sozialen Angelegenheiten 9. Hilfe zur Erhaltung und Aktivierung der eigenständigen Lebensführung einschließlich der Förderung sozialer Kontakte 10. Anregungen und Begleitung von Familien-/Nachbarschaftshilfen und Beratung pflegender Angehöriger

Januar 2004 © institut für angewandte pflegeforschung (iap), Universität Bremen, in Kooperation mit der Hochschule Bremen

Abb. 8: Vergleich Ausbildungsziele: Gesundheits-/ Kranken- und Altenpflege

---

678 Vgl. Stöcker, G. (2003), S. 3–4

Darüber hinaus soll die Ausbildung dazu befähigen:

- interdisziplinär mit anderen Berufsgruppen zusammenzuarbeiten und dabei multidisziplinäre und berufsübergreifende Lösungen von Gesundheitsproblemen zu entwickeln (KrPflG: § 3, Abs. 2 Satz 3),
- mit anderen in der Altenpflege tätigen Personen zusammenzuarbeiten sowie diejenigen Verwaltungsarbeiten zu erledigen, die in unmittelbarem Zusammenhang mit den Aufgaben in der Altenpflege stehen (AltPflG: § 3).

Die hier aufgeführten Ausbildungsziele geben den Rahmen zur Ausgestaltung und Festlegung der Inhalte der Ausbildung, die dann in den jeweiligen Ausbildungs- und Prüfverordnungen verbindlich geregelt werden. Obwohl viele Gemeinsamkeiten ersichtlich sind, ergeben sich sowohl in den Ausbildungszielen als auch in den Ausbildungsinhalten deutliche Differenzen. Die explizite Formulierung der „Eigenverantwortlichkeit" in den Ausbildungszielen der Gesundheits- und Krankenpflegeausbildung ist in den Ausbildungszielen der Altenpflegeausbildung so nicht gegeben. Der gesellschaftliche Auftrag zur Bildung in den Pflegeberufen, *„Schüler in der Berufsbildung zu einer Berufsbefähigung zu führen und zugleich zur gesellschaftlichen Teilhabe zu erziehen"* lässt sich laut Stöcker in der Gesundheits- und Krankenpflegeausbildung nur mittelbar und in der Altenpflegeausbildung kaum ableiten. Offen bleibt dabei, in welcher Art und Weise sich Professionalität in der Zukunft ausformen wird.[679]

Eine große Herausforderung bedeutet die strukturelle und inhaltliche Verknüpfung der unterschiedlichen Lernortbereiche. Inwieweit es hier gelingt, wissenschaftlich fundiertes theoretisches Wissen in pflegerisches Können und Handeln umzuwandeln, das in der Praxis eingeübt, erprobt und erworben werden kann, ist von den in den Praxisbereichen vorhandenen Bedingungen und von der Ausrichtung der Praxis an den Ausbildungszielen abhängig. Die Berücksichtigung und Abstimmung von Lernerfordernissen aus realen Arbeitssituationen in der theoretischen Ausbildung ist wesentlich, damit die Schüler Anknüpfungspunkte finden, die den Wissenstransfer unterstützen. Die Sicherstellung der Umsetzung des theoretischen und praxisbezogenen Unterrichts und damit die Anwendung der erworbenen Erkenntnisse und Fertigkeiten der Lernenden in der Schule wird durch die Institutionalisierung der Praxisbegleitung und Praxisanleitung in den jeweiligen Arbeitsfeldern in den Gesetzen ausdrücklich festgeschrieben.[680] Die Anforderungen und Aufgaben an die Praxisbegleitung sind in den Gesetzen und in der amtlichen Begründung für die Gesundheits- und Krankenpflege- sowie Altenpflegeausbildung näher ausgeführt.[681]

Ungeachtet der berufspädagogischen Probleme, die sich durch die neue Strukturierung ergeben, setzen die neuen Berufsgesetze neue Akzente, die eine we-

---

679 Vgl. Stöcker, G. (2003).
680 Vgl. Stöcker, G. (2003), S. 5 f.
681 Vgl. KrPflAPrV 2003: Amtliche Begründung S. 29. Vgl. AltPflAPrV 2002 § 2 Abs. 2 u. 3.

sentliche Beförderung für die Qualifikation der Pflegeberufe bedeuten. Jedoch ist festzuhalten, dass die Aufgabenbeschreibungen in den Ausbildungszielen keine Definition im Hinblick auf „vorbehaltene Aufgaben" im Sinne von Tätigkeiten, die ausschließlich Angehörigen der Pflegefachberufe vorbehalten sind, enthalten und keine rechtlichen Bewertungen von Verantwortlichkeitsbereichen vornehmen.[682] Hilfreich wäre eine Abgrenzung zu den unterschiedlich qualifizierten Hilfsberufen in der Pflege. Laut Igl können Vorbehaltsaufgaben *„... nur damit begründet werden, dass sie aus Gründen des Gesundheitsschutzes der Pflegebedürftigen notwendig sind, um die Eingriffe in die Berufsfreiheit ungelernter Pflegekräfte und die Handlungsfreiheit der zu Pflegenden (...) zu rechtfertigen".*[683] Letztlich wirkt sich die Diskussion um „vorbehaltene Aufgaben" dahingehend aus, dass im Gegensatz zu den akademischen Heilberufen die Pflegeberufe bisher über keine auf Konsens basierende Berufsordnung, in der Aufgaben, Pflichten und angemessenes Verhalten der Berufsangehörigen beschrieben sind, verfügen.[684] Formuliert sind jedoch in den Gesetzen und Ausführungsbestimmungen die Verantwortungsbereiche der Pflegefachkräfte.

Die selbständige Gestaltung des Pflegeprozesses, einschließlich der Dokumentation und der Herstellung eines Begründungszusammenhangs zwischen der speziellen und individuellen Pflegesituation und dem pflegerischen Handeln, stellt eine neue Qualität in der praktischen Prüfung dar. Damit entspricht die Qualifikation zur Pflegefachkraft der Gesundheits- und Krankenpflege, der Gesundheits- und Kinderkrankenpflege sowie der Altenpflege dem Ausbildungsziel, die Aufgaben in der Gesundheits- und Krankenpflege gemäß § 3 Abs. 1 KrPflG und § 12 AltPflAPrV 2002[685] eigenverantwortlich auszuführen.[686]

Mit der Aufnahme der Bereiche Beratung, Anleitung und Unterstützung pflegebedürftiger Menschen und pflegender Angehöriger erschließen sich neue Aufgabenfelder und Qualifikationen für die Pflege. Die in beiden Gesetzesbestimmungen formulierten Anforderungen hinsichtlich der Verantwortung und Durchführung von Qualitätssicherung und Qualitätsentwicklung in der Pflege, Betreuung und Behandlung unter Einbeziehung rechtlicher Rahmenbedingungen und unter Berücksichtigung ökonomischer und ökologischer Ressourcen[687] entsprechen den Anforderungen der neuen Sozialgesetzgebung vor allem des Pflegequalitätssicherungsgesetzes (PQsG).

Im Sinne einer ganzheitlichen integrierten Gesundheitsversorgung werden in beiden Ausbildungsgesetzen Ausbildungsziele bezüglich der Gestaltung der Kooperationen mit anderen Berufsgruppen und an der Pflege beteiligten Perso-

---

682 Vgl. Amtliche Begründung zum Gesetzesentwurf KrPflG 2002.
683 Vgl. Igl, G. (1998), S. 27.
684 Vgl. Berufsordnung der Arbeitsgemeinschaft Deutscher Schwesternverbände und Pflegeorganisationen ADS (2002) www.ads-pflege.de (November 2003). Erstmalig besteht im Bundesland Bremen ein von der Aufsichtsbehörde konzipierter Entwurf zur Berufsordnung für professionell Pflegende. Vgl. Griechen, H. (2003).
685 Vgl. auch Anlage 1 zu § 1 Abs. 2; AltPflAPrV 2002, S. 4421.
686 Vgl. KrPflAPrV 2003 § 15 S. 9.
687 Vgl. KrPflAPrV 2003 Anlage 1 S. 16; AltPflAPrV 2002 Anlage 1 S. 4424.

nen formuliert. Die damit verbundene Qualifikation der Pflegefachkräfte entspricht den neuen Anforderungen u. a. in den Bereichen der Vernetzung, Schnittstellenmanagement sowie Koordination und Kooperation im Gesundheits- und Sozialwesen.

Zusammenfassend können hier im Vergleich zu den Forderungen der Gesundheitsministerkonferenzen (GMK), der Arbeits- und Sozialministerkonferenzen (ASMK), deren Arbeitsgruppe der Referenten sowie des Sachverständigenrates der Konzertierten Aktion im Gesundheitswesen folgende Aussagen getroffen werden[688]:

- Das Niveau der Ausbildung und damit die Qualifikation der Pflegefachkräfte ist angehoben worden.
- Dem Bericht der Arbeitsgruppe der Referenten aus der GMK/ASMK und deren Empfehlungen wurde weitgehend entsprochen.
- Die darin benannten Kernelemente der Pflege sind weitgehend berücksichtigt[689]:
  - *Pflege unter unterschiedlichen Rahmenbedingungen (Krankenhaus, häusliche Pflege, Pflegeheim, Behinderteneinrichtungen und Tagespflegeeinrichtungen)*
  - *Grundlagen rehabilitativer und aktivierender Pflege,*
  - *Strategien der Gesundheitsförderung und Prävention,*
  - *Psychosoziale und kommunikative Fähigkeiten,*
  - *Anleitung und Beratung,*
  - *Kooperation und Koordination, Verwaltungstechniken und Organisation,*
  - *Planung, Durchführung und Evaluation der Pflege, Qualitätssicherung.*
- Die Forderung nach einer gemeinsamen Grundausbildung, auch von fachpolitischer Seite, im Sinne einer generalistisch ausgerichteten Qualifizierung und anschließender Spezialisierung ist durch die Aufteilung zwischen Gesundheits- und Krankenpflege/Gesundheits- und Kinderkrankenpflege und Altenpflege nicht berücksichtigt worden. Damit wird die Dichotomie zwischen „Gesundheitspflege" und „Sozialpflege" – trotz vieler Gemeinsamkeiten und fließender Übergänge in der Praxis – aufrechterhalten.

Im Überblick hat Pflege durch die neue Gesetzesvorgabe auch in der Ausführung der Sozialgesetze an Autonomie gewonnen.

6.1.2 Indirektes Berufsrecht der Pflegeberufe

Das Berufsfeld der Pflege ist vielschichtig und korrespondiert mit unterschiedlichen Versorgungssystemen des Gesundheits- und Sozialwesens. Neben den

---

688 Vgl. Beikirch-Korporal. E. & Korporal, J. (1999), S. 101 ff.
689 Vgl. Beikirch-Korporal. E. & Korporal, J. (1999), S. 101 f.

Regelungen durch die Ausbildungsgesetze und die Ausbildungs- und Prüfverordnungen für die Pflegeberufe existieren vielfältige berufsrechtliche Regelungen aus dem Sozialrechtsbereich. Der Pflege werden unterschiedliche Aufgabenbereiche und Verantwortlichkeiten zugeordnet, die jedoch in den gesetzlichen Regelungen *eher diffus und kategorial offen*[690] bleiben. Zu berücksichtigen sind die Sozialgesetzgebungen der Kranken- und Pflegeversicherung (SGB V; SGB XI), das Ordnungsrecht der Alten- und Pflegeheime und das Haftungsrecht verstanden als berufsbezogener Sorgfaltsmaßstab sowie als Ausdruck vereinbarter Qualitätsniveaus.[691]

- **Das Sozialleistungsrecht**

Die berufsmäßig erbrachten Pflegeleistungen werden zum großen Teil durch die Leistungsträger der Sozialversicherungen finanziert. Für die Pflege im Krankenhaus, die Sicherung der ärztlichen Behandlung und die Krankhausvermeidungspflege im häuslichen Bereich gelten die im SGB V geregelten Ansprüche. Die Finanzierung der Versorgung im ambulanten Bereich von Pflegediensten und im stationären Bereich von Alten- und Pflegeheimen ist weitgehend durch die geregelten Ansprüche gegen die Soziale Pflegeversicherung (SGB XI) und, soweit diese nicht ausreicht, durch die Sozialhilfeträger nach dem Bundessozialhilfegesetz (BSHG) sichergestellt. Nähere Ausführungsbestimmungen, auch hinsichtlich des zu erbringenden Qualitätsniveaus der Leistungen, werden von den Kranken- und Pflegekassen in Vereinbarung mit den Verbänden der Leistungsträger in internen Satzungen und Richtlinien festgelegt.[692]

Die *Krankenhauspflege* ist zum einen als unmittelbare Mitarbeit bei der ärztlichen Behandlung nach § 28 SGB V Abs. 1 und zum anderen als Teil der Krankenhausbehandlung nach § 39 SGB V Abs. 1 geregelt. Maßnahmen der Grund- und Behandlungspflege sind in die Krankenhausbehandlung eingeschlossen und der ärztlichen Gesamtverantwortung zugeordnet. Die Qualifikation der Pflegepersonen, die Grund- und Behandlungspflege durchführen, wird dabei als konstitutives Element betrachtet (§ 107 Abs. 1 Nr. 3), damit die Versicherten leistungs- und bedarfsgerecht behandelt werden können (§ 109 Abs. 3 Nr. 1/ 2 SGB V).

Häusliche Krankenpflege nach § 37 Abs. 1 SGB V erhalten Versicherte, wenn Krankenhauspflege geboten, aber nicht durchgeführt werden kann, oder wenn sie auf diese Weise vermieden werden kann. Die damit verbundene Grund- und Behandlungspflege soll von „geeigneten Pflegepersonen" durchgeführt werden. Nach § 37 Abs. 2 SGB V besteht Anspruch auf häusliche Pflege auch zur Sicherung der ärztlichen Behandlung und nach Abs. 3, wenn eine im Haushalt lebende Person den Kranken nicht im erforderlichen Umfang pflegen und versorgen kann. Grund- und Behandlungspflege können je nach Satzung gewährt werden. Häusliche Pflege muss vom Arzt verordnet werden. Die Spitzenverbände der

---
690 Vgl. Beikirch-Korporal. E. & Korporal, J. (1999). S. 99.
691 Vgl. Klie, T. (2002a), S. 19–34.
692 Vgl. Igl, G. (1998), S. 33.

6 Betrachtung des Berufsrechts

Krankenkassen und der für die Pflegedienste maßgeblichen Spitzenorganisationen auf der Bundesebene haben Rahmenempfehlungen zur Versorgung mit häuslicher Krankenpflege abzugeben (§ 132a Abs. 1 SGB V). Insbesondere sind zu regeln (§ 132a Abs. 1 Nr. 1–3):

- Inhalte der häuslichen Krankenpflege einschließlich deren Abgrenzung,
- Eignung der Leistungserbringer,
- Maßnahmen zur Qualitätssicherung.

Nach dem gesetzgeberischen Konzept bestimmt der Arzt die Notwendigkeit und den Umfang der pflegerischen Leistung und trägt die Verantwortung dafür, dass die von ihm delegierten Aufgaben und Tätigkeiten von geeigneten und qualifizierten Kräften in sachgemäßer Weise erledigt werden. Die ärztliche Berufspflicht zur guten Heilbehandlung und zur Erreichung des Behandlungsziels verpflichtet den Arzt dazu, die Behandlungspflege weitgehend an Fachkräfte zu delegieren. Dies gilt im Prinzip auch für die häusliche Krankenpflege nach § 37 SGB V. Die Delegation der Behandlungspflege an fachlich qualifizierte Krankenpflegekräfte bestimmt in erheblichem Maße die Organisation und Personalregelung der Pflegefachkräfte in Krankenhäusern und ambulanten Pflegediensten. Die Anforderungen an die Qualifikation der eingesetzten Pflegekräfte oder Angehörige anderer Gesundheits- und Sozialberufe können in der häuslichen Pflege unmittelbar zwischen Krankenkassen und Leistungserbringer vereinbart werden.[693] Dabei können die Krankenkassen durch ihre Monopolstellung mitbestimmen, welche Pflegefachkräfte zur Leitung eines Pflegedienstes oder zur Leistungserbringung zugelassen werden.[694] Demgegenüber ist die Festlegung der Qualifikation von Pflegekräften für leitende Aufgaben im Krankenhaus durch Ländergesetze und daher unterschiedlich geregelt.

Das Krankenversicherungsgesetz regelt in den §§ 135 bis 139 SGB V die Maßnahmen zur Qualitätssicherung, in denen die Pflege eingebunden ist. In § 135a SGB V werden die Verpflichtung zur Qualitätssicherung und die Berücksichtigung wissenschaftlicher Erkenntnisse festgeschrieben. Die Ausbildungsverordnung der Gesundheits- und Krankenpflege ergänzen diese gesetzlichen Vorgaben durch ein entsprechendes Ausbildungsziel (eigenverantwortliche Sicherung und Entwicklung der Qualität in der Pflege, KrPflG § 3 Abs. 2 Satz 1). In den Ausbildungszielen der Altenpflegeausbildung ist dagegen die Mitwirkung an qualitätssichernden Maßnahmen festgeschrieben (AltPflG § 3 Satz 1 Nr. 4). Der Unterschied zeigt sich einerseits in der Betonung der Mitwirkung in der Altenpflegeausbildung und anderseits in der Betonung der Eigenverantwortlichkeit in der Gesundheits- und Krankenpflegeausbildung.

Die Pflegeversicherung und deren gesetzliche Regelungen (SGB XI) treffen in vielfältiger Weise sowohl im Hinblick auf pflegerische Aufgaben als auch hinsichtlich struktureller Bedingungen berufsrechtliche Aussagen für die Pflegeberufe. Inhaltlich werden Aufgaben, Art und Umfang der Leistungen je nach Stufe

---
693 Vgl. Igl, G. (1998), S. 35.
694 Vgl. Klie, T. (2002a), S. 26.

der Pflegebedürftigkeit sowohl für die häusliche Pflege als auch für teilstationäre und vollstationäre Pflege formuliert und vorgegeben (§ 2 Abs. 1; § 4 Abs. 1; § 14 SGB XI). Die Erbringung der Leistungen soll durch „geeignete" Pflegekräfte sichergestellt werden, dabei werden keine Mindestanforderungen an Ausbildung oder Berufspraxis formuliert (§ 36 Abs. 1 Satz 3 SGB XI).

Die Verfahren zur Feststellung von Pflegebedürftigkeit werden vom Medizinischen Dienst der Krankenkassen (MDK) übernommen und in ärztlicher Verantwortung durchgeführt. Dabei wird jedoch die enge Zusammenarbeit mit Pflegefachkräften formuliert. Damit ist die Pflegefachkraft in dem wichtigen Entscheidungsprozess über die Leistungsberechtigung zwingend eingebunden.[695]

Ein weiterer Ansatzpunkt der Forderung nach Qualifikation der Pflegekräfte sind die Pflichteinsätze für Leistungsempfänger der Pflegeversicherung mit Pflegegeldbezug. Die Aufgaben der Beratung, regelmäßige Hilfestellung, pflegefachliche Unterstützung und Sicherung der Qualität der Pflege im häuslichen Bereich werden unter Verantwortung der jeweiligen Pflegedienste von Pflegefachkräften wahrgenommen (§ 37 Abs. 3–4 SGB XI).

Berufsrechtliche Regelungen sind hinsichtlich der verantwortlichen Leitung für Pflegeeinrichtungen in § 71 SGB XI festgeschrieben. Vorgeschrieben ist eine ausgebildete Pflegefachkraft, die neben einer dreijährigen Ausbildung in der Kranken-, Kinderkranken- oder Altenpflege eine praktische Berufserfahrung von zwei Jahren nachweisen muss (§ 71 Abs.3 SGB XI).

Weitere Vorgaben zur Qualifikation für pflegerische Aufgaben beinhaltet § 80 SGB XI im Rahmen der Qualitätssicherungsvereinbarungen. So werden in den Leistungs- und Qualitätsvereinbarungen mit Pflegeheimen Aussagen zur personellen Ausstattung dahingehend formuliert, dass die Beschäftigung anerkannten Personals zur Versorgung der Heimbewohner sicherzustellen ist (§ 80a Abs. 4 Satz 1 SGB XI).[696]

Für ambulante Pflegedienste (mit eingeschlossen sind teilstationäre Pflege und Kurzzeitpflege) werden in den „Gemeinsamen Grundsätzen und Maßstäben zur Qualität und Qualitätssicherung (...) nach § 80 SGB XI" Vorgaben zum Personaleinsatz gegeben. Ergänzend wird hinsichtlich der Eignung der verantwortlichen Übernahme von Pflegeeinrichtungen der Abschluss einer Weiterbildungsmaßnahme für leitende Funktionen eingefordert. Ebenfalls eingefordert werden Fort- und Weiterbildungsmaßnahmen für die Pflegekräfte in den Einrichtungen.

---

695 Vgl. Igl, G. (1998), S. 43.
696 Laut einer Studie des Wissenschaftlichen Instituts der AOK (1998) ist Folgendes festzuhalten: „Im *stationären Bereich* bleibt die Pflegefachquote noch weit hinter den gesetzlichen Vorgaben zurück. Laut Heimpersonalverordnung (§ 5) muss jede/r zweite Beschäftigte für betreuende Tätigkeiten eine Pflegefachkraft sein. Es ist jedoch nur jede/r dritte Beschäftigte eine Pflegefachkraft, wobei die privaten Einrichtungen – im Gegensatz zur hohen Qualifikation ihres Personals im ambulanten Sektor – nun sogar weniger Pflegefachkräfte als öffentliche oder freigemeinnützige Einrichtungen aufweisen". WidO (Hrsg.) (1998), S. 28 f.

Weiterhin obliegt der Pflegefachkraft die fachliche Planung des Pflegeprozesses, einschließlich der Ermittlung des Pflegebedarfs und der Evaluation, die fachgerechte Dokumentation, die Einsatzplanung, die Leitung der Dienstbesprechungen und die Anleitung von Hilfskräften und angelernten Kräften. Als geeignete Kräfte zur ambulanten Versorgung von Pflegebedürftigen werden, neben den Kräften der Kranken- und der Altenpflege, Berufsangehörige der Kranken- und Altenpflegehilfe sowie der Familienpflege, der Dorfhilfe und der Hauswirtschaft, im Bereich der Behindertenhilfe, der Heilerziehungspflege, Heilerziehung sowie Heilpädagogik genannt.

Eine besondere Regelung ist in § 77 SGB XI (Abs. 1–2) für freiberufliche Pflegekräfte als Einzelpersonen formuliert, die den gleichen Qualitätsanforderungen wie Einrichtungen in der häuslichen Pflege unterworfen sind.

Weiterhin werden Aufgaben hinsichtlich der Behindertenhilfe nach BSHG (§ 68) vorgegeben, wenn die Versorgung durch Pflegebedürftigkeit notwendig ist. Geregelt wird hier eine über die Leistungsobergrenze des SGB XI hinausgehende Finanzierung. Die Sozialhilfeträger sind im Wesentlichen in das System der Leistungserbringung nach SGB XI eingebunden.[697]

Ergänzend sind die gesetzlichen Regelungen durch die Gesundheitsdienstgesetze der Länder zu nennen, die z. B. in Bremen die Ermächtigung zur Regelung der Aufgaben und Pflichten der Angehörigen der Gesundheitsfachberufe in § 29 Abs. 2 des Gesundheitsdienstgesetzes vom 27. März 1995 formulieren.

- **Ordnungsrecht und Heimgesetz**

Das Heimgesetz ist ein Ordnungsrecht für Heime, in denen alte Menschen sowie Pflegebedürftige oder Volljährige mit Behinderung dauerhaft aufgenommen werden. Berufsrechtlich werden im Heimgesetz Mindestanforderungen für die Eignung des Heimleiters und der Heimbeschäftigten festgelegt. Als Heimleitung kann tätig werden, wer eine Ausbildung zur Fachkraft im Gesundheits- oder Sozialbereich oder eine Ausbildung in einem kaufmännischen Beruf oder in der öffentlichen Verwaltung nachweisen kann und zusätzlich durch eine mindestens zweijährige Berufstätigkeit in einem Heim die erforderlichen Kenntnisse und Fähigkeiten erworben hat. Leiterin des Pflegedienstes muss eine Fachkraft im Gesundheits- und Sozialwesen mit staatlich anerkanntem Abschluss sein und eine zweijährige Berufserfahrung nachweisen. Als Fachkräfte werden neben Krankenpflege- und Altenpflegepersonen Ärzte, Ärztinnen, Hebammen, Pharmazeutisch-Technische Assistentinnen/Assistenten (PTAs) oder Medizinisch-Technische Assistentinnen/Assistenten (MTAs) bezeichnet.

Die Heimpersonalverordnung (§ 5) schreibt vor, dass betreuende Tätigkeiten nur durch Fachkräfte oder unter angemessener Beteiligung von Fachkräften (hier sind als angemessener Anteil 50 % als Fachkräfte vorgegeben) durchgeführt werden dürfen. Dabei werden als Fachkräfte therapeutische und sozial-

---

697 Vgl. Igl, G. (1998), S. 43.

pflegerische Berufe einbezogen. Auch das Heimgesetz sieht die Qualitätssicherung als eine Aufgabe, die innerhalb der Institution wahrgenommen werden muss.[698]

- **Haftungsrecht**

Das Haftungsrecht erhält Bedeutung in der Verantwortlichkeit für fehlerhafte Pflege, der Nichteinhaltung der versprochenen Qualität sowie bei Verletzung der Rechtsgüter des Gepflegten. Zum einen betrifft es zivilrechtlich die Schadensersatzleistung und zum anderen die strafrechtliche Verantwortung durch Körperverletzung mit evtl. Todesfolge. Prinzipiell ist die Frage zu klären, inwieweit der bei einer pflegebedürftigen Person entstandene Schaden zurechenbar und schuldhaft von der Pflegeperson verursacht wurde und ob der Schaden dieser Person zuzurechnen ist. Hier kann zwischen einem Organisationsverschulden und einer Sorgfaltspflichtverletzung des Einzelnen unterschieden werden. Ein Organisationsverschulden liegt dann vor, wenn durch Fehler in der internen Arbeitsverteilung oder Arbeitsorganisation eine nicht hinreichend qualifizierte oder den Aufgaben entsprechend nicht geeignete Person fehlerhafte Pflege vorgenommen hat. Die Verantwortung für den ordnungsgemäßen Personaleinsatz in der Pflege liegt zum einen beim verantwortlichen Arzt (SGB V) und zum anderen bei der Pflegedienstleitung (Ambulanter Dienst und Pflegeheim). Demgegenüber haftet diejenige Pflegekraft für ihr Verhalten, wenn sie Tätigkeiten übernimmt, denen sie erkennbar nicht gewachsen ist.

In der Haftung für berufliches Handeln ist der Begriff der Sorgfalt zentral und wird an einem berufsbezogenen Sorgfaltsmaßstab gemessen. Für die pflegerische Tätigkeit werden Ausbildung, Fort- und Weiterbildung, berufliche Erfahrung und eine Betreuung nach dem allgemein anerkannten Stand pflegewissenschaftlicher, medizinischer und bezugswissenschaftlicher Erkenntnisse und die Qualitätssicherungsvereinbarungen als Sorgfaltsmaßstäbe herangezogen. Das Sozialrecht und die in Verträgen vereinbarten Sorgfaltsmaßstäbe nach SGB V und SGB XI sowie das Heimgesetz, wie oben ausführlich dargestellt, können ebenfalls geltend gemacht werden.

Ein besonderes Problem stellt die im SGB V festgelegte Gesamtverantwortung des Arztes und damit die Weisungsabhängigkeit der Pflegeberufe für die Bereiche der Krankenhauspflege, der Pflege als Mitarbeit bei ärztlicher Behandlung und der häuslichen Krankenpflege dar. In der beruflichen Praxis und aktuell durch die neuen Ausbildungsgesetze[699] formuliert, zeigen sich für die Pflege jedoch eigene Verantwortungsbereiche, die haftungsrechtliche Bedeutung einnehmen. Ebenso können unabhängig entwickelte Standards,[700] Richtlinien und Leitlinien als Sorgfaltsmaßstäbe herangezogen werden.[701]

---

698 Vgl. Igl, G. (1998), S. 44; Klie, T. (2002a), S. 24 f.
699 Vgl. Ausbildungsziele § 3 KrPflG und § 3 AltPflG.
700 Vgl. Deutsches Netzwerk für Qualitätsentwicklung in der Pflege (DNQP) (Hrsg.) (2002).
701 Vgl. Igl, G. (1998), S. 47–56; Klie, T. (2002a), S. 23 f.

6 Betrachtung des Berufsrechts

Zur Minimierung von Haftungsrisiken für Institutionen und beruflich Pflegende wird von Igl empfohlen, „... diejenigen Aufgaben, welche zum Schutz von Leben und Gesundheit der Pflegebedürftigen und Kranken dienen, Pflegepersonen mit bestimmtem Ausbildungsstand vorzubehalten",[702] wie sie z. B. in den Zielen der neuen Regelungen der Ausbildungsgesetze formuliert sind. Die Abgrenzung von pflegerischem und ärztlichem Handeln und die damit verbundenen haftungsrechtlichen Fragen werden in der alltäglichen Praxis aufgrund der Komplexität der Handlungsfelder im Einzelfall zu entscheiden sein.

6.2 Berufsrecht der Ärzte

Das Berufsrecht der Ärzte ist sowohl gesetzlich als auch durch Regelungen und Satzungen von Körperschaften öffentlichen Rechts verbindlich festgeschrieben. Die Approbationsordnung (AO)[703] regelt das Studium und die Zulassung zum Arztberuf. Die Berufsausübung ist im Heilberufsgesetz (Gesetz über die Kammern für Heilberufe HeilBG)[704] geregelt, welches in der Berufsordnung der einzelnen Landesärztekammern in ärztlicher Selbstverwaltung weiter konkretisiert wird. Die Landesärztekammern regeln auch Inhalt und Struktur sowie die Überprüfung der fachärztlichen Weiterbildung. Sie nehmen als Körperschaften öffentlichen Rechts staatliche Aufgaben in eigener Selbstverwaltung insbesondere der Aufsicht über die Berufsausübung der Ärzte wahr.

Die Bundesärztekammer ist dagegen keine Körperschaft öffentlichen Rechts, sondern ein freiwilliger Zusammenschluss der Landesärztekammern mit dem juristischen Status eines privatrechtlichen Vereins. Zum einen werden von den Landesärztekammern öffentliche Aufgaben wahrgenommen, zum anderen vertritt die Bundesärztekammer (BÄK) als Arbeitsgemeinschaft der Deutschen Ärztekammern und Spitzenorganisation der ärztlichen Selbstverwaltung die berufspolitischen Interessen der Ärzte und Ärztinnen in der Bundesrepublik Deutschland. Die BÄK unterstützt die Arbeit der Ärztekammern und nimmt dabei mittelbar auch gesetzliche Aufgaben wahr. Unmittelbare gesetzliche Aufgaben sind der BÄK u. a. im Rahmen der Qualitätssicherung sowie der Transplantationsgesetzgebung zugewachsen.[705]

Wichtigstes Selbstverwaltungsorgan der BÄK ist der Deutsche Ärztetag. Als eine Art „Parlament der Ärzteschaft" findet jährlich die Hauptversammlung der 250 Delegierten der Landesärztekammern an wechselnden Orten statt. Zu

---

702 Vgl. Igl, G. (1998), S. 55–56.
703 Vgl. Approbationsordnung vom 27. 6. 2002 Bundesgesetzblatt 2002 Teil I Nr. 44 zu Bonn 3. Juli 2002.
704 Vgl. Internet: http://www.aeksh.de/4recht_ethik_goae/gesetze/HeilberufeG/index.htm [23. 12. 03].
705 Vgl. Internet: http://www.bundesaerztekammer.de/05/index.html [23. 12. 03].

den Aufgaben des Deutschen Ärztetages gehört es, länderübergreifende Regelungen zum Berufsrecht (z. B. die Muster-Berufsordnung und die Muster-Weiterbildungsordnung) zu erarbeiten und zu verabschieden sowie die Positionen der Ärzteschaft zu aktuellen gesundheits- und sozialpolitischen Diskussionen der Gesellschaft zu artikulieren und in der Öffentlichkeit zu vertreten.[706]

Die Berufsordnungen der Ärzte werden von den Landesärztekammern in Selbstverwaltungsautonomie gesetzlich festgelegt, sind aber, um eine weitgehende Einheitlichkeit in der Bundesrepublik Deutschland zu erreichen, der Musterberufsordnung der Bundesärztekammer angepasst. Die Berufsordnung beinhaltet die für jeden Arzt rechtsverbindlichen Berufspflichten.[707] Sie enthalten Bestimmungen u. a. zu folgenden Punkten:

- Regeln und Pflichten zur Berufsausübung,
- Allgemeine Berufspflichten,
- Pflichten gegenüber Patienten (Schweigepflicht),
- Besondere medizinische Verfahren und Forschung,
- Berufliches Verhalten (Berufsausübung),
- Grundsätze korrekter ärztlicher Berufsausübung,
- Bestimmungen zu einzelnen ärztlichen Berufspflichten.

Hinsichtlich der Teilnahme an qualitätssichernden Maßnahmen hat die Ärzteschaft selbst bereits seit 1988 eine ausdrückliche Verpflichtung in den ärztlichen Berufsordnungen im § 5 der Musterberufsordnung der BÄK verankert: „Der Arzt ist verpflichtet, an den von der Ärztekammer eingeführten Maßnahmen zur Sicherung der Qualität der ärztlichen Tätigkeit teilzunehmen und der Ärztekammer die hierzu erforderlichen Auskünfte zu erteilen." Bundesärztekammer, Kassenärztliche Bundesvereinigung und die Arbeitsgemeinschaft der wissenschaftlichen medizinischen Fachgesellschaften haben ein Curriculum Qualitätssicherung/ärztliches Qualitätsmanagement für die Fort- und Weiterbildung der Ärzte entwickelt.[708] Damit wird ein weiteres wesentliches Instrument der Qualitätssicherung in der Berufsordnung angesprochen: Jeder Arzt ist verpflichtet, „... sich in dem Umfang beruflich fortzubilden, wie es zur Erhaltung und Entwicklung der zu seiner Berufsausübung erforderlichen Fachkenntnisse notwendig ist". Diese Fortbildungen sind gegenüber der Ärztekammer nachzuweisen (§ 4 Abs. 1–2 Musterberufsordnung).[709] Die Gesundheitsminis-

---

706 Vgl. Internet: http://www.aerztetag.de/05/40Organe/05Aerztetag/index.html [Stand 5. 6. 2003].
707 Vgl. Internet: http://www.bundesaerztekammer.de/30/Berufsordnung/05Einfuehrung.html [23. 12. 03].
708 Vgl. BÄK (Hrsg.): Curriculum Qualitätssicherung/ Ärztliches Qualitätsmanagement 2003, 3. Auflage.
709 Vgl. Internet: http://www.bundesaerztekammer.de/30/Berufsordnung/10Mbo/index. html [14. 11. 2003]. Alle zur vertragsärztlichen Versorgung zugelassenen Ärzte müssen im Fünf-Jahres-Rhythmus ihre Fortbildungen nachweisen. Die Fortbildungsinhalte müssen dem aktuellen Stand der wissenschaftlichen Erkenntnisse entsprechen und frei von wirtschaftlichen Interessen (§ 95d (1) SGB V) sein. Vgl. Orlowski, U. & Wasern, J. (2003), S. 72.

terkonferenz (GMK) hat den Auftrag, geeignete Konzepte zur Erhaltung der ärztlichen Kompetenz zu entwickeln und deren regelmäßige systematische Darlegung sicherzustellen, in die Verantwortung der Selbstverwaltung der Ärzteschaft gegeben. Damit soll die erstmalige Zulassung zum Arztberuf, die Kompetenz der Ärzte und eine ausreichende Qualität der ärztlichen Leistungen über das gesamte Berufsleben gewährleistet werden.[710] Im angloamerikanischen Raum sind dazu in den vergangenen Jahren beispielhafte Konzepte entwickelt worden.[711]

Einen weiteren erheblichen Einfluss auf die Berufstätigkeit der Ärzte nehmen die Kassenärztlichen Vereinigungen der Länder und die Kassenärztliche Bundesvereinigung als Körperschaften öffentlichen Rechts. Sie sind dem SGB V verpflichtet hinsichtlich des Sicherstellungsauftrags für die vertragsärztliche Versorgung aller sozialversicherten Patienten, denen eine „ausreichende, zweckmäßige und wirtschaftliche Versorgung unter Berücksichtigung des allgemein anerkannten Standes der medizinischen Erkenntnisse" zu gewährleisten ist (§§ 72–75 SGB V).

Im Folgenden werden die letzten Entwicklungen vor allem im Hinblick auf die Qualitätsentwicklung und die Integrierte Versorgung kurz dargestellt. Hier sind in jüngster Zeit gesetzliche Regelungen in Kraft getreten, die das Berufsfeld der Ärzte zukünftig in gravierender Weise verändern werden.

Die Novellierung der Approbationsordnung, die am 1. Oktober 2003 in Kraft trat (§ 44), beinhaltete, neben grundlegenden Kenntnissen, Fähigkeiten und Fertigkeiten in allen Fächern, die für eine umfassende Gesundheitsversorgung der Bevölkerung erforderlich sind, inkl. ihrer wissenschaftlichen Grundlage sowie praxis- und patientenbezogenen Durchführung, dass die Aufforderung zur Zusammenarbeit mit anderen Berufen des Gesundheitswesens und Aspekte ärztlicher Qualitätssicherung in der Ausbildung zu berücksichtigen sind.[712]

Durch die Reform der ärztlichen Ausbildung ist die dem Studium nachfolgende Phase des Arztes im Praktikum („AIP") seit 1. 10. 2004 nicht mehr erforderlich. Damit erfolgt eine Angleichung an die Richtlinie 2001/19/EG des Europäischen Parlaments und des Rates vom 14. Mai 2001 (ABl. EG Nr. L 206 S. 1). Eingefordert wurde diese Änderung der Bundesärzteordnung im Beschlussprotokoll des 105. Deutschen Ärztetages im Mai 2002 in Rostock. Hier wurde die sofortige Abschaffung des „AIP", aufgrund der Unterbezahlung, der Abwanderung junger Ärzte ins Ausland und in andere Berufe und der damit einhergehenden Gefährdung der Patientenversorgung, eingefordert.[713]

Die weiteren notwendigen Regelungen zur Abschaffung des „AIP" werden in den Heilberufsgesetzen vollzogen. Zukünftig ausgebildete Ärzte werden als As-

---

710 Vgl. Klemper, D. (2003), S. 44–46.
711 Vgl. Klemper, D. (2002).
712 Vgl. Approbationsordnung vom 27. 6. 2002 Bundesgesetzblatt 2002 Teil I Nr. 44 zu Bonn 3. Juli 2002.
713 Vgl. Internet: http://www.bundesaerztekammer.de/30/Aerztetag/105_DAET/03Beschluss/Top1/30.html [Stand: 4. 6. 2002].

sistenzärzte eingestellt. Die verbleibenden Mehrkosten sind durch die Finanzregelungen des GKV-Modernisierungsgesetzes geregelt.[714]

Das in den Ausbildungscurricula aufgenommene Ziel der Zusammenarbeit mit anderen Berufen des Gesundheitswesens korrespondiert mit den neuen gesetzlichen Regelungen zur Integrierten Versorgung (§ 140 SGB V). Die „Integrierte Versorgung" soll die Abschottung der fragmentierten Versorgungsbereiche (ambulant und stationär, Pflege und Rehabilitation) aufheben und die Versorgung der Patienten sinnvoll miteinander verbinden. Dazu ist eine bessere Zusammenarbeit der Haus- und Fachärzte sowie aller Gesundheitsberufe im Krankenhaus und der niedergelassenen Ärzteschaft notwendig, die an der Therapie beteiligt sind. An Konzepte wie Disease-, Case- und Care-Management wird die Hoffnung auf eine Verbesserung der Versorgungsqualität für die Patienten geknüpft.

Durch das Sozialgesetzbuch V hat der Bundesgesetzgeber den Beteiligten im Gesundheitswesen und damit auch der Ärzteschaft die Verpflichtung zur Entwicklung und Durchführung von Qualitätssicherungsmaßnahmen zur Aufgabe gemacht. Die Landesgesetzgebung hat die Verpflichtung zur Qualitätssicherung für die Ärzteschaft durch entsprechende Vorgaben in den Heilberufsgesetzen aufgenommen oder auch – soweit es die Qualitätssicherung im stationären Bereich betrifft – in Landeskrankenhausgesetzen geregelt.

Die Sicherung und Überprüfung der Qualität der Leistungen sowohl der vertragärztlichen als auch der stationären Versorgung und die Einführung eines internen Qualitätsmanagements (für stationäre Einrichtungen) sind in den §§ 135–139 SGB V gesetzlich geregelt.

Insbesondere wird im § 137 SGB V eine Arbeitsgemeinschaft zur Förderung der Qualitätssicherung in der Medizin (AQS)[715] eingefordert, woran die Bundesärztekammer, die Kassenärztliche Bundesvereinigung, die Deutsche Krankenhausgesellschaft, die Spitzenverbände der Krankenkassen und der privaten Krankenversicherung sowie die Berufsorganisationen der Krankenpflegeberufe (vertreten durch den Deutschen Pflegerat) beteiligt sind. Ihre Empfehlungen zur sektoren- und berufsgruppenübergreifenden Qualitätssicherung im Gesundheitswesen haben weitgehend bindenden Charakter.

Als weitere Institution und als Organ der Selbstverwaltung der Ärzteschaft, vor allem für die Versorgung von Patienten im stationären Krankenhausbereich, wurde das Bundeskuratorium und die Bundesgeschäftsstelle für Qualitätssicherung (BQS) etabliert, die vor allem Ärzte und Pflegende als gleichberechtigte Partner in die Diskussion einbeziehen. Die BQS setzt die im Bundeskuratorium definierten Vorgaben für die Qualitätssicherung zentral um und übt eine koordinierende Funktion aus mit dem Ziel, inhaltliche und organisatorische Ressourcen auf Bundesebene zu bündeln.[716]

---

714 Vgl. Gesetzesentwurf der Bundesregierung: Bundesrat Drucksache: 824/03 vom 7. 11. 03 Bundesanzeiger.
715 Vgl. http://www.aqs.de [Stand: 8. 10. 2003].
716 Vgl. http://www.bundesaerztekammer.de/30/Qualitaetssicherung/60Gremien/20Einr/ BQS.html [23. 12. 03].

6.3 Zusammenfassung

Die hier weitgehend deskriptiv vorgestellten berufsrechtlichen Regelungen in den Ausbildungsgesetzen, den sozialrechtlichen Vorgaben und Anforderungen an die *Pflegeberufe* einschließlich eines kurzen Überblicks zu haftungsrechtlichen Fragen, zeigen zum einen vielfältige Verantwortungsbereiche für die Pflege auf, zum anderen werden jedoch erhebliche Defizite in der berufsrechtlichen Zuordnung und Abgrenzung der pflegerischen Aufgaben innerhalb der Betreuungssysteme deutlich. Die neuen Ausbildungsgesetze setzen innovative Akzente und beschreiben pflegerische Verantwortungsbereiche, Aufgaben der Mitwirkung und der interdisziplinären Zusammenarbeit. Wenn auch im Altenpflegegesetz und in der Sozialgesetzgebung die Anleitung, Beratung und Unterstützung von nicht qualifizierten Pflegekräften formuliert wird, so bleibt weiterhin die Abgrenzung, Weisungsbefugnis und Aufsicht gegenüber gering qualifizierten Pflegekräften und pflegenden Laien unklar.[717] Zu fragen ist auch, inwieweit sich eine Vorrangigkeit der eigenverantwortlichen Bereiche der Pflegefachkräfte aufgrund der neuen Ausbildungsgesetze gegenüber den Angehörigen anderer Berufsgruppen, vor allem in den Bereichen des Sozialrechts, festlegen lässt. Als eine weitere Frage wird zu klären sein, inwieweit die jeweiligen Sozialgesetze in ihren Leistungsbeschreibungen die eigenverantwortlichen Bereiche aus den neuen Ausbildungsgesetzen künftig berücksichtigen.

Aus der Perspektive der Qualitätssicherung und -entwicklung werden die Pflegefachkräfte als zentrale Akteure im pflegerischen Berufsfeld betrachtet. Dahingehend entspricht die neue Ausbildungsregelung den Anforderungen an die Qualifikation und die qualitätssichernden Normen der Kranken- und Pflegeversicherung und des Bundessozialhilfegesetzes. Wesentlich erscheint auch hier die Frage, welches Qualifikationsniveau für „geeignete Pflegekräfte" zur Leistungserbringung seitens der sozialrechtlichen Gesetzgebung zugrunde gelegt wird. Die Zuweisung von Verantwortlichkeitsbereichen in der neuen Ausbildungsordnung bedeutet einen wesentlichen Schritt in Richtung Professionalisierung der Pflege. Die Diskussion in Bezug auf „vorbehaltene Aufgaben" muss jedoch weiter geführt werden.

Zusammenfassend und im Überblick der kurzgefassten Darstellung stellt sich das Berufsrecht der *Ärzte* als ein umfassendes Regelwerk mit vielfältigen Gesetzesbestimmungen sowohl auf Bundes- als auch auf Landes- und Bezirksebene dar. Deutlich zeigen sich auch im Hinblick auf die Entwicklung von Maßnahmen zur Qualitätssicherung überwiegend Top-Down-Strategien. Problematisch erscheint dem Außenstehenden, dass die BÄK sowohl die berufspolitischen Interessen der Ärzteschaft vertritt als auch öffentliche Aufgaben wahrnimmt. Inwieweit der Berufsstand der Ärzte tatsächlich aufgrund der gesetzlichen Vorgaben in gleichberechtigter Partnerschaft mit allen an der Be-

---

717 Vgl. U. Herbst: Forderung nach Vorbehaltsaufgaben für professionell Pflegende. Stellungnahme der ADS 2003. http://www.ads-pflege.de/stellungnahmen/St37.pdf [18. 12. 2003].

handlung, Pflege und Versorgung von Patienten beteiligten Berufsgruppen kooperiert, bleibt weiterhin offen. Vielfach geht es auch hier um domänensichernde Strategien. Aus der Perspektive der Qualitätsdiskussion ist bemerkenswert, dass sowohl in den gesetzlichen Regelungen als auch in den Vorgaben der Selbstverwaltungsorgane der Ärzteschaft überwiegend der statische Begriff der Qualitätssicherung und nicht der prospektiv ausgerichtete Begriff der Qualitätsentwicklung verwendet wird.

7 Bewertung der Qualitätsaktivitäten in den verschiedenen Betreuungssystemen

Barbara Mittnacht/ Martina Roes/ Maria Biehl/ Stefan Görres

Die Qualitätsaktivitäten in den Betreuungssystemen „Pflege und Betreuung, Akutversorgung, Psychiatrie, Rehabilitation, Behindertenhilfe und Kinder- und Jugendhilfe" stellen sich auf Basis der Literaturauswertung, der Experteninterviews und der Befragung von Einrichtungen in ihrem Ausprägungsgrad vielfältig und sehr heterogen dar. Kap. 4 liefert auf der Basis der Literaturanalyse die entsprechenden Hinweise. Es gilt weiter festzustellen, dass in allen untersuchten Betreuungssystemen eine zunehmende Auseinandersetzung mit Fragen der Qualitätssicherung zu beobachten ist. Dies ist zum einen darin begründet, dass der gegenwärtige nationale Qualitätssicherungsansatz durch staatliche Regulierung gekennzeichnet ist. Dem Gesetzgeber kommt die Aufgabe zu, die Rahmenbedingungen für ein effizientes und effektives Qualitätsmanagementsystem zu setzen, sowohl um die Versorgungsqualität nachweislich zu verbessern als auch um die Entwicklung von Qualität an den Verbraucher- bzw. Kundenschutz zu binden. Die Träger von Einrichtungen sind unter diesen Bedingungen gesetzlich aufgefordert, interne Qualitätsentwicklungsaktivitäten zu initiieren, auszubauen und transparent zu machen und so ihre Qualität kontinuierlich zu verbessern. In den einzelnen Betreuungssystemen gibt der Staat die Initiierung von Qualitätsentwicklungsinitiativen vor, allerdings erscheint die Regulierungsdichte unterschiedlich stark ausgeprägt: So ist für den Bereich Pflege und Betreuung von einer hohen Regulierungsdichte auszugehen (z. B. verpflichtende und realisierte Überprüfungen durch externe, gesetzlich festgeschriebene Organe). Die Akutmedizin weist durch die Verpflichtung zum internen Qualitätsmanagement sowie die externe vergleichende Qualitätssicherung einerseits und eine freiwillige Zertifizierung anderseits auch eine eher hohe Regulierungsdichte auf. Im Gegensatz dazu ist die Rehabilitation durch eine geringe Regulierungsdichte gekennzeichnet (es existieren keine verpflichtenden Überprüfungen durch gesetzlich festgeschriebene externe Organe). In der Tendenz wird sichtbar, dass Qualitätsmaßnahmen erst dann aktiv in den Einrichtungen implementiert werden, wenn auf der Legislativebene entsprechende verpflichtende Vorgaben verabschiedet wurden. Alle untersuchten Bereiche haben mit der systematischen Initiierung und Einbindung von Qualitätsaktivitäten im Wesentlichen erst begonnen, nachdem entsprechende Novellierungen einschlägiger Gesetzespassagen verabschiedet wurden. In den Bereichen Akutmedizin und Pflege, Kinder- und Jugendhilfe und Rehabilitation konnte zwar festgestellt werden, dass im Vorfeld von den Akteuren bereits diverse Qualitätsaktivitäten eingeleitet wurden. Eine Intensivierung und umfangreiche Implementierung erfolgte jedoch erst im Kontext der Veränderung und Konkretisierung rechtlicher Rahmenbedingungen.

Zum anderen begründen sich zunehmende Qualitätsaktivitäten nicht allein in extern und intern festgestellten Qualitätsmängeln oder neuen gesetzlichen und qualitätswissenschaftlichen Anforderungen, sondern auch in der Verknappung finanzieller Ressourcen. Die Verknüpfung von Qualität und Wirtschaftlichkeit geschieht vor dem Hintergrund, weitere Kostensteigerungen im Gesundheitswesen – bei gleichzeitiger Optimierung der Versorgungsqualität – zu begrenzen. Bisher gängige Finanzierungsprinzipien wurden durch diverse Gesetzesreformen geändert, die Finanzierung ist nun prospektiv ausgerichtet: Leistungen und deren Finanzierung werden zwischen den Vertragspartnern ausgehandelt, parallel dazu wird eine Verständigung über Art, Umfang und Qualität der zu erbringenden Dienstleistung gefordert. Qualität wird in dieser Debatte zunehmend als Wettbewerbsvorteil gesehen, interne und externe Qualitätsmaßnahmen werden dementsprechend vorangetrieben.

Die Frage, welchen Anteil neue rechtliche Vorgaben bzw. Finanzierungsstrukturen an der Beförderung der internen Qualitätsentwicklung haben, wird im Rahmen dieser Expertise nicht beantwortet. Die genannten Hinweise auf vermutete Wirkungszusammenhänge müssen an dieser Stelle genügen. Beantwortet werden soll vielmehr die Frage, wie das gegenwärtige nationale Qualitätssicherungssystem mit seinen Ausprägungsformen in den untersuchten Betreuungssystemen im Hinblick auf ein spezifisches Anforderungsprofil beurteilt werden kann. Im Einzelnen werden dabei folgende Bewertungskriterien herangezogen[718]:

- **Einheitlicher Qualitätskonsens**

  Damit ist ein einheitliches Verständnis davon gemeint, was unter Qualität verstanden wird.

- **Messbarkeit und Überprüfbarkeit**

  Qualität muss nach den Kriterien der empirischen Sozialforschung (Validität, Reliabilität, Objektivität) gemessen werden können. Dazu muss es geeignete Feststellungsverfahren geben.

- **Berücksichtigung wissenschaftlicher Erkenntnisse**

  Da Qualitätsentwicklung ein dynamischer Vorgang ist, muss ein Qualitätssicherungssystem dafür Sorge tragen, dass neue wissenschaftliche Erkenntnisse rezipiert und im Qualitätsentwicklungsprozess berücksichtigt werden.

- **Beteiligung aller Akteure**

  Für die Akzeptanz eines Qualitätssicherungssystems ist es von wesentlicher Bedeutung, dass alle relevanten Akteursgruppen an der Entwicklung und Einführung von Qualitätsaktivitäten beteiligt sind, um einen breiten Konsens zu erreichen.

---

718 Vgl. dazu Spieß, K. & Tietze, W. (2001), S. 12–23.

- **Neutralität**
  Neutralität bedeutet, dass die Qualitätsfeststellung durch eine unabhängige und neutrale Instanz durchgeführt wird.
- **Universalität**
  Ein festgelegter Qualitätsstandard muss universelle Gültigkeit besitzen.

7.1 Einheitlicher Qualitätskonsens

Von einem einheitlichen Konsens über die zentralen Dimensionen von Qualität in den verschiedenen Betreuungssystemen kann zum jetzigen Zeitpunkt nur eingeschränkt ausgegangen werden. Es existiert keine für alle Betreuungsbereiche einheitlich geltende Definition eines Qualitätsbegriffs. Dies hängt damit zusammen, dass der Begriff Qualität vielfältig, je nach eingenommener Perspektive, interpretiert wird. Die Interpretation erfolgt dabei auf Basis der unterschiedlichen theoretischen Bezugssysteme, auf die der jeweilige Betreuungsbereich rekurriert.[719] Zusätzlich thematisieren die unterschiedlichen beteiligten Wissenschaftsdisziplinen den Qualitätsbegriff im Kontext ihrer jeweiligen Theorie- und Methodenansätze: Auch dadurch ergeben sich jeweils eigenständige Terminologien und Definitionen.[720] Sektorenübergreifend sind häufig Definitionen zu finden, die an der Kriterientrias Struktur-, Prozess- und Ergebnisqualität nach Donabedian ausgerichtet sind. Die auf dieser Trias aufbauenden Definitionsansätze basieren auf dem Verständnis von Qualität und Qualitätsverbesserung als Prozess mit integrierten Evaluationsschleifen. Auch lassen sich in der Literatur eine Vielzahl von Definitionen von Qualität finden, die aus dem industriell-technischen Kontext stammen (z. B. nach DIN EN ISO 8402) und davon ausgehen, dass spezifische Qualitätsmerkmale beschrieben werden können.[721]

Zentral hinsichtlich einer Verortung des Qualitätsbegriffs ist die Frage, für wen Qualität definiert und gemessen wird. Hier konkurrieren politische Absichten mit Interessen der Professionen, der Adressaten oder des Managements. Je nachdem wer Qualität definiert, variieren auch die Anforderungen an die Überprüfung der Qualität. Was unter Qualität verstanden wird, ist abhängig davon, welche Wertvorstellungen und Konsensusverfahren im Prozess der Qualitätsfestlegung und Qualitätsüberprüfung zur Verfügung stehen. Weiter spielt eine Rolle, welche Qualitätsniveaus explizit oder implizit zugrunde gelegt werden.

Auf der **Legislativebene** besteht durch die Gesetzesänderungen der letzten 10 Jahre die Anforderung, dass in den verschiedenen Betreuungssystemen zwi-

---
719 Vgl. Kap. 5.1.
720 Vgl. Kap. 5.1.
721 Vgl. Kap. 5.1.

schen Leistungsanbieter und Kostenträger ein „einheitlicher Qualitätskonsens" zu formulieren ist. Dadurch soll auch ein Vergleich der Ergebnisse von Qualitätsaktivitäten (z. B. Benchmarking, Zertifizierung, verpflichtende Qualitätsberichte im Krankenhaus) in den jeweiligen Betreuungsbereichen ermöglicht werden und somit zu einer größeren Transparenz der Qualität führen. Übereinstimmend werden auf Gesetzes- und Verordnungsebene lediglich allgemeine, aber verbindliche Vorgaben gemacht; die inhaltliche, methodische und technische Ausführung bleibt offen. Zusammenfassend werden folgende zentrale Anforderungen auf der Gesetzgebungsseite formuliert:

- Qualitätsvereinbarung: Verabschiedung von Qualitäts-, Leistungs- und Prüfvereinbarungen bzw. Vereinbarungen zur Qualitätsentwicklung zwischen Leistungsträgern und Kostenträgern.
- Qualitätsherstellung: Verpflichtender Aufbau eines internen Qualitätsmanagements inkl. der Aufforderung zur kontinuierlichen Qualitätsverbesserung.
- Qualitätsdarlegung: Verpflichtende Qualitätsberichte bzw. Qualitätsnachweise.
- Qualitätsprüfung: Einführung eines Prüfsystems (zwischen Freiwilligkeit und Verpflichtung) sowie Einsatz von unabhängigen Sachverständigen (bei verpflichtenden externen Prüfungen).

Die auf der Legislativebene allgemein formulierten Anforderungen an den Qualitätskonsens werden auf der **Konkretisierungsebene** bereichsspezifisch präzisiert. Dabei kommt es durchaus zu abweichenden Ergebnissen: So lassen sich beispielsweise im Bereich der Kinder- und Jugendhilfe und der Behindertenhilfe auf Landesebene inhaltlich voneinander abweichende Formulierungen finden, was unter den Qualitäts-, Leistungs- und Prüfvereinbarungen zu verstehen ist.[722] Es fehlt hier eine länderübergreifende Vereinheitlichung entsprechender Verordnungen, es mangelt an allgemeinen Kriterien zur Überprüfung der gesetzlich geforderten Qualität. In ihrem jeweiligen Zuständigkeitsbereich definieren Spitzenverbände, Selbstverwaltungsorgane, Berufsfachverbände und Professionsvertretungen jeweils für ihre Mitglieder, was unter Qualität zu verstehen ist. Im Ergebnis kommt es dabei zu konkurrierenden Definitionen: In den einzelnen Ressorts entstehen in der Folge unterschiedliche Vorgaben, die bestimmen, wie Qualitätsaktivitäten umgesetzt werden sollen; in der Konsequenz zieht diese uneinheitliche Vorgehensweise eine Verunsicherung der Praxis nach sich.[723]

Somit kann zum jetzigen Zeitpunkt festgehalten werden, dass kaum Übereinstimmungen existieren, was die einzelnen Professionen, Sektoren und Hierarchieebenen unter Qualität verstehen. Deshalb sind in den vergangenen Jahren auf der **Implementierungsebene** in den analysierten Betreuungssystemen sehr verschiedene – methodisch recht unterschiedlich orientierte – Ansätze zur

---

722 Vgl. Kap. 4.5.4, 4.6.5.
723 Vgl. Kap. 5.1.

Qualitätsentwicklung entstanden.[724] Auffallend ist, dass sich die einzelnen Professionen und Institutionen bei der Planung oder Einführung eines Qualitätsmanagementsystems oder -ansatzes an spezifischen Qualitätsdefinitionen orientieren und danach ihre Auswahl treffen: In der Regel korrespondiert die Qualitätsdefinition mit dem ausgewählten Qualitätsmanagementsystem oder -ansatz. Auch kommt es durch Kombinationen von verschiedenen Qualitätsdefinitionen dazu, dass in einer Einrichtung unter Umständen konkurrierende Qualitätsdefinitionen angewendet werden und somit unterschiedliche Aussagen dazu bestehen, was unter Struktur-, Prozess- und Ergebnisqualität jeweils verstanden wird:

- Die Beschreibung der **Strukturqualität**, zu der nach Donabedian alle personellen, räumlichen und materiellen Voraussetzungen sowie die finanziellen Rahmenbedingungen zählen, wird in den Bereichen unterschiedlich realisiert; ein übergreifender – aller Betreuungsbereiche umfassender – Konsens ist nicht eindeutig zu erkennen. Dies liegt nicht zuletzt an der Organisation und Dokumentation der Strukturen, den Leistungen und den Finanzierungssystemen der einzelnen Versorgungsbereiche.

- Unter **Prozessqualität** werden einzelne, oft isolierte Aktivitäten des diagnostischen, therapeutischen und pflegerischen Handelns (im medizinisch-pflegerischen Bereich), in den Bereichen der Kinder- und Jugendhilfe das pädagogische Handeln sowie in der Behindertenhilfe die Ausrichtung der Tätigkeiten auf den Erhalt der Selbstbestimmung verstanden. Gemäß dieser Thematisierung der Prozessqualität kann von einem übergreifenden Qualitätskonsens nicht gesprochen werden. Auf der Verfahrensebene, d. h. auf dem Weg zum Konsens, konnten dagegen wiederum übereinstimmende Vorgehensweisen in allen Betreuungsbereichen identifiziert werden.

- Unter **Ergebnisqualität** wird für den medizinischen Bereich der Behandlungserfolg und für den pflegerischen Bereich das Pflegeergebnis thematisiert. Für die Bereiche Behindertenhilfe und Kinder- und Jugendhilfe bezieht sich das Resultat auf die pädagogische und betreuende Arbeit. Da methodisch problematisch, bleibt die Messung der Ergebnisqualität äußerst anspruchsvoll. Die Diskussion fokussiert auf die Feststellung des Outputs bzw. Outcomes; auf der Ebene der methodischen Vorgehensweise sind weitgehend ähnliche Aktivitäten zu finden. Auch wird die Ergebnisqualität zunehmend im Kontext neuer Finanzierungssysteme diskutiert und teils auf den Zusammenhang von Kosten und Qualität reduziert.

Anzumerken ist, dass in allen Bereichen die Kausalität zwischen Struktur-, Prozess- und Ergebnisqualität kaum problematisiert wird. So wird von Seiten der Medizin, vor allem in der Rehabilitation, der Fokus fast ausschließlich auf das Ergebnis, d. h. den therapeutischen Behandlungserfolg gelegt, während die Pflege und andere soziale Berufsgruppen derzeit noch vorwiegend die Struktur- und Prozessqualität in den Mittelpunkt stellen. Die Bereiche Kinder- und Jugendhilfe sowie Behindertenhilfe wählen dagegen neben Qualitätsmanage-

---

724 Vgl. Kap. 4.1.3, 4.2.3, 4.3.3, 4.4.3, 4.5.3, 4.6.3.

mentsystemen (z. B. DIN EN ISO), die die innerbetrieblichen Abläufe steuern, vor allem Ansätze aus, die die sozialpädagogische Arbeit im Erziehungs- und Betreuungsprozess berücksichtigen und abbilden.[725] Die Feststellung von Qualität wird in Anlehnung an die Begriffsdefinitionen der sozialen Arbeit als ein „prozesshaft-dynamisches Geschehen" betrachtet, in dem alle Beteiligten in einen Dialog eintreten. Letzteres beinhaltet auch, dass aufgrund der Koproduktion in sozialpädagogischen und pädagogischen Hilfeprozessen und gleichfalls in Pflege- und Betreuungsprozessen der Leistungsempfänger die Ergebnisqualität mitbestimmt. Qualität wird hier als Entwicklungsprozess unter fortlaufender Reflexion und Evaluierung verstanden.[726]

Lediglich die Bundesanstalt für Angestellte (BfA) verpflichtet alle Rehabilitationskliniken, die einen Vertrag mit der BfA haben, ein einheitliches Qualitätssicherungssystem in ihrer Einrichtung einzuführen. Damit gelingt es der BfA in Ansätzen, in ihren Rehabilitationskliniken ein einheitliches System zum Aufbau eines internen Qualitätsmanagement zu etablieren.[727]

Eine wesentliche Erkenntnis aus der Analyse der praktischen Umsetzung von Qualitätsaktivitäten liegt auch darin, dass oftmals gar keine Qualitätsdefinitionen zugrunde gelegt werden. Es kann dann dazu kommen, dass konkurrierende und eventuell inkompatible Qualitätsvorstellungen in einer Einrichtung parallel existieren. Manchmal bestehen so nebeneinander top-down- und bottom-up-Strategien, die nicht aufeinander abgestimmt sind und denen divergierende Qualitätsbegriffe zugrunde liegen. Dieser fehlende Qualitätskonsens auf der Implementierungsebene reduziert so die Chancen für die Einrichtungen, die aus Qualitätsaktivitäten im Prinzip resultierenden Effizienzgewinne auch tatsächlich zu realisieren.

Eine immer wieder anzutreffende Form, das Qualitätsniveau zu formulieren, stellt die **Standardentwicklung** inkl. messbarer Kriterien dar. Die Beschreibung von Standards bildet zum einen die Basis von Qualitätsmanagementsystemen (z. B. Kriterien bei EFQM-Modellen und Normen bei der DIN EN ISO) und zum anderen die Grundlage von Zertifizierungskonzepten (z. B. Kriterien bei KTQ® und Standards bei JCAHO). In den untersuchten Betreuungssystemen finden sich beim Themenkomplex „Standards" zahlreiche Varianten; sie werden im Wesentlichen aus der Perspektive der Profession oder einzelner Branchen mit ihrem jeweiligen fachlichen Diskussionshintergrund entwickelt. Ein einheitlicher Konsens bei der Ausformulierung von Standards liegt sowohl zwischen den Professionen als auch sektorenübergreifend nur eingeschränkt vor. In den einzelnen Betreuungssystemen stellt sich die Situation wie folgt dar:

- In der Kinder- und Jugendhilfe wurden Standards entwickelt, die aber im Prinzip Handlungsanleitungen darstellen.[728]

---

725 Vgl. Kap. 4.5.3, 4.6.3.
726 Vgl. Kap. 5.1.
727 Vgl. Kap. 4.4.3.
728 Vgl. Kap. 4.6.4.

- In der Behindertenhilfe werden Standards auf Basis sozialethischer Maßstäbe festgelegt, deren Messebene (Kriterien) unklar ist.[729]
- In der Psychiatrie werden zu erreichende Ergebnisse einer Behandlung in Kooperation mit dem Adressaten formuliert und sind auf das interaktive therapeutische Setting fokussiert.[730]
- In der Rehabilitation wurden Standards nur im Kontext von Modellprojekten formuliert. Eine Verstetigung im Alltag wurde in der analysierten Literatur nicht sichtbar.[731]
- Für die ambulante, stationäre und Akutpflege finden sich eine Vielzahl von Ansätzen, was unter Standard verstanden wird. Eine bundesweit akzeptierte Definition liefert das Deutsche Netzwerk für Qualitätentwicklung in der Pflege (DNQP). Der nationale Expertenstandard (bestehend aus Standardaussagen, verstanden als professionell abgestimmtes Qualitätsniveau und messbare Kriterien) stellt mittlerweile die breit akzeptierte Variante dar, auf der Grundlage evidenzbasierter Daten in Kombination mit Expertenaussagen einen bundesweiten Qualitätskonsens herzustellen. Aussagen zum Umsetzungsgrad der nationalen Expertenstandards in den einzelnen Sektoren beziehen sich zum jetzigen Zeitpunkt nur auf Modelleinrichtungen.[732]

Ein ähnliches Bild zeigt sich beim Thema „**Leitlinienentwicklung**". Lediglich die medizinische Leitlinienentwicklung beinhaltet einen Konsens, was unter Leitlinien zu verstehen ist. Hier liegt eine eindeutige Definition der Fachgesellschaften vor. Somit gibt es im medizinischen Bereich ein Instrument, das bundesweit eine ansatzweise Vereinheitlichung der medizinischen Versorgung gewährleistet. Zu konstatieren ist, dass Leitlinien lediglich Empfehlungscharakter haben und ihre Einhaltung nicht zwingend vorgeschrieben ist. Die Leitlinie entspricht im weitesten Sinne der in der Pflege verwendeten Handlungsanweisung. Allerdings ist deren Reichweite beschränkt: während die medizinischen Leitlinien einrichtungsunabhängig eingesetzt werden können und Abweichungen begründet möglich sind, ist die Handlungsanweisung verbindlich und an die Einrichtungen gebunden.[733]

In den anderen Feldern wie Behindertenhilfe und Kinder- und Jugendhilfe orientieren sich die Definitionen der Leitlinien an den jeweiligen Bereichen und Professionen.[734] Eine allgemeine Begriffserklärung, was unter Leitlinien verstanden wird, wurde aus der Literatur beispielsweise für die Behindertenhilfe nicht eindeutig klar. Zu konstatieren ist zudem, dass Leitlinien hier ebenfalls Empfehlungscharakter besitzen und ihre Einhaltung nicht zwingend vorgeschrieben ist.

---

729 Vgl. Kap. 4.5.1.
730 Vgl. Kap. 4.3.4.
731 Vgl. Kap. 4.4.3.
732 Vgl. Kap. 4.1.4.
733 Vgl. Kap. 4.2.4, 4.3.4, 4.4.5.
734 Vgl. Kap. 4.6.4, 4.5.1.

Ebenfalls zu erwähnen ist die Vorgehensweise der stationsgebundenen Methode[735] bzw. der dezentralen Methode beim Plan-Do-Check-Act (PDCA) in der Akutmedizin. Hier wird in einem interdisziplinären Kontext versucht, einen Konsens hinsichtlich Qualitätsanalyse, Qualitätsdarlegung und Qualitätsprüfung zu erreichen.[736]

In Deutschland finden sich zahlreiche **Ansätze zur externen Qualitätsprüfung**, die in der Praxis nebeneinander existieren, unterschiedliche inhaltliche Schwerpunkte haben und verschiedene Qualitäten und Qualitätsniveaus messen. Dabei kommen einerseits Verfahren zur Qualitätsbeurteilung zum Einsatz, die aus der Industrie stammen (z. B. DIN EN ISO 9002-9004), nicht in allen Aspekten auf den Bereich Gesundheits- und Sozialwesen abgestimmt sind und damit nur die Überprüfung der Einhaltung bestimmter Abläufe beurteilen. Andere, auf der vertikalen Ebene ansetzende Zertifizierungs- und Bewertungsverfahren (wie KTQ®) sind inhaltlich auf einzelne Bereiche abgestimmt, z. B. in den Systemen Pflege und Betreuung, Akutversorgung und Psychiatrie.[737] Zwischen den einzelnen Verfahren finden sich kaum Übereinstimmungen, was beurteilt werden soll: Diese Festlegung obliegt den jeweiligen Anbietern bzw. Entwicklern. DIN EN ISO und EFQM stellen Verfahren dar, die sowohl als Qualitätsmanagementsystem als auch als Zertifizierungs- bzw. Bewertungssystem für die Leistungserbringer von Interesse sind, während die anderen Überprüfungsverfahren jeweils anders als die Qualitätsmanagementsysteme aufgebaut sind.

Bei einem Bewertungsverfahren erfolgt in erster Linie die Überprüfung der Qualitätsmanagementstrukturen: Beurteilt wird hier der Grad der Konformität mit vorgegebenen Normen.[738] In diesem Zusammenhang wird die Frage, welche Qualitätsdimension extern bzw. intern gemessen werden soll, immer wieder kontrovers diskutiert. In der theoretischen Debatte über Qualitätsmessungen wird der internen Qualitätsüberprüfung, im Sinne einer kontinuierlichen Qualitätsverbesserung, die Messung der direkten Serviceleistungen zugeschrieben, während eine externe Überprüfung die Ebene der Umsetzung des Qualitätsmanagementsystems bzw. -programms und des Qualitätssicherungssystems messen sollte und nicht in erster Linie die erbrachten Serviceleistungen einer Einrichtung. Dieser theoretisch geführten Debatte steht die externe Überprüfungsrealität gegenüber, die eine Verknüpfung zwischen diesen beiden Ebenen herstellt, wie z. B. die Zertifizierung nach KTQ® und der MDK-Prüfkatalog. Die Kritik der Praktiker bezieht sich im Wesentlichen auf die Überprüfung der direkten Serviceleistungen durch Externe. Eng damit verknüpft ist die Frage nach der Intention externer und interner Überprüfungen. Im Kern wird der internen Qualitätsüberprüfung zugeschrieben, dass sich hieraus akzeptierte Qualitätsverbesserungen für die direkten Serviceleistungen ableiten lassen und die-

---

735 Vgl. Schiemann, S. & Moers, M. (2004).
736 Vgl. Kap. 4.2.4.
737 Vgl. Kap. 4.1.5, 4.2.5, 4.3.5, 4.4.4, 4.5.4, 4.6.5.
738 Vgl. Kap. 5.3.1.

se im Rahmen eines etablierten Qualitätsmanagementsystems auch realisiert werden können, während dies mit Hilfe einer externen Überprüfung nicht in dem Grad möglich ist, wie es von den Initiatoren externer Prüfinstanzen erwartet wird. Wesentlich im Prozess eines Bewertungs- oder Zertifizierungsverfahrens ist in jedem Fall die Beteiligung aller Hierarchieebenen und Berufsgruppen zur Herstellung eines übergreifenden Qualitätskonsenses. In den untersuchten Hilfe- und Betreuungssystemen kann dieser Konsens nicht systematisch identifiziert werden.

Im Rahmen des Pflegequalitätssicherungsgesetzes werden ambulante und stationäre Pflegeeinrichtungen verpflichtet, ein einrichtungsinternes Qualitätsmanagement aufzubauen und ihre Einrichtung in einem regelmäßigen Turnus überprüfen zu lassen.[739] Hier zeichnet sich eine Asymmetrie im derzeitigen Gesetzestext ab. Einerseits werden die Einrichtungen verpflichtet, ein internes Qualitätsmanagement aufzubauen, andererseits wird die inhaltliche Gestaltung der externen Überprüfung offen gehalten. Diese inhaltliche Offenheit schließt an die Debatte an, welche Qualitätsebene mit Hilfe externer Prüfinstanzen gemessen werden soll. Zudem steht derzeit ein Nachweis noch aus, ob durch eine externe Überprüfung oder Zertifizierung interne Qualitätsimpulse initiiert werden und dies tatsächlich zu einer Qualitätsverbesserung führt. Auch die von staatlicher Seite existierenden und angewandten Instrumente zur Qualitätsbeurteilung wie Heimaufsicht und MDK-Prüfkataloge sind inhaltlich kaum aufeinander abgestimmt, harmonieren nicht mit den implementierten Qualitätsmanagementsystemen und differieren in der Beurteilung von Qualität.[740] Ein einheitliches Zertifizierungs- und Akkreditierungssystem für die einzelnen Sektoren bzw. ein System, das sektorenübergreifend eingesetzt werden kann und somit eine Verständigung über ein Qualitätsniveau erlaubt, das dem Kriterium der Überprüfbarkeit genügt, ist so zum jetzigen Zeitpunkt nicht vorhanden.

Die verpflichtende Regelung, dass Krankenhäuser ab 2005 einen Qualitätsbericht zu erstellen haben, ist sowohl hinsichtlich der zu berücksichtigenden Inhalte als auch im Hinblick auf den Aufbau noch diffus. Derzeit existieren verschiedene Vorschläge einzelner medizinischer Interessenvertretungen. Dementsprechend sind zum jetzigen Zeitpunkt unterschiedliche Varianten an Qualitätsberichten vorzufinden, die jeweils einen besonderen Schwerpunkt haben und über den Charakter eines internen Nachweises der Realisierung von Qualitätsaktivitäten noch nicht hinauskommen.[741]

Zwar wird von staatlicher Seite ein spezifischer Qualitätsstandard angestrebt, gleichzeitig bleibt jedoch unklar, wie dieses Qualitätsniveau aussieht. So wird kritisiert, dass es sich bei dem gesetzlich geforderten Qualitätsniveau nur um einen Mindeststandard handelt.

---

739 Vgl. Kap. 4.1.2.
740 Vgl. Kap. 4.1.5.
741 Vgl. Kap. 4.2.5.

7 Bewertung der Qualitätsaktivitäten in den verschiedenen Betreuungssystemen

Abschließend lässt sich festhalten, dass zum jetzigen Zeitpunkt ein einheitlicher Qualitätskonsens weder innerhalb der Betreuungssysteme noch sektorenübergreifend vorliegt. Gestützt wird diese Aussage durch die befragten Experten,[742] die diese Bewertung im Rahmen der durchgeführten Interviews durchweg bestätigt haben. Der Begriff Qualität ist zwischen den Ebenen nicht eindeutig definiert, ein einheitlicher Qualitätskonsens ist somit nicht gegeben. Im Berliner Memorandum vom Dezember 2000 plädiert die Bundeskonferenz zur Qualitätssicherung im Gesundheits- und Sozialwesen e. V. (BUKO-QS) deshalb für einen Akkreditierungsrat, der Qualitätsstandards entwickelt, die Vergleichbarkeit verschiedener Qualitätssicherungssysteme herstellt und einzelne den Anforderungen entsprechende Systeme akkreditiert.

7.2 Messbarkeit und Überprüfbarkeit

Die Verfahren zur Überprüfung und Messung von Qualitätsmanagementaktivitäten im Gesundheitswesen in der Kinder- und Jugendhilfe, Behindertenhilfe, Psychiatrie, Akutmedizin, Pflege und Betreuung sowie in der medizinischen und beruflichen Rehabilitation differieren in Form und Ausgestaltung.[743] Trotz zum Teil kontroverser Debatten um den Kausalitätsansatz der Trias Struktur, Prozess und Ergebnis, ist in der gegenwärtigen Diskussion um Qualität, Qualitätsdarlegung und Qualitätsprüfung der Ansatz von Donabedian mit seinen drei Analyseebenen die am häufigsten anzutreffende Variante, die Qualität zu beschreiben und zu messen. Eher selten wird die Frage nach der grundsätzlichen Eignung der Kategorisierung der Qualitätsbeurteilung kritisch reflektiert. Vor allem der vermutete Einfluss einer hochwertigen Struktur- und Prozessqualität auf die Ergebnisqualität, in der Regel verstanden als Verbesserung des Gesundheitszustandes, ist empirisch kaum nachweisbar. Die definierte Strukturqualität spiegelt zwar das potentielle Vermögen wider, eine bestimmte Qualität erbringen zu können, aber weniger die tatsächlich geleistete Qualität selbst.

Die unterschiedlichen Qualitätsdimensionen nach Donabedian sowie die Prinzipien der Dienstleistungsqualität (u. a. uno-actu-Prinzip) machen deutlich, dass bei der Qualitätsbeurteilung Einflussfaktoren wie z. B. individuelle, soziale und psychologische Determinanten sowie komplexe Behandlungsabläufe eine bedeutende Rolle spielen und somit eine endgültige Aussage zum Outcome einer Leistung erschweren. Bei der Festlegung und Operationalisierung von Qualitätsindikatoren stellt sich grundsätzlich die Frage, welche Qualität und wie diese Qualität bzw. der Erfolg einer Leistung gemessen werden kann. Für vergleichende Qualitätsprüfungen sind demnach vor allem die Objektivier-

---

742 Hierbei handelt es sich um die Aussagen der selbst durchgeführten Experteninterviews.
743 Vgl. Kap. 4.1, 4.2, 4.3, 4.4, 4.5, 4.6.

barkeit und Messbarkeit von Qualitätsindikatoren gefordert. Methodisch schwierig zu verobjektivierende Qualitätsbereiche sind z. B. Beziehungsarbeit und -gestaltung oder auch ethische Aspekte. Sie scheiden damit mit Blick auf ihre Messbarkeit weitestgehend aus. Qualitätsmerkmale wie Patientenzufriedenheit bzw. Nutzerzufriedenheit können mittels sozialwissenschaftlicher Methoden zwar gemessen werden, allerdings bleibt das Problem der Kausalität auch hier bestehen.

Die Schwierigkeit einer Beurteilung der Ergebnisqualität liegt u. a. in der fehlenden Langzeitbeobachtung der Adressaten bzw. der Evaluation von Versorgungsketten. Das Ergebnis einer Behandlung, Versorgung und Betreuung kann nicht nur in Bezug auf das Ende einer professionellen Interaktion beurteilt werden, sondern erst mittel- bis langfristig. Zudem sind die Adressaten einer Dienstleistung (Patienten, Pflegebedürftige, Bewohner und Angehörige bzw. primäre Bezugspersonen) gleichzeitig Ko-Produzenten des Produktes „Gesundheit". Die Bewertung der Qualität durch den Adressaten ist subjektiv und stark von seiner Befindlichkeit und Bedürfnislage abhängig. Diese Einflussfaktoren lassen die Ergebnisqualität insgesamt als vielschichtige und damit nur schwer messbare Dimension erscheinen.

Ein weiteres Problem ist, dass die Messbarkeit eines Merkmals wenig über dessen Bedeutung für die Qualitätsausprägung aussagt. Die Auswahl und Gewichtung von z. B. Qualitätsindikatoren muss vielmehr nach ihrer Validität bestimmt werden. Voraussetzung ist allerdings, dass die Qualität der einzelnen Versorgungsleistungen definiert wird und über eine normative Beurteilung von Qualität ein Konsens besteht. Es ist zu konstatieren, dass zum gegenwärtigen Zeitpunkt eine vergleichende Qualitätsprüfung in Anbetracht des fehlenden fachlichen Konsenses über messbare Qualitätsindikatoren umstritten bleibt.

Somit lassen sich auf der **Legislativebene** in den Gesetzen und Verordnungen keine Hinweise finden, wie Qualität überprüft und gemessen werden soll.[744] Trotz der Schwierigkeit, Qualität zu definieren und zu messen, sind in den vergangenen Jahren in den untersuchten Betreuungssystemen sowohl auf der **Konkretisierungs-** als auch auf der **Implementierungsebene** Qualitätsaktivitäten und Verfahren entwickelt worden, die den Gütekriterien sozialwissenschaftlicher Messungen genügen. Zu erwähnen sind die beiden sektorenübergreifenden **Instrumente** evidenzbasierte und/oder konsensgestützte medizinische Leitlinien sowie die nationalen Expertenstandards. Der Prozess der Entwicklung liegt in der Verantwortung der jeweiligen Fachexperten aus Wissenschaft und Praxis. Das Konsentierungsverfahren unterscheidet sich in seiner Einbindung der breiten Fachöffentlichkeit, d. h. nationale Expertenstandards werden – im Gegensatz zu den Leitlinien – im Rahmen einer Konsensuskonferenz verabschiedet. Messbarkeit und Überprüfbarkeit sind – bedingt durch die methodische Anlage der Entwicklung – gewährleistet.

---

744 Vgl. Kap. 4.1.2, 4.2.2, 4.3.2, 4.4.2, 4.5.2, 4.6.2.

Gleichermaßen beispielhaft sind die Aktivitäten zur Qualitätsentwicklung in der Kinder- und Jugendhilfe. Seit Jahren werden hier auf der Basis sozialwissenschaftlicher Forschungsmethoden Selbst- und Fremdevaluationsverfahren entwickelt und erprobt. Exemplarisch hervorzuheben sind Instrumente und Methoden, die in der Kinder- und Jugendhilfe, im pädagogischen Bereich der Kindertageseinrichtungen oder in der offenen Jugendhilfe entwickelt wurden: Die Kindergarten-Einschätz-Skala zur Erfassung der Struktur- und Prozessqualität einschließlich der pädagogischen Qualität und die Evaluationsstudie erzieherischer Hilfen (EVAS) sowie das Wanja-Projekt mit einem kommunalen Wirksamkeitskatalog. Ebenfalls zu nennen ist die praxisnahe Handreichung zur Qualitätsentwicklung in Kindertageseinrichtungen des Kronberger Kreises, die Standards, Kriterien und Verfahren zur Messung pädagogischer Qualität mit den Fachkräften, den Nutzern und Trägern im Dialog entwickeln und festlegen.[745] Das bedeutet, dass einrichtungsspezifisch und anhand der individuellen Situation im laufenden Verfahren vorgegebene Standards und Kriterien modifiziert oder neu entwickelt werden und damit ein Prozess zur Überprüfung der Qualität von innen heraus in Gang gesetzt wird. Dieser Prozess wird von Fachleuten des Kronberger Kreises unterstützend und anregend begleitet.[746] Hier wird also ein Instrument genutzt, dessen Indikatoren und Kriterien zur Messung der Qualität von allen Beteiligten selbst entwickelt und festgelegt werden. Jedoch sind – wie Tietze kritisch anmerkt – keine Richtwerte oder Standards festgelegt, die Auskunft über ein bestimmtes zu erreichendes Qualitätsniveau geben.[747]

Angesichts der eingeschränkten Budgets im Gesundheitswesen sollen qualitätssichernde Maßnahmen zukünftig nach ihrer zu erwartenden Kosteneffektivität bewertet werden. Entscheidend für eine Beurteilung der Kosteneffektivität sind auch Langzeitergebnisse therapeutischer Interventionen über Institutions- und Sektorengrenzen hinweg. Von besonderer Bedeutung wäre hier eine am Subjekt (der individuelle Fall) orientierte Evaluation der Qualität sowie die Überprüfung der Versorgungsqualität definierter Regionen, u. a. in Zusammenhang mit Disease-Management-Programmen (DMP) oder ausgewählten Prozeduren (u. a. Tracer) bzw. ausgewählten Ergebnissen (u. a. Indikatoren). In diesem Zuge haben die Kostenträger in den letzten Jahren eigene Systeme zur **Qualitätsfeststellung** von Leistungen entwickelt, um eine Vergleichbarkeit des Leistungsangebotes von Krankenhäusern herzustellen. Stationäre und demnächst auch ambulante Pflegeeinrichtungen sind durch das Pflegequalitätssicherungsgesetz (PQsG) ebenfalls verpflichtet, die Leistungsqualität durch externe Instanzen überprüfen zu lassen. Das Ziel der Überprüfungen ist eine möglichst homogene Beschreibung der Qualität des Angebotsspektrums. Die derzeit vorliegenden Systeme (hier MDK-Prüfkatalog bzw. Heimaufsicht) bilden mit ihrer eindimensionalen vorhandenen Struktur kaum

---

745 Vgl. Kap 4.6.3.
746 Internet: http://www.kindergarten-heute.de/online_beitraege/beitrag_template?onlstrnr= 131&einzelbeitrag= 10761.
747 Vgl: Spieß, K. & Tietze, W. (2001), S. 18.

ein differenziertes Messsystem ab, welches die Vielschichtigkeit der Qualität und ihre differenzierten Ausprägungsgrade repräsentiert. Dadurch kommt es zu Verzerrungen hinsichtlich der Interpretation der Ergebnisse. Auch die im Rahmen des Pflegequalitätssicherungsgesetzes (PQsG) entwickelten Qualitäts- bzw. Prüfsiegel lassen offen, inwieweit ihre Methoden und Verfahren den Anspruch an sozialwissenschaftliche Kriterien erfüllen. Lediglich Qualitätssiegel, die auf der Basis der DIN EN ISO oder des EFQM-Modells entwickelt wurden, erfüllen den Anspruch an Validität und Reliabilität. Auch die Rehabilitation stellt ein wissenschaftlich erprobtes Instrument (der Entlassungsbericht im Rahmen des Reha-Qualitätssicherungsprogramm) zur Erhebung der Struktur-, Prozess- und Ergebnisqualität bereit, das den Anspruch sozialwissenschaftlicher Kriterien erfüllt.[748] In der Akutmedizin sind unterschiedliche Verfahren zur Qualitätsüberprüfung, wie z. B. KTQ, JCIA, externe Audits, Visitationen und Qualitätsmanagementindikatoren entstanden, die eine hohe Akzeptanz aufweisen.[749] Beispielhaft kann das Verfahren nach JCIA (Joint Commission Standards[750]) als ein Ansatz einer Zertifizierung von Akuteinrichtungen, in dem sich viele Gemeinsamkeiten mit KTQ finden, genannt werden. Anhand von wissenschaftlich erarbeiteten und festgelegten international anerkannten Standards wird der Fokus vor allem auf die Überprüfung der Patientenbetreuung, -behandlung und auf Patientenrechte gelegt. Kritisch anzumerken ist hier jedoch, dass die Validität und Reliabilität der Qualitätsmessung nicht immer gegeben ist.[751] Eine Überprüfung der Qualität der vorhandenen Zertifizierungsverfahren fand bisher nicht statt, eine Qualitätssicherung der externen Qualitätsprüfungen fehlt derzeit. Der Bereich der Kinder- und Jugendhilfe weist ebenfalls Zertifizierungsverfahren auf, zu erwähnen ist hier das „Qualitätssiegel für Humandienstleistungen im Bereich der Kindertagesstätten".[752] Grundlage bildet die Kindergarteneinschätzskala (KES), die den Gütekriterien sozialwissenschaftlichen Messens entspricht..[753]

Bei der Etablierung von **Kooperations- und Vernetzungsstrukturen** spielt das Anforderungsmerkmal Messbarkeit und Überprüfbarkeit derzeit eine untergeordnete Rolle. Zwar werden durch neue gesetzliche Anforderungen in der Akutmedizin in Zukunft berufs- und sektorenübergreifende Qualitätsmaßnahmen stärker ins Blickfeld rücken.[754] Ein Nachweis, dass die neuen Versorgungsstrukturen tatsächlich zur Verbesserung der Versorgungsqualität führen, steht allerdings noch aus. Wissenschaftlich basierte Überprüfungen und Evaluationen der eingeführten Vernetzungsstrukturen fehlen weitgehend. Es stellt sich die Frage, inwieweit die in Projekten entwickelten und implementierten Netzwerke nachhaltig weitergeführt und genutzt werden und inwieweit sie tatsäch-

---

748 Vgl. Kap. 4.4.4.
749 Vgl. Kap. 4.2.5.2, 5.3.
750 Vgl. Kap. 5.3.2.
751 Vgl. Kap. 5.3.4.
752 Vgl. Kap. 4.5.6.
753 Spieß, K. & Tietze, W. (2001), S. 18/19.
754 Vgl. Kap. 4.2.7.

lich zu einer Verbesserung der Versorgungsqualität beitragen.[755] Als herausragend können die Qualitätsmaßnahmen im Bereich der Psychiatrie genannt werden. Mit der Implementation der „Netzwerke für seelische Gesundheit" und den „Gemeindepsychiatrischen Verbünden" sind hier exemplarisch berufs- und systemübergreifende Vernetzungsstrukturen zur Qualitätssicherung und -entwicklung mit hoher Akzeptanz innerhalb der Psychiatrie entstanden.[756] Eine Evaluation, d. h. Überprüfung und Messung der Ergebnisse dieser Aktivitäten, liegt jedoch nur in einigen Projekten vor.

Gleichfalls hervorzuheben ist das Forschungsprojekt „Wanja" der Universität Siegen für die offene Kinder- und Jugendarbeit. Hier wurden Instrumente der Selbstevaluation und Berichterstattung auf der Grundlage einer qualitativen sozialwissenschaftlichen Arbeitsfeldstudie entwickelt, die eine Analyse der Arbeitsvollzüge und der professionellen Handlungsmuster in den unterschiedlichen Schwerpunkten beinhaltet. Unter Einbindung der Perspektiven der Nutzer und der vor Ort beteiligten Pädagogen wurden Qualitätskriterien und Verfahrensweisen erstellt, die bei der „Einschätzung qualitativer ‚guter' Jugendarbeit Eingang gefunden haben".[757] Alle Qualitätskriterien wurden im Rahmen von mehreren begleitenden Workshops mit den befragten Akteuren zusammen validiert (kommunikative Validierung). Als weiteres berufsgruppenübergreifendes Instrument zur Überprüfung der pädagogischen Qualität ist das Modell des Kronberger Kreises[758] zu nennen. Hier werden alle Beteiligten in den Dialog zur Festsetzung von Standards und Kriterien einbezogen. Beide Instrumente zeigen, dass die im Dialog mit allen Akteuren entwickelten Qualitätskriterien den Anforderungen der Messbarkeit und Überprüfbarkeit entsprechen.

Abschließend bleibt festzustellen, dass derzeit kaum einheitliche und ausreichend operationalisierte Qualitätsindikatoren zur Feststellung der erbrachten Qualität aufgrund des fehlenden fachlichen Konsenses sowie z. T. unzureichender Wissenschaftsstrukturen (siehe Kap. 7.3 Einbindung wissenschaftlicher Erkenntnisse) in den hier untersuchten Betreuungssystemen vorliegen. Daraus resultieren erhebliche Probleme der Messbarkeit und des Vergleichs von Qualität, insbesondere der Ergebnisqualität.

7.3 Berücksichtigung wissenschaftlicher Erkenntnisse

Das Qualitätsverständnis hat sich in den letzten Jahren in den untersuchten Versorgungs- und Betreuungsbereichen nachhaltig verändert. Dies hängt neben anderen Faktoren mit einem dynamischen Qualitätsbegriff zusammen, der sich

---

755 Vgl. Kap. 4.1.7.
756 Vgl. Kap. 4.3.7.
757 Internet: http://www.uni-siegen.de/~zpe/Wanja2/wanjastart.htm (Stand: 5. 9. 04).
758 Vgl. Gerull, P. (2000c), S. 74 ff.

wesentlich unter Berücksichtigung neuer wissenschaftlicher Erkenntnisse weiterentwickelt.[759] Die in den einzelnen Bereichen zum Einsatz kommenden Qualitätsaktivitäten und -instrumente müssen sich deshalb auch daran messen lassen, inwieweit neue wissenschaftliche Erkenntnisse in den Qualitätsdiskurs einbezogen werden.

Es stellt sich zunächst die Frage, inwieweit auf der **Legislativebene** neue wissenschaftliche Erkenntnisse in die normbildenden Prozesse einfließen. Ausgehend davon, dass die Konkretisierung von Gesetzen in den analysierten Versorgungs- und Betreuungsbereichen in der Regel in Verordnungen, Richtlinien und Ausführungsbestimmungen münden, zeichnet sich insgesamt folgendes Bild ab: Gesetzliche Regelungen und Verordnungen berücksichtigen weitgehend neue wissenschaftliche Erkenntnisse. Kritisiert wird aber – insbesondere aus Professionssicht – dass die Gesetze bzw. deren Ausführungsbestimmungen lediglich einen spezifischen Mindeststandard darstellen, dessen staatliche Einhaltung gefordert und durch die diversen externen Überprüfungsinstrumente in einzelnen Bereichen eine externe Prüfung der Qualität sichergestellt wird. Demgegenüber steht die Forderung der Professionen nach einem unter Einbindung wissenschaftlicher Erkenntnisse formulierten Qualitätsniveau, das (sofern z. B. evidenzbasierte Daten vorliegen) einen höheren Standard darstellt als das gesetzlich Geforderte. Damit ein solches, professionell bestimmtes Qualitätsniveau formuliert werden kann, bedarf es der notwendigen strukturellen Kapazitäten im zugrundeliegenden Wissenschaftssystem. Für die Bereiche, die nur über unzureichende Wissenschaftsstrukturen verfügen (wie z. B. die Pflegewissenschaft), stellt diese Anforderung somit eine besondere Hürde dar.[760]

Exemplarisch für dieses Problem steht das Pflegequalitätssicherungsgesetz (PQsG) in dem „die Einhaltung neuester wissenschaftlicher Erkenntnisse" gefordert wird. Ein in der Pflege jedoch kaum systematisch und strukturiert vorhandenes Wissenschaftssystem kann nur in begrenztem Umfang wissenschaftliche Erkenntnisse zur Verfügung stellen. Dies wirkt sich auch auf die Entwicklung staatlich initiierter Überprüfungsinstrumente aus, da mit ihrer Hilfe etwas gemessen werden soll, was – aufgrund der genannten Situation – von der Profession bisher nur bedingt klar definiert werden konnte. Ein kaum vorhandenes Transfersystem zwischen Pflegewissenschaft und Pflegepraxis erschwert die Anwendung neuester wissenschaftlicher Erkenntnisse zusätzlich.

Auf der **Konkretisierungsebene** sind in den vergangenen Jahren bundesweit durch Professionen, Berufsfachverbände und Institutionen verschiedene Initiativen gestartet worden, die das Ziel haben, die Entwicklung einer einheitlichen Qualitätsstrategie unter Berücksichtigung wissenschaftlicher Erkenntnisse zu befördern:

---

759 Vgl. Kap. 5.1.
760 Vgl. Kap. 4.1, 4.2, 4.3, 4,4, 4.5, 4.6.

- Entwicklung einer einheitlichen Strategie zur Durchführung der gesetzlich geforderten extern vergleichenden Qualitätssicherung in der Akutversorgung (z. B. Bundesgeschäftsstelle Qualitätssicherung gGmbH).[761]
- Entwicklung einer einheitlichen Strategie zur Überprüfung der medizinischen Qualität (z. B. Institut für Qualität und Wirtschaftlichkeit im Gesundheitswesen).[762]
- Entwicklung von einheitlichen, qualitätswissenschaftsbasierten Qualitätsindikatoren (z. B. Bundesgeschäftsstelle Qualitätssicherung gGmbH (BQS)).[763]
- Entwicklung von evidenzbasierten Leitlinien (z. B. AWMF in Kooperation mit dem Ärztlichen Zentrum für Qualität in der Medizin (ÄZQ)).[764]
- Entwicklung einheitlicher, qualitätswissenschaftsbasierter Standards (z. B. Deutsches Netzwerk für Qualitätsentwicklung in der Pflege (DNQP)).[765]
- Etablierung einer wissenschaftsbasierten Qualitätsstrategie in den Einrichtungen (z. B. Kuratorium Deutscher Altershilfe (KDA)).[766]
- Etablierung eines Forums zur fachlich qualifizierten und interessenunabhängigen Qualitätsdebatte (z. B. Bundeskonferenz zur Qualitätssicherung im Gesundheits- und Pflegewesen e. V. (BUKO-QS)).[767]
- Stärkung des Einflusses von wissenschaftlicher Erkenntnis durch den Aufbau der pflege- und rehabilitationswissenschaftlichen Forschung sowie wissenschaftlich begleiteter Modellprojekte in der Behindertenhilfe, Psychiatrie und Kinder- und Jugendhilfe.[768]

Bei der Etablierung von **Qualitätsmanagementsystemen und -ansätzen** wurden Einrichtungen auf der **Implementierungsebene** in den vergangenen Jahren durch universitäre Akteure begleitet und evaluiert. Exemplarisch ist hier das Demonstrationsprojekt „Qualitätsmanagement im Krankenhaus und der stationären Psychiatrie" zu nennen.[769] Ob diese Kooperationsstrukturen (zwischen Wissenschaft und Praxis) auch nach Beendigung der eigentlichen Modellphase für die weitere wissenschaftsbasierte Entwicklung beibehalten werden und sich einer systematischen Evaluierung und Weiterentwicklung unterziehen, bleibt auf der Grundlage der untersuchten Literatur weitgehend unklar. Qualitätsmanagementansätze wie z. B. das Projekt „Lebensqualität in Wohnstätten für erwachsene Menschen mit geistiger Behinderung (LEWO)" wurden unter Einbindung wissenschaftlicher Erkenntnisse auch in der Behindertenhilfe entwickelt.[770]

---

761 Vgl. Kap. 4.2.1, 4.3.3.
762 Vgl. Kap. 4.2.
763 Vgl. Kap. 4.2.1.
764 Vgl. Kap. 4.2.4, 4.3.4, 4.4.3.
765 Vgl. Kap. 4.1.4, 4.2.4.
766 Vgl. Kap. 4.1.4.
767 Vgl. Kap. 4.1.7.
768 Vgl. Kap. 4.4.1, 4.5.1, 4.6.1.
769 Vgl. Kap. 4.2.1.
770 Vgl. Kap. 4.5.3.

Bei der Entwicklung einzelner **Qualitätsinstrumente und -methoden** sind universitäre Einrichtungen eingebunden und begleiten in Modellprojekten deren praktische Implementierung. Beispielhaft sind hier die nationalen Expertenstandards[771] und die medizinischen Leitlinien[772] zu nennen. Beide Instrumente weisen eine systematische Einbindung wissenschaftlicher Erkenntnisse unter Berücksichtigung einer evidenzbasierten Vorgehensweise im Entwicklungsprozess auf. Weiter zu erwähnen sind die standardisierten Pflegepläne und die Standards für die psychiatrische Pflege. Sie basieren auf Expertenwissen und wurden für den Umgang mit depressiven, suizidalen und aggressiven Patienten entwickelt. Dabei berücksichtigen sie in ihrer Vorgehensweise sowohl wissenschaftliche Erkenntnisse als auch die Einbindung und Perspektive der Nutzer.[773] Für die Behindertenhilfe wurde in den zurückliegenden Jahren eine Reihe von Selbstevaluationsinstrumenten zur Qualitätsentwicklung unter Beteiligung der Spitzenverbände der freien Wohlfahrtspflege und universitären Einrichtungen entwickelt. Konkret handelt sich dabei um die Instrumente „Verfahren zur EDV-gestützten Gestaltung der Betreuung für Menschen mit Behinderung (GBM)", „Metzler-Verfahren zur Feststellung des Hilfebedarfs von Menschen mit Behinderung (H.M.B.-W.)" und den „Fragebogen zur individuellen Lebensgestaltung von Menschen mit Behinderung (Film)".[774] Inwieweit wissenschaftliche Erkenntnis auch nach dem Entwicklungsprozess systematisch in die Weiterentwicklung der Instrumente einfließt, kann auf der Grundlage der analysierten Literatur nicht abschließend geklärt werden. Auch die Kinder- und Jugendhilfe entwickelt und erprobt seit Jahren Selbst- und Fremdevaluationsverfahren, die weitgehend auf der Basis sozialwissenschaftlicher Forschungsmethoden erarbeitet worden sind. Besonders hervorzuheben ist die nach wissenschaftlichen Kriterien entwickelte Messmethode der Kindergarten-Einschätz-Skala (KES) nach Tietze, mit der aufgrund mehrstündiger Beobachtung die pädagogische Prozessqualität in Kindertageseinrichtungen gemessen werden kann.[775]

Bei den Verfahren zur **Qualitätsfeststellung und externen Überprüfung** lassen sich ebenfalls Instrumente identifizieren, die weitgehend mit wissenschaftlicher Begleitung entwickelt wurden. Zu erwähnen sind hier die Zertifizierungs- und Bewertungsverfahren nach DIN EN ISO und EFQM.[776] Bei der Einbindung wissenschaftlicher Erkenntnisse nimmt die Akutmedizin eine Vorreiterrolle hinsichtlich einer Einordnung externer Qualitätsprüfverfahren ein. Exemplarisch zu nennen sind Instrumente wie Indikatoren, Risiko-Adjustierung, externe vergleichende Qualitätssicherung (BQS), einige Zertifizierungsverfahren so-

---

771 Vgl. Kap. 4.1.4, 4.2.1.
772 Vgl. Kap. 4.2.4, 4.3.4, 4.4.5.
773 Vgl. Kap. 4.3.4.
774 Vgl. Kap. 4.5.3.
775 Die KES wurde von Tietze, Schuster und Rossbach auf der Basis der Early Childwood Environment Rating Scale (ECERS) von Harms und Clifford (1980) für deutsche Kindertageseinrichtungen entwickelt. Vgl: Spieß, K. & Tietze, W. (2001), S. 18.
776 Vgl. Kap. 5.3.

wie externe Audits.[777] Ebenfalls zu erwähnen ist das im Kinder- und Jugendhilfebereich angewandte Qualitätssiegel für Humandienstleistungen im Bereich der Kindertagesstätten.[778] Wenn auch die externe Qualitätsprüfung, wie sie von Tietze und Spieß vorgeschlagen wird, im Bereich der Kinder- und Jugendhilfe nur in geringem Ausmaß umgesetzt und verbreitet ist, zeigt sich vor allem in den angewandten Instrumenten und Methoden der Evaluationsverfahren zur Feststellung der pädagogischen Qualität in Kindertageseinrichtungen ein beispielhaftes Vorgehen.

In allen untersuchten Betreuungssystemen lassen sich Ansätze und Initiativen hinsichtlich Planung und Aufbau von **Vernetzungsstrukturen** finden. Dabei kristallisieren sich übergreifende Kooperationsstrukturen heraus, die mit und ohne wissenschaftliche Begleitung entwickelt worden sind. Die Studie „Synopse innovativer Ansätze zur vernetzten Versorgung älterer Menschen in Deutschland" und eine Sekundäranalyse des Berliner Zentrums Public Health (BZPH) belegen diese Aussage.[779] Es existiert bundesweit eine Vielzahl an Versorgungsmodellen; eine systematische Einbindung von wissenschaftlicher Erkenntnis und Evaluationsberichten lässt sich jedoch nicht in allen untersuchten Betreuungssystemen aufweisen.

Abschließend kann festgehalten werden, dass sich zum jetzigen Zeitpunkt ein systematisches und strukturiertes Zusammenspiel zwischen Wissenschaft (hier explizit der Qualitätswissenschaft) und Praxis in den untersuchten Bereichen nicht nachweisen lässt. Die Situation stellt sich insgesamt recht heterogen dar und ist in Abhängigkeit zum Wissenschaftssystem der existierenden Professionen zu sehen. Auf der Konkretisierungsebene sind erste Ansätze erkennbar, indem qualitätsbezogene Sachinhalte verschiedenen Institutionen zugeordnet wurden, die im Rahmen einer nationalen Qualitätsstrategie Beiträge zur qualitätswissenschaftsbasierten Qualitätsentwicklung liefern können. Zum jetzigen Zeitpunkt fehlt jedoch die Abstimmung dieser Aktivitäten, um tatsächlich von einer nationalen Strategie sprechen zu können. Auf die Implementierungsebene ist diese Entwicklung nicht gleichermaßen übertragbar: Eine routinemäßige Berücksichtigung wissenschaftlicher Erkenntnisse ist auf dieser Ebene gegenwärtig kaum gegeben. Diese Aussage wird auch von den im Rahmen dieser Expertise befragten Experten[780] gestützt.

---

777 Vgl. Kap. 4.2.5.2, 5.3.
778 Vgl. Tietze/Spieß Kap. 4.5.6.
779 Vgl. Kap. 4.1.7, 4.2.7.
780 Hierbei handelt es sich um die Aussagen der selbst durchgeführten Experteninterviews.

7.4 Beteiligung aller Akteure

Die vorliegende Recherche zeigt deutlich, dass das bisherige deutsche Qualitätssicherungssystem eine routinemäßige Beteiligung aller relevanten Akteure wie Vertreter aus den jeweilgen Berufsgruppen, Wissenschaftler und Nutzer bei der Planung, Entwicklung und Umsetzung von Qualitätsaktivitäten zwar theoretisch vorsieht, dies jedoch nur in einzelnen Betreuungsbereichen exemplarisch realisiert ist. In den untersuchten Betreuungssystemen ist der Ausprägungsgrad der Beteiligung aller Akteure sehr unterschiedlich. Eine systematische Partizipation der relevanten Akteure im Qualitätssicherungsprozess ist insgesamt nicht sichtbar.

Inwieweit beim Zustandekommen von Vorgaben der **Legislativebene** zur Initiierung und Durchführung von Maßnahmen zur Qualitätssicherung und -entwicklung eine Beteiligung aller relevanten Akteure tatsächlich umgesetzt ist, kann nicht abschließend geklärt werden, da in der analysierten Literatur dazu kaum detaillierte Aussagen gefunden wurden. Bei der Umsetzung dieser allgemeinen Vorgaben liegt der Fokus auf top-down-Strategien. Auf dieser **Konkretisierungsebene** erfolgt eine Operationalisierung der gesetzlich verpflichtenden Vorgaben, d. h. den Trägern der Institutionen und Einrichtungen werden Handlungsmodelle vorgeschlagen bzw. empfohlen. Ihren Niederschlag finden diese Aktivitäten in den Leistungs-, Qualitäts-, Qualitätsentwicklungs-, Entgelt- und Prüfvereinbarungen, die zwischen den Leistungsanbietern und den Kostenträgern getroffen werden und die für das operative Management bindend sind. Bei diesem Operationalisierungsprozess werden nicht alle Akteure in ausreichendem Maß berücksichtigt. Einzelne Professionen sind hier über- bzw. unterrepräsentiert – differenziert je nach den verschiedenen Betreuungssystemen.[781]

Bei der Auswahl, Einführung und Umsetzung von **Qualitätsmanagementsystemen und -ansätzen** zeichnet sich auf der **Implementierungsebene** in den untersuchten Betreuungssystemen eine heterogene Beteiligung aller Berufsgruppen ab. So weisen die Rehabilitation, die Kinder- und Jugendhilfe und die Psychiatrie eine hohe Beteiligung aller relevanten Bezugsgruppen auf. Exemplarisch kann hier das von der Bundesanstalt für Angestellte (BfA) entwickelte Reha-Qualitätssicherungsprogramm genannt werden. Alle Rehabilitationskliniken, die einen Vertrag mit der BfA haben, sind verpflichtet dieses Qualitätsmanagementsystem in ihrer Einrichtung einzuführen. Dabei berücksichtigt das Programm alle relevanten Berufsgruppen.[782] Auch die Bereiche Kinder- und Jugendhilfe und Psychiatrie weisen in einzelnen Verfahren eine hohe Beteiligung der relevanten Bezugsgruppen bei der Entwicklung und Implementierung von Qualitätsmanagementansätzen auf. Zu erwähnen ist der Ansatz „Dialogische Qualitätsentwicklung in Kindertageseinrichtungen des Kronberger Kreises", der neben den Mitarbeitern, Trägern und Institutionen auch die Eltern und Kinder in

---

781 Vgl. Kap. 4.1, 4.2, 4.3, 4.4, 4.5, 4.6.
782 Vgl. Kap. 4.4.3.

den Dialog einbezieht.[783] Im Bereich der Sozialpsychiatrie finden sich Ansätze in Form der prozessorientierten und partizipativen Qualitätsverbesserung im „Pro Psychiatrie Qualitätssystem (PPQ-System)" teilweise wieder.[784] Dagegen findet man in den Bereichen Akutversorgung sowie Pflege und Betreuung einen deutlichen Unterschied im Einbindungsgrad der professionsgebundenen Hierarchieebenen hinsichtlich der Initiierung und Etablierung von Qualitätsmanagementansätzen. Auf der Leitungsebene erfolgt für diese beiden Bereiche die aktive Einbindung in die Umsetzung fast ausschließlich professionsgebunden. Auffällig ist, dass bislang die leitenden Mediziner in der Regel nur marginal in die Umsetzung des Qualitätsmanagements eingebunden werden, während die Führungskräfte der Pflege an diesen Aktivitäten wesentlich beteiligt sind.[785] Implementationsstudien zeigen hierbei immer wieder, dass dem obersten Management aller Berufsgruppen eine Schlüsselfunktion in der Umsetzung von Qualitätsmanagementstrategien zukommt. Eine uneingeschränkte und nachhaltige Unterstützung durch das oberste Management ist unabdingbar für den langfristigen Erfolg eines Qualitätsmanagementsystems und der damit einhergehenden Realisierung einer kontinuierlichen Qualitätsverbesserung. Daneben ist auch die Einbindung der mittleren Hierarchieebene – insbesondere in Fragen der Informationspolitik – ein erfolgskritischer Faktor.

Neben den leitungsinitiierten top-down-Qualitätsaktivitäten finden sich in den analysierten Betreuungssystemen gleichrangig verschiedenste bottom-up-Ansätze, d. h. auf der operativen Ebene werden durch die einzelnen Professionen vielfältige Qualitätsaktivitäten realisiert. Allerdings erfolgen Initiative und Umsetzung in der Regel isoliert, somit sind diese Aktivitäten zum Teil nicht auf das Gesamtkonzept bzw. die Unternehmensphilosophie der Einrichtung abgestimmt und erfolgen losgelöst vom (nicht) vorhandenen Qualitätsmanagement.[786] Durch die mangelnde konzeptionelle Integration dieser isolierten Qualitätsaktivitäten ist die Einbindung aller relevanten Akteure nur begrenzt gewährleistet. Dies führt zu Entkopplungsprozessen und einem Qualitätsniveau, das nicht den qualitätswissenschaftlichen und professionellen Stand der verschiedenen Akteure repräsentiert und somit auch nicht als erstrebenswert betrachtet werden kann. Dadurch gehen den Einrichtungen wesentliche Synergieeffekte verloren.

Die Etablierung von einzelnen **Instrumenten**, wie z. B. die nationalen Expertenstandards in der Pflege oder die ärztlichen Leitlinien, erfolgte in den zurückliegenden Jahren im Wesentlichen durch monoprofessionelles Vorgehen und eine selektive Beteiligung. Die Einbindung wissenschaftlicher Institute und Universitäten in die Entwicklungsarbeit und Implementierungsphase solcher Qualitätsaktivitäten gewinnt dabei zunehmend an Bedeutung. In allen untersuchten Bereichen konnte festgestellt werden, dass Akteure aus dem wis-

---

783 Vgl. Kap. 4.6.3.
784 Vgl. Kap. 4.6.3, 4.3.3.
785 Vgl. Kap. 4.1.3, 4.2.3.
786 Vgl. Kap. 4.1.4, 4.2.4, 4.3.4, 4.4.3, 4.5.3, 4.6.4.

senschaftlichen Kontext zunehmend in den Beratungsprozess involviert sind.[787]

Bei den Verfahren zur **Qualitätsfeststellung** ergibt sich in der Frage nach der Beteiligung der verschiedenen Akteure wiederum ein uneinheitliches Bild. Hervorzuheben ist der Bereich der Kinder- und Jugendhilfe: Hier werden seit Jahren einzelne Selbst- und Fremdevaluationsverfahren unter Einbindung aller relevanten Berufsgruppen und Nutzer entwickelt und angewendet. Exemplarisch zu nennen ist die Checkliste Wanja als sogenannter „Kommunaler Wirksamkeitskatalog" und die Kindergarten-Einschätzskala (KES), die vor allem in Kindertagesstätten Anwendung findet.[788, 789] Im Gegensatz dazu zeigt sich bei den Instrumenten der Selbstevaluation (interne klinische Audits, Selbstbewertung) in der Akutpflege, dass die notwendige Einbindung aller Mitarbeiter in den jeweiligen Einrichtungen nicht immer gegeben ist.[790] Der aktiven Einbindung der Mitarbeiter sollte aber eine große Bedeutung beigemessen werden, da dass Ergebnis der Selbstbewertung die Grundlage für weitere (in der Regel top-down initiierte) Qualitätsmaßnahmen bildet.

In diesem Zusammenhang steht immer wieder die Frage auf der Agenda, wer warum welche Qualität wie bewertet. Maßgeblich hängt die Beantwortung von dem Zusammenspiel zwischen top-down- und bottom-up-Strukturen ab, d. h. die Entscheidung, welches Qualitätsmanagementsystem eingeführt wird, ist auch abhängig von der Gestaltung (wer wird wie eingebunden).

Im Kontext der Qualitätssicherung zeigt sich, dass die Einbindung und Beteiligung aller Akteure (Berufsgruppen und Adressaten) ein entscheidendes Kriterium für die Definition und Formulierung von Qualitätsanforderungen darstellt. Dies kann auch für die vom Staat vorgegebenen und durchgeführten Überprüfungen durch den Medizinischen Dienst der Kassen (MDK) und die Heimaufsicht geltend gemacht werden. Die befragten Experten[791] sehen in der Durchführung der Bewertung der Qualität durch die Fachkräfte, der eigenen Profession selbst oder durch Fachkräfte, die das jeweilige Feld im Detail kennen, einen wesentlichen Gewinn für Zertifizierungsverfahren und deren Akzeptanz.

Wie Akteure am Entwicklungsprozess von Gütesiegeln und externen Überprüfungen beteiligt werden, stellt sich in der Praxis auf der Konkretisierungs- und Implementierungsebene facettenreich dar. Im Bereich der Pflege und Betreuung sind in den vergangenen Jahren aufgrund des Pflegequalitätssicherungsgesetzes vielfältige Ansätze zur Erreichung eines Gütesiegels unter Beteiligung von Verbänden, Interessenvertretern und externen Prüfstellen entwickelt worden, während die Entwicklung des MDK- Prüfkatalogs ohne Einbindung aller rele-

---

787 Vgl. Kap. 4.1.4, 4.2.4, 4.4.5.
788 Die beiden Instrumente KES (Kindergarten-Einschätzskala) und die Checkliste Wanja dienen primär zur Erfassung der Prozessqualität in Kindergartengruppen.
789 Vgl. Kap. 4.6.4.
790 Vgl. Kap. 4.1.5, 4.2.5.
791 Hierbei handelt es sich um die Aussagen der selbst durchgeführten Experteninterviews.

vanten Akteure erfolgt.[792] Für den Bereich der Akutmedizin ist die KTQ-Zertifizierung zu erwähnen. Hier werden sowohl in der Entwicklungsphase als auch in der praktischen Umsetzung der Zertifizierung alle Berufsgruppen und Hierarchieebenen eingebunden.[793]

Die Initiativen hinsichtlich der Erarbeitung und Umsetzung von **Vernetzungsstrukturen** und die Beteiligung aller relevanten Akteure und Berufsgruppen an solchen Qualitätsaktivitäten stellen sich wie folgt dar: Auf der regionalen Ebene konnten systemübergreifende Ansätze von horizontalen und vertikalen Vernetzungsprojekten in fast allen Betreuungssystemen identifiziert werden.[794] Exemplarisch hervorzuheben sind die vielfältigen Aktivitäten der Psychiatrie, die durch ihre gemeindepsychiatrischen Verbünde und Netzwerke (z. B. „Netz für seelische Gesundheit") vor allem in der ambulanten Versorgung alle relevanten Akteure sowie die Nutzerperspektive einbinden.[795] Diese Beispiele zeigen, dass es in Ansätzen gelingt, eine Beteiligung aller notwendigen Berufsgruppen und Nutzer bei der Planung und Umsetzung von sektorenübergreifenden Versorgungs- und Betreuungsmodellen zu realisieren. Abgesehen davon, dass die Fortführung und Nutzung der im Modellversuch erprobten Vernetzungsstrukturen oft an der Sicherstellung weiterer finanzieller Ressourcen scheitert, wird bei der Analyse von systemübergreifenden Modellprojekten deutlich, dass die Nachhaltigkeit der implementierten Strukturen und Prozesse vom Engagement und der Durchsetzungsfähigkeit einzelner Akteure abhängig ist. Trotz vielfältiger Aktivitäten und Ansätze zur Etablierung von Vernetzungsstrukturen unter Einbindung aller Beteiligten sowohl auf horizontaler als auch auf vertikaler Ebene, kann eine systematische Verwendung der Ergebnisse zur Verbesserung der Versorgungsqualität bisher jedoch nicht eindeutig nachgewiesen werden.[796]

Insgesamt kann festgehalten werden, dass in allen analysierten Betreuungssystemen auf der Konkretisierungs- und Implementierungsebene eine systematische **Beteiligung der Adressaten** bisher weitgehend fehlt.[797] Lediglich die Kinder- und Jugendhilfe und die Psychiatrie weisen erste Ansätze auf, die Nutzer bei der Implementierung von Qualitätsaktivitäten zu involvieren.[798] Zwar wird auf der konzeptionellen Ebene die Berücksichtigung der Leistungsempfänger immer wieder gefordert, auf der operativen Ebene ist dieser Ansatz jedoch nur rudimentär vorzufinden. Diese Beteiligung der Adressaten wird voraussichtlich durch die neu einzurichtende Stelle eines Bundesbeauftragten für Patientenrechte eine Stärkung erfahren. Es ist davon auszugehen, dass bisherige Initiativen, wie z. B. unabhängige Patientenbefragungsstellen, somit ein anderes Gewicht in der professionsorientierten Qualitätsdebatte erhalten. Auch die

---

792 Vgl. Kap. 4.1.5.
793 Vgl. Kap. 4.2.5.2.
794 Vgl. Kap. 4.1.7, 4.2.7, 4.3.7, 4.4.6, 4.5.6, 4.6.7.
795 Vgl. Kap. 4.3.7.
796 Vgl. Kap. 4.1.7, 4.2.7, 4.3.7, 4.4.6, 4.5.6, 4.6.7.
797 Vgl. Kap. 4.1, 4.2, 4.3, 4.4, 4.5, 4.6.
798 Vgl. Kap. 4.6.4.

befragten Experten[799] fordern eine stärkere Einbindung der Adressaten in den Qualitätsentwicklungsprozess. Dies wird als ein wesentliches Merkmal für die Qualitätsentwicklung insgesamt gesehen.

Zusammenfassend zeigt sich, dass es bis dato nicht ausreichend gelungen ist, alle relevanten Akteure bei der Initiierung und Umsetzung von Qualitätsaktivitäten einzubinden bzw. die Aktivitäten einzelner Akteursgruppen in einen strategischen Gesamtzusammenhang zu integrieren.

7.5 Neutralität

National hat sich eine große Vielfalt von qualitätssichernden Systemen und Verfahren entwickelt, die mit dem Ziel eingeführt wurden, die Versorgungs- und Betreuungsqualität sicherzustellen und kontinuierlich zu verbessern (sowohl hinsichtlich der Implementierungs- als auch der Konkretisierungsebene). Die Bandbreite reicht von kollegialen Besuchskommissionen über formalisierte Audits im Kontext von Total-Quality-Management-Systemen bzw. Excellence-Modellen und Zertifizierungsverfahren sowie verpflichtenden externen Überprüfungen.[800]

Inwiefern „Externe" tatsächlich neutral in der Beurteilung der geleisteten Qualität sind bzw. sein müssen, wird in den verschiedenen Pflege- und Betreuungsbereichen unterschiedlich diskutiert und auch auf der Legislativebene findet sich hier keine eindeutige Aussage. Die auf dem Markt befindlichen Verfahren zur **externen Qualitätsfeststellung** (hier in Bezug auf die analysierten Zertifizierungsverfahren) suggerieren, so die Kritik, dem Verbraucher eine unabhängig geprüfte Qualität der Leistungen. Einschränkend ist anzumerken, dass eine Vielzahl von Zertifizierungsverfahren von Wohlfahrtsverbänden und/oder privatwirtschaftlichen Verbänden entwickelt wurde. Eine uneingeschränkte neutrale Festlegung und Kontrolle der Qualität wird deshalb oft angezweifelt, da die Prüfinstanzen oftmals indirekt oder direkt in einer engen Beziehung mit dem Leistungsanbieter und/oder den Kostenträgern stehen (z. B. Wohlfahrtsverbände, die sowohl das Qualitätsmanagementsystem als auch das Qualitätsüberprüfungssystem vorgeben) und somit eine Systemunabhängigkeit bzw. eine Neutralität nicht ohne Weiteres gewährleistet ist. Nicht selten wird unterstellt, dass mit Hilfe dieser Systeme die selbst definierte Qualität der eigenen Institutionen zertifiziert wird. Im externen Audit bzw. Visitationsverfahren wird die erlebte und tatsächlich vorhandene, weil methodisch geforderte Interkollegialität für die Akzeptanz der Beurteilungsergebnisse hervorgehoben. Positiv wird in diesem Zusammenhang sowohl die Nähe zum beurteilenden Ge-

---

799 Hierbei handelt es sich um Aussagen der selbst durchgeführten Experteninterviews.
800 Vgl. Kap. 4.1.5, 4.2.5, 4.3.5, 4.4.4, 4.5.4, 4.6.5.

genstand als auch die hohe Qualitätskompetenz in der Qualifikation der Auditoren/Visitoren bewertet. Neutralität kann hier am ehesten als unabhängig von der zu beurteilenden Einrichtung definiert werden. Als Professionsvertreter sind sie jedoch nicht frei von den Interessenslagen bzw. Anforderungen.

Im Rahmen von Zertifizierungen durch Externe wird – weitgehend unabhängig vom Pflege- und Betreuungsbereich – besonders die Qualitätskompetenz als Qualifikation hervorgehoben und weniger die Nähe zum zu beurteilenden Gegenstand. Ähnlich kann die Anforderung nach unabhängigen Sachverständigen verstanden werden, deren wesentliche Anforderung ebenfalls eine entsprechende Qualifikation beinhaltet. Neutralität kann hier am ehesten als unabhängig vom zu beurteilenden Gegenstand verstanden werden. Externe werden, so die häufigste Kritik an dem Verfahren, als Fremde bezeichnet, die über die Qualität urteilen, ohne selbst eingebunden zu sein.

Abschließend ist zu konstatieren, dass das Thema Neutralität in der analysierten Literatur kaum vorzufinden war bzw. vorwiegend eine professionstheoretische bzw. vom Pflege- und Betreuungsbereich abhängige Interpretation sämtlicher Qualitätsaktivitäten erfolgt. Eine kritische Reflexion des Konzeptes Neutralität fehlt weitgehend. Erschwerend kommt hinzu, dass derzeit eine Harmonisierung zwischen (gesetzlich festgelegten) Qualitätsanforderungen, den implementierten Qualitätsmaßnahmen und der zum Teil verpflichtenden Qualitätsüberprüfung (durch Externe) nicht vorliegt und dies der Heterogenität in der Umsetzung sowohl auf der Ebene der Qualitätsentwicklung und -darlegung als auch der Qualitätsüberprüfung weiteren Schub verleiht. Eine Art Deutsches Akkreditierungssystem für die Altenhilfe wurde von der BUKO-QS schon eingerichtet. Diese Idee stößt – laut BUKO-QS – auch bei den Kostenträgern, den Wohlfahrtsverbänden, der Profession Pflege und einigen Bundesländern auf Interesse. Im Mittelpunkt steht dabei die Aussage, dass bei der „Aufgabenwahrnehmung unabhängige Sachverständige tätig werden"[801] und die Einflussnahme z. B. durch Träger ausgeschlossen wird. Gleichzeitig ist nicht zu ignorieren, dass der Qualitätsdiskurs (insbesondere die Qualitätsüberprüfung) im Kontext professioneller Interessen steht. So sieht das neu gegründete Institut für Qualität in der Medizin im Gesundheitswesen keine aktive, gestalterische Rolle für die nicht-medizinischen Berufsgruppen vor. Im Oktober 2004 forderte die BUKO-QS deshalb, die Einrichtung eines Instituts für Qualität in Pflege und Betreuung.[802] Dies vor allem vor dem Hintergrund der aktiven Einbindung der Profession Pflege in den derzeit national einseitig geführten Qualitätsdiskurs und zur Abwendung drohender pflegerischer Unterversorgung. Rechtsfähigkeit und Finanzierung – so heißt es in der Erklärung weiter – müssen die Unabhängigkeit des Instituts gewährleisten. Es wird deshalb eine Unabhängigkeit von der Selbstverwaltung in der Sozialversicherung gefordert.[803]

---

801 Vgl. Klie, T. & Schmidt, R. (2000), S. 57.
802 Vgl. Presseerklärung der BUKO-QS fordert ein Institut für Qualität in der Pflege und Betreuung (Oktober 2004) www.buko-qs.de.
803 Vgl. Presseerklärung der BUKO-QS (2004): www.buko-qs.de (Stand Okt. 2004).

7.6 Universalität

Die Ergebnisse der vorgestellten Analyse zeigen, dass die Umsetzung von Qualitätsmanagementsystemen und -ansätzen sowie Qualitätsaktivitäten in den einzelnen Versorgungs- und Betreuungs- bzw. Hilfebereichen sehr heterogen und vielfältig verläuft. Dies ist u. a. darauf zurück zu führen, dass auch hier die Legislativebene ebenso keine verbindliche Aussage trifft bzw. Landesgesetze und -verordnungen sich in ihrer föderalistischen Vielfalt bemerkbar machen. Deshalb lassen sich in allen untersuchten Betreuungssystemen sehr unterschiedliche Ansätze und Verfahren zur Qualitätsentwicklung identifizieren. Allgemein kann folgendes für alle Bereiche hinsichtlich der Anforderung Universalität konstatiert werden:

Universell ist, dass

- die Qualitätsmanagementsysteme DIN EN ISO und das EFQM-Modell für alle Versorgungs-, Betreuungs- und Hilfebereiche in der für den jeweiligen Bereich modifizierten Variante angewendet werden können;[804]
- die Etablierung eines ausgewählten Qualitätsmanagementsystems nur dann funktioniert, wenn das System mit dem Organisationsgrad der Einrichtung konform geht, das leitende Management der Einrichtungen die Etablierung eines Qualitätsmanagementsystems befürwortet und aktiv unterstützt und tatsächlich interne Entwicklungs- und Verbesserungsimpulse realisiert werden;
- die Etablierung eines Qualitätsmanagementsystems mit der Definition von Qualitätsstandards einhergehen muss und diese sowohl für die Qualitätsdarlegung als auch die Qualitätsüberprüfung von besonderer Bedeutung sind, insbesondere vor dem Hintergrund der kontinuierlichen Qualitätsverbesserung. Allgemein akzeptierte und verbindliche Qualitätsstandards sind bundesweit nicht vorhanden;
- die methodische Vorgehensweise von top-down und bottom-up in Kombination mit dezentralen Qualitätsaktivitäten, die alle Beteiligten (inkl. Adressat und Bezugspersonen) einbinden, die effektivste Vorgehensweise auf dem Weg zur kontinuierlichen Qualitätsverbesserung darstellt. Die Einführung von Qualitätszirkeln hat sich in den Versorgungsbereichen etabliert mit dem Ziel, einen Ort des interkollegialen fachlichen Austausches zu schaffen und die Möglichkeit einer kritischen Auseinandersetzung des eigenen Handelns durch das Heranziehen von Experten zu bieten;
- die Messung der Qualität orientiert sich im weitesten Sinne an der Donabedian'schen Trias von Struktur, Prozess und Ergebnis, wobei die Feststellung der Ergebnisqualität die größte methodische Herausforderung darstellt. Im Kontext der Kostendiskussion wird der Ergebnisqualität gleichzeitig eine zentrale Rolle zugewiesen, so dass die Leistungserbringer besonders gefordert sind;

---

804 Vgl. Kap. 4.1.3, 4.2.3, 4.3.3, 4.4.3, 4.5.3, 4.6.3.

- die externe Überprüfung nur dann hinsichtlich der beabsichtigten internen Impulse von Erfolg gekrönt sein wird, wenn die Beurteilungsergebnisse von den Akteuren akzeptiert werden und die Einrichtung über Methoden und Instrumentarien verfügt, die eine kontinuierliche Qualitätsverbesserung auch tatsächlich ermöglicht. Dies ist weitestgehend unabhängig von der Bewertungsinstanz; die Verfügbarkeit vergleichender extern erfasster Qualitätsergebnisse kann als hilfreich für den eigenen Qualitätsentwicklungsprozess gesehen werden. Gleichzeitig stellt die Entwicklung von Vergleichswerten eine methodische Herausforderung dar;
- die Transparenz der Leistungen und ihrer Qualität für den Adressaten deutlicher sichtbar gemacht werden muss, damit der Adressat der immer wieder formulierten Forderung, als Ko-Produzent in den Leistungserbringungsprozess eingebunden zu sein, nachkommen kann, um sowohl an der Qualitätsbestimmung als auch der Qualitätsüberprüfung teilhaben zu können;
- die Entscheidung für oder gegen eine Methode zur Qualitätssicherung und -entwicklung bei den Institutionen oftmals von den finanziellen Ressourcen abhängt, die zur Verfügung gestellt werden bzw. stehen. Dadurch entsteht ein Qualitätsdiskurs, der sich vorwiegend im Kontext der Ökonomisierungsdebatte bewegt;
- die gesetzgeberische Instanz und deren Regulierungsmechanismen zwar interne Qualitätsentwicklungsimpulse auslösen, dies jedoch oft nur eine eingeschränkte Reichweite hinsichtlich Implementierungsgrad und Veränderungsbereitschaft bzw. Verbesserungsnachweis nach sich zieht. Gesetzgeberische Regulierungen, die mit Sanktionen einhergehen, tragen nicht zwingend zur Förderung von internen Qualitätsaktivitäten bei.

Abschließend kann konstatiert werden, dass – wie schon im Zusammenhang mit der Bewertungsdimension Neutralität – dem Konzept der Universalität auf theoretischer Ebene große Bedeutung beigemessen wird. Dies vor allem vor dem Hintergrund einer allgemein gültigen Qualitätsstrategie im deutschen Gesundheitswesen. Dies entspricht dem Memorandum der BUKO-QS (Dezember 2000), in dem z. B. für einen nationalen Akkreditierungsrat geworben wird. Dem liegt die Idee zugrunde, dass die derzeitige heterogene Qualitätslandschaft des Gesundheitswesens der Ordnung bedarf. Ein Akkreditierungsrat „soll dazu dienen, im übergreifenden Sinne die Verantwortung der Unternehmen, die Rolle der an Aufgaben der Pflege beteiligten Professionen, den Sicherstellungs- und Qualitätsauftrag der Kostenträger sowie die Aufgaben des Verbraucherschutzes miteinander zu verbinden".[805] Diese Diskussion wird vor dem Hintergrund der Etablierung einer einheitlichen Qualitätsstrategie geführt.

---

805 Vgl. Klie, T. & Schmidt, R. (2000), S. 57.

8 Stand der nationalen Diskussion um Qualitätssicherung

Stefan Görres

Das Thema Qualität spielt – wie die Untersuchung zeigt – in allen Betreuungssystemen „Pflege und Betreuung, Akutversorgung, Psychiatrie, Rehabilitation, Behindertenhilfe und Kinder- und Jugendhilfe" eine zentrale Rolle. Die Ursachen sind neben dem steigenden Kostendruck im Gesundheits- und Sozialwesen auch im Bedürfnis der Adressaten nach mehr Lebensqualität und einem höheren Lebensstandard zu suchen. Der Gesetzgeber reagiert auf diese Herausforderungen mit einer regulativen Politik. In diesem Handlungsrahmen wurden – wie das Kapitel 4 deutlich macht – eine Vielzahl an Qualitätsaktivitäten entwickelt. Welche spezifischen Anforderungen an ein nationales Qualitätssicherungssystem gestellt werden, zeigt das Kapitel 7. Abschließend werden aus diesen Aussagen Handlungsempfehlungen abgeleitet.

8.1 Handlungsempfehlungen zur nationalen Qualitätssicherung

Der Institutionalisierungsprozess, zunächst der Qualitätssicherung, später der Qualitätsentwicklung und des Qualitätsmanagements, ist das Ergebnis langjähriger gesetzgeberischer, gesundheits-, wissenschafts-, professions- und verbandspolitischer sowie wirtschafts-, unternehmens- und bedarfsorientierter Bemühungen, qualitätsorientierte Ziele, Werte, Normen und Konzepte in das Versorgungssystem der Bundesrepublik Deutschland zu implementieren.

Trotz rechtlicher Vorgaben und zahlreicher Erfahrungen fehlt es quer zu den unterschiedlichen Versorgungsbereichen an konsensfähigen Qualitätszielen, Standards und Indikatoren zur Evaluation sowie an aussagefähigen Handlungsrichtlinien, um die Forderungen nach Qualitätsentwicklung auch entsprechend ausfüllen zu können. Unklar war (und ist) vor allem der Qualitätsbegriff selbst.

Reflektiert man die unterschiedlichen Qualitätssysteme, so zeigen sich neben zahlreichen positiven Aspekten auch hinderliche Rahmenbedingungen für die Umsetzung. Häufig fehlt es an der Akzeptanz bei den Mitarbeitern angesichts abstrakter Qualitätskategorien, wenig geeigneter Anreizsysteme, nicht gegebener Möglichkeiten der Mitgestaltung und Vorbereitung von Eingewöhnungsphasen. Weitere Widerstände finden sich aufgrund von fest gefügten Routinen, des vielen Instrumenten anhaftenden Prüfungscharakters, vorhandener Ängste, Enttäuschungen, Kommunikationsproblemen über relevante Begriffe, fehlender Motivation und wenig elaborierten Reflexionsvermögens, mangelnder Bereitschaft, Verantwortung zu übernehmen und schließlich angesichts häufig auftretender Überforderungssituationen.

In vielen Fällen lassen sich aber auch messbare Ergebnisse und spürbar positive Effekte nachweisen, etwa bezogen auf die Einbeziehung der Patienten, Erhöhung von Arbeitszufriedenheit und Motivation, gesteigerte Transparenz, verbesserte Handlungssicherheit, kollegiale Selbstkontrolle, optimierte Gestaltung von Arbeitsabläufen, besseres Schnittstellenmanagement, höhere Kundenfreundlichkeit, deutliche Entwicklung hin zur lernenden Organisation, verbesserte und vollständige Qualitätsdokumentation und Bereitschaft zur Übernahme von Verantwortung.

Der nach wie vor nicht vorhandene Konsens zum Qualitätsbegriff, die unüberschaubare Vielfalt und Überfrachtung von Ansätzen mit vereinfachten, oft monodisziplinären Betrachtungsweisen lassen allerdings grundlegende Überlegungen als längst überfällig erscheinen. Einem häufig als „one best way" proklamierten Modell der Qualitätssicherung steht faktisch ein multipler Komplex von Variablen gegenüber. Der Versuch, nach dem Prinzip eines Regelkreises komplexe, häufig nur schwer feststellbare und messbare Einflussgrößen reduktionistisch aufeinander zu beziehen, macht zwar den Regulationsprozess und seine Einflussgrößen durch die Schematisierung bestimmter Norm- und Standardgrößen als solche plausibel, übersieht aber, dass die Praxis sich meist nicht auf Regelbefolgungen „wenn A dann B" und auf planbare, rationale Sequenzen reduzieren lässt, wie kurzgreifende, prüforientierte, bürokratische Handlungsansätze dies tun. Die gängige Praxis unterlag und unterliegt damit der Gefahr „to oversimplify".

Weitere Risiken liegen in der Gefahr einer zunehmenden Bürokratisierung von Versorgungsprozessen, der Anhäufung nicht zu bewältigender „Datenfriedhöfe", die für die Zwecke der Qualitätssicherung nicht nutzbar sind, gleichwie im Missverständnis des Qualitätsmanagements als übergestülptes Kontrollsystem und in der einseitigen Funktionalisierung der Qualitätssicherung zur Kostenreduzierung im Gesundheitswesen. Die Chancen liegen in der größeren Transparenz und Bedürfnisbefriedigung von Mitarbeitern, Patienten und Bewohnern, der Verbesserung der internen und externen Zusammenarbeit, der größeren Kundenorientierung und der Imageverbesserung. Eine Vielzahl von Einrichtungen in Deutschland bemüht sich derzeit um die systematische Integration und Implementation eines umfassenden Qualitätsmanagements in den Organisationsablauf, etwa nach EFQM.

Im Fazit ist zwar nicht zu verkennen, dass insbesondere die gesetzgeberische Initiative zu einer Fülle von Projekten, Modellen und mehr oder weniger institutionalisierten Einzelmaßnahmen und -programmen auch mit durchaus innovativen Entwicklungen geführt hat. Gerade deshalb gibt es in der Bundesrepublik Deutschland ebenso wie in den anglo-amerikanischen Ländern aber auch seit Jahren ein Nebeneinander von internen und externen Instrumenten der Qualitätssicherung sowie eine Vielfalt von Maßnahmen aus dem Kreis der Leistungserbringer, der Leistungsempfänger, der Patienten und der administrativen Entscheidungsträger. Dieser Methodenpluralismus wird in der Bundesrepublik Deutschland insbesondere von der Pflegeversicherung aufgenommen: Neben externen Prüfungen sind Qualitätsentwicklung und -förderung durch Beratung und Maßnahmen der internen Qualitätssicherung ausdrücklich vorgesehen.[806]

Zukünftige Szenarien der Qualitätsentwicklung gehen stärker davon aus, dass Veränderungskonzepte und -strategien erforderlich sind, die langfristig, prozesshaft und in integrierter Weise auch konzeptionelle, organisatorische, personelle und qualifikatorische Bedingungen stärker als bisher berücksichtigen (Einführung bzw. Gestaltung von kunden- und mitarbeiterorientierten Strukturen und Abläufen, Dezentralisierung der Ressourcenverantwortung, Abbau von hierarchischen, funktions- bzw. berufsgruppenorientierten Organisationsformen, Einführung von Qualitätsmanagementkonzepten etc.).

Organisationen müssen, wenn sie in diesem turbulenten Umfeld bestehen wollen, diesen Wandel und den damit verbundenen Veränderungsdruck erkennen, herkömmliche Leistungen, Arbeitsorganisationen und Handlungsoptionen überprüfen und neue Strategien für die Anpassung an die veränderten Anforderungen an die Qualität entwickeln. Die Bereitschaft zum Wandel und zur Innovation von Leitbildern, Konzepten und Organisationsmodellen wird in diesem Kontext zu einer zentralen Aufgabe. Infolgedessen sind für die Verbesserung der Qualität im Gesundheitswesen zunehmend mehr Innovations-, Management- Personal- und Organisationsentwicklungskonzepte gefragt.[807]

Festzustellen ist: In der Bundesrepublik Deutschland fehlen für nahezu alle Versorgungsbereiche in der Breite anerkannte Qualitätskriterien und -programme.

Erschwerend kommt hinzu, dass die z. T. erheblich weiter entwickelten Ansätze aus anderen europäischen und außereuropäischen Ländern (Großbritannien, Skandinavien und auch Niederlande) und vor allem die US-amerikanischen Ansätze zur Qualitätsentwicklung bzw. -sicherung, aufgrund der unterschiedlichen Gesundheits- und Pflegesysteme sowie gesetzlichen Rahmenbedingungen, nicht ohne weiteres auf die bundesdeutschen Verhältnisse übertragbar sind.

Allerdings organisieren sich seit einigen Jahren nationale Qualitätsnetzwerke (z. B. Deutsches Netzwerk für Qualitätsentwicklung in der Pflege, DNQP, integriert in das europäische EUROQUAN-Qualitätsnetzwerk). Die Aufgabe besteht u. a. darin, den inhaltlichen Dialog über geeignete Instrumente und Methoden zur Qualitätsentwicklung in den Pflegeberufen auf europäischer und

---
806 Vgl. Dangel, B. & Korporal, J. (2001), H. 5, 14 Jg. S. 317.
807 Vgl. Luckey, K. & Görres, S. (2001), S. 59–79.

nationaler Ebene zu forcieren, wissenschaftlich fundierte Expertenstandards zu entwickeln, einem Konsens zuzuführen und in der Pflegepraxis zu implementieren. So zu den Themen Dekubitusprophylaxe, Entlassungsmanagement, Schmerzmanagement, Sturzprophylaxe und Kontinenzförderung. Zudem gibt es Bestrebungen seitens der Gesundheitsminister-Konferenz (GMK) und anderer Initiativen, wie das Berliner Memorandum der Bundeskonferenz zur Qualitätssicherung im Gesundheits- und Pflegewesen e. V. vom 14. Januar 2000, einen Beitrag zur Förderung eines modernen und zukunftsweisenden Verständnisses von Qualitätsentwicklung in der Pflege zu leisten. Ein zentraler Vorschlag der Bundeskonferenz zur Qualitätssicherung im Gesundheits- und Pflegewesen e. V. (BUKO-QS)[808] mündet in der Forderung nach Einrichtung eines Akkreditierungsrates, dessen Aufgaben in der Konsensentwicklung in Standardfragen, der Herstellung von Transparenz und Vergleichbarkeit verschiedener Qualitätssicherungsinstrumente, der standardisierten Durchführung von Akkreditierungen und der Schulung liegen. Diese Bemühungen werden als wesentlicher Bestandteil einer integrierten und umfassenden nationalen Qualitätssicherungsstrategie gesehen.

Wenn die Bundesrepublik mit der internationalen Entwicklung Schritt halten will, müssen in jedem Falle zu der jetzigen Gesetzesgrundlage zur Qualitätssicherung auch Rahmenbedingungen geschaffen werden, die es ermöglichen, an Erfahrungen des Auslands anzuknüpfen und diese in die Praxis umzusetzen. In vielen europäischen und außereuropäischen Ländern haben sich Ausschüsse und Untersuchungsgremien auf nationaler und regionaler Ebene entwickelt, die u. a. gezielt zur Entwicklung, Förderung und Implementation qualitätssichernder Maßnahmen beitragen sollen. Erfolgte die Anwendung qualitätssichernder Maßnahmen i. a. R. intern und freiwillig, so führten nationale Gesetzesinitiativen in verstärktem Maße zur Systematisierung der Maßnahmen und zur Herausbildung externer Qualitätssicherungsinstanzen (Fremdevaluation) bei gleichzeitiger Ausdifferenzierung interner Qualitätssicherungssysteme (Selbstevaluation).[809]

Optimistisch betrachtet kann für die Bundesrepublik Deutschland von einem bedingt erfolgreichen Diffusionsprozess von Qualitätskonzepten ausgegangen werden, der sich u. a. in der Ausdifferenzierung von Verfahren zeigt. Zusammenfassend lässt sich allerdings auch feststellen, dass trotz aller zwischenzeitlich sichtbar gewordenen Erfolge die Qualitätsdebatte angesichts der erfolgreichen Bemühungen anderer europäischer und außereuropäischer Länder in der Bundesrepublik Deutschland insgesamt und nach wie vor rückständig ist. Dies steht vor allem im Vergleich zu den enormen Dimensionen, mit denen Qualitätssicherungsunternehmungen in den USA von allen an der gesundhetlichen Versorgung Beteiligten (d. h. Versicherten, Versicherungen, Ärzten, Pflegekräften, Trägern usw.) betrieben werden.

---

808 Vgl. BUKO-QS (2000): 1. Berliner Memorandum.
809 Vgl. Görres, S. (1999a).

Erkennbar ist, dass traditionelle Qualitätssicherungssysteme keine hinreichenden Anreize für Effizienz enthalten. Eine rein strategische Qualitätssicherungstechnologie und entsprechende Regulierungen wären deshalb sicherlich ein Irrweg, wenn es darum geht, zu größerer Innovationsfähigkeit und Effizienz, zu mehr Wirtschaftlichkeit und kostensenkenden Verfahrensneuerungen, vor allem zu mehr Humanität – so die Forderungen der Gesetzgeber zur Qualitätssicherung – zu kommen. Erfolgsversprechender sind vielmehr jene Verfahren, die nicht den Besitzstand – Qualitäts"sicherung" – zur Richtschnur für die Zukunft machen, sondern Gestaltungsoptionen in den Vordergrund rücken, so wie sie in vielfältigster Weise im Kontext neuer Steuerungsmodelle vorgeschlagen wurden.

Auf der Ebene der Organisation bzw. Unternehmen liegen entsprechende Gestaltungsoptionen vor allem darin, dass Innovation und auch Modernisierung von Unternehmen nicht notwendigerweise – und hierauf begründen sich die Vielzahl der traditionellen Verfahren zur Qualitätssicherung – linear zunehmende Rationalität und Kontrolle bedeuten. Für die Unternehmen geht es daher im Kontext eines neuen Qualitätsparadigmas um eine regelverändernde, nicht um regelanwendende Rationalisierungspolitik.

Kennzeichnendes Merkmal ist dann weniger der Kampf um Markt und Wettbewerb, der die aktuelle Situation im Gesundheitswesen derzeit prägt und sich zuspitzende Verteilungskämpfe erwarten lässt. Intendiert ist vielmehr ein längerfristiger „Kulturwandel" der Organisationen, um den erforderlichen Lern- und Anforderungsprozess zu vollziehen. Innovationsstrategien in diesem Sinne sind keine kleinen unbedeutenden Veränderungen, sondern basieren auf Gesamtkonzeptionen und -strategien, die eine umfassende, prozesshafte und kontinuierliche Veränderung der Qualitätsentwicklung zum Ziel haben. Anders sind nachhaltige Innovationsprozesse kaum zu erzielen.

Im Einzelnen führt dies zu folgenden Handlungsempfehlungen mit 5 Schwerpunktsetzungen:

Qualitätsnormierung

Normative Regelungen müssen konsenshaft formuliert, präzisiert und wissenschaftlich fundiert sein (verbindliche Eckwerte). Entgegen einem verbreiteten statischen Verständnis präsentiert sich „Qualität" in ihrer Entwicklung als ein Begriff, der sich kontinuierlich im Wandel befindet und verweist damit auf den notwendigen Prozess einer Dynamisierung innerhalb des gesamten Qualitätsdiskurses. Qualitätsentwicklung ist daher Teil eines gesellschaftlichen Aushandlungsprozesses, an dem die gesellschaftlich relevanten Gruppen beteiligt und im Rahmen einer normgebundenen Instanz vertreten sein sollten.

Gegenwärtig fehlt in der Bundesrepublik Deutschland eine anerkannte nationale und steuernde Instanz, deren zentrale Aufgaben in der Qualitätsnormung liegt und sich mit folgenden Defiziten zu beschäftigen hätte. Verfahren der Zertifizierung bzw. Begutachtung sind noch kaum ausgereift, Akkreditierungsinstanzen sind nicht organisiert, eine Lizensierung bei den Pflegeberufen, so wie etwa in den USA, findet ebenfalls nicht statt. Es fehlt nach wie vor an der verpflichtenden Umsetzung von Instrumenten für die Beurteilung der Qualität, etwa durch externe und zentrale Gremien, ebenso an Konsensuskonferenzen seitens der Experten des entsprechenden Fachs und schließlich an ethischen Normen, definiert durch Berufsverbände und Ethikkommissionen. Erforderlich ist hier vor allem die nicht nur selektive Aufnahme von fachwissenschaftlichen Diskussionsständen bei der aktuellen Ausformulierung von Indikatoren. Es fehlt an der systematischen Verschränkung mit dem unabhängig geführten fachwissenschaftlichen Diskurs.

Ermutigend und weiterführend ist, dass das Deutsche Netzwerk für Qualitätsentwicklung in der Pflege (DNQP) vom Bundesministerium für Gesundheit beauftragt wurde, Expertenstandards in der Pflege und Betreuung zu entwickeln, was erfolgreich realisiert werden konnte. Allerdings ist die flächendeckende, dauerhafte und verpflichtende Umsetzung nicht gewährleistet. Deshalb bedarf das hier entstehende Netzwerk über den Förderzeitpunkt der Pflegestandards hinaus einer institutionellen Stabilisierung und einer Verschränkung der Qualitätssicherungsstrukturen auf nationaler Ebene, um entsprechende Umsetzungsprozesse zu fördern. Darüber hinaus bedarf es der konsequenten Förderung eines modernen und zukunftsweisenden Verständnisses von Qualitätsentwicklung in der Pflege und Betreuung: Dazu zählen weitere nationale Institutionen, wie die Einrichtung von Akkreditierungsinstanzen und Lizensierungsverfahren, deren Aufgaben in der Konsensentwicklung in Standardfragen, der Entwicklung und Transparenz verschiedener Qualitätsniveaus und in Bemühungen um die Lizensierungsverfahren, als wesentlicher Bestandteil einer integrierten und umfassenden nationalen Qualitätsentwicklungs- und -sicherungsstrategie, bestehen. Eine diesbezüglich steuernde Regulierung sollte über ein nationales Institut erfolgen.

So legt etwa die Enquete-Kommission „Demographischer Wandel" des Deutschen Bundestages nahe, den unabhängigen qualitätswissenschaftlichen und pflegewissenschaftlichen Erkenntnisstand für die Pflege besser als bisher zu nutzen und empfiehlt die Einrichtung einer unabhängigen Institution, um die Vielzahl vorhandener Initiativen und Kompetenzen konsequent und i. S. abgestimmter, sektoren- und systemüberschreitender sowie multiprofessionell angelegter Strategien in einem Gesamtkonzept zu aggregieren.

In diesem Zusammenhang ist auf die von der BUKO-QS geforderte Etablierung einer *Konzertierten Initiative zur Qualitätsentwicklung von Pflege und Betreuung (KIQ)* hinzuweisen[810]. Das Anliegen von KIQ ist es, eine Plattform herzustellen, die den Aufbau von institutionalisierten Diskursen, die Entwicklung tragfähiger rechtlicher Rahmenbedingungen und die Legitimation für ein nationales Qualitätssicherungs-Rahmenkonzept, das sich durch Transparenz, Wissenschaftlichkeit und unabhängigen Sachverstand auszeichnet, ermöglicht.

---

810 Vgl. BUKO-QS (2000): 1. Berliner Memorandum.

Im Fazit ergeht an eine Qualitätsnormierungsstrategie folgende Forderung:
- Förderung einer **systematischen und berufsgruppenübergreifenden Verständigung** zur Qualitätsentwicklung,
- Etablierung eines **institutionalisierten Dialogs** kompetenter Wissenschaftsbereiche,
- Entwicklung **evidenzbasierter Leitlinien und Standards**,
- Förderung des fachlichen Diskurses zu anerkannten Verfahren der **Bestimmung von Qualitätsniveaus**,
- Entwicklung eines **integrierten Qualitätssicherungskonzeptes**,
- **Stärkung der Position von Verbraucher/Innen und Bürger/Innen** und deren Partizipation,
- Aufbau und Entwicklung eines **nationalen Qualitätssicherungs-Rahmenkonzeptes**, dadurch Transparenz, Wissenschaftlichkeit und unabhängiger Sachverstand,
- Sicherung der **internationalen Anschlussfähigkeit**.

Qualitätsverpflichtung, -kontrolle und Transparenz

Qualitätspolitik muss als Unternehmenspolitik verstanden und Unternehmen müssen zur Qualität verpflichtet werden. Entsprechende Regelungsverfahren, Instanzen und Instrumente müssen regulierbar, überprüfbar und mit einem Anreizsystem verbunden sein. Dazu bedarf es verbindlicher Verfahren.

Dabei kommt den externen Qualitätskontrollen die wichtige Funktion zu, einen Mindestqualitätsstandard durch die Androhung von Sanktionen im Falle des Unterlaufens einer bestimmten Qualitätsschwelle zu gewährleisten. Für Leistungserbringer, die bislang keine Anstrengungen in Richtung einer internen Qualitätssicherung unternommen haben, geben Qualitätskontrollen häufig überhaupt erst Anstöße in diese Richtung. Ferner hat die externe Qualitätskontrolle die Aufgabe, die Träger von Einrichtungen in der Altenpflege bei der Qualitätssicherung beratend zu unterstützen. Wichtig ist im Zusammenhang mit den externen Qualitätskontrollen aus Sicht der Experten, dass die mit den Prüfungsergebnissen evtl. einhergehenden Auflagen und Empfehlungen auch umgesetzt werden bzw. die Umsetzung kontrolliert wird. Betriebe, die ein konsequentes Qualitätsmanagement betreiben, sind gegenüber den hier untätigen Leistungsanbietern im Vorteil, da der Wettbewerb um pflegebedürftige Kunden, aber auch um qualifiziertes Personal, nur über die Qualität der Leistung und der Arbeitsbedingungen geführt werden kann. Qualitativ gute oder weniger gute Einrichtungen müssen kenntlich gemacht werden, um so Pflegebedürftigen und ihren Angehörigen eine Orientierung auf dem Pflegemarkt und Wahlmöglichkeiten zu bieten. Die externen Qualitätsprüfkonzepte sollten u. a. aus diesem Grund dahingehend überprüft werden, ob sie die Nutzerperspektive – nach dem aktuellen Stand des Wissens über die dazu zur Verfügung stehenden Instrumente und Methoden – tatsächlich einbeziehen (vgl. DZA 2003).

8 Stand der nationalen Diskussion um Qualitätssicherung

Gegenwärtig gibt es noch ein Nebeneinander von Definitionen zur Qualität, Instrumenten und Methoden der Qualitätssicherung sowie unzählige Standardisierungsversuche sowohl in den USA und Europa als auch in der Bundesrepublik Deutschland, an deren Umsetzung ebenso unzählige Zertifizierungsverfahren geknüpft sind. Diese müssen vereinfacht und gesetzlich verpflichtend vereinheitlicht werden.

Qualitätsmanagement-Zertifikate können nur dann in einem relativ hohen Umfang zum Abbau von Qualitätsinformationssymmetrien beitragen, wenn das Qualitätsmanagement- System nicht nur als punktuelle Prüfung, sondern i. S. eines kontinuierlichen Prozesses dauerhaft gelebt wird. Darüber hinaus muss das Zertifikat verpflichtend seinen Informationszweck dadurch erfüllen, dass das angestrebte bzw. erreichte Qualifikationsniveau des Unternehmens gegenüber dem Markt transparent gemacht wird und sich diesbezüglich ein Beratungsmarkt entwickeln kann. Dafür müssen Unternehmen Sorge tragen, u. a. durch

- **Verbraucherorientierung** durch flächendeckende Beratungsstruktur,
- **Integrierte Beratung** und niederschwelliger Zugang zur Beratung,
- **Information** über die Vielfalt und Vernetzung von Angeboten und Akteuren,
- **Transparenz** von Leistung und Finanzierung der Versorgung anhand von überprüfter Struktur-, Prozess- und Ergebnisqualität,
- Etablierung eines **Beschwerdemanagements** in Pflegeeinrichtungen,
- Implementierung eines **„Verbraucherportals"** mit bundesweitem **Beratungsführer**, best-practice-Modellen und Einrichtungen mit „guter Pflege",
- Stärkung der **Verbrauchersouveränität** und Autonomie durch Stärkung der Rechtsposition (z. B. Heimgesetz, PQsG, Patientenverfügung),
- Etablierung von Akkreditierungsverfahren für Einrichtungen und Verbesserung der Wahlmöglichkeiten für Verbraucher.

Vor allem das Mittel des Beschwerdemanagements sollte zur kontinuierlichen Qualitätsverbesserung eingesetzt werden und verpflichtend sein. Nur der systematische Umgang mit Beschwerden macht es möglich, die darin liegenden Informationen über die Praxis einer Einrichtung oder eines ambulanten Dienstes für die Verbesserung der Dienstleistungsqualität zu nutzen und frühzeitig problematische Entwicklungen in der pflegerischen Versorgung aufzufangen. Für die Pflegebedürftigen und ihre Angehörigen ist der Umgang mit Kritik, Anregungen und Beschwerden in einer Einrichtung ein wichtiger Bestandteil für ihre Qualitätseinschätzung.

Zudem sollten neue Zugangswege für die Beratung und Information alter Menschen und ihrer Angehörigen geschaffen werden, wie z. B. der Möglichkeit einer internetgestützten Beratung bzw. einer Beratungs-Datenbank. Schließlich sollten flächendeckend unabhängige Beschwerdestellen in Form von Nottelefonen oder Ombudspersonen geschaffen werden, die die Beschwerden und Wünsche pflegebedürftiger Menschen und ihrer Angehörigen ernst nehmen. Ihre Aufgabe ist es, bei Problemen in professionellen und familialen Pflegebeziehungen zwischen den Konfliktparteien zu vermitteln, Gewaltprävention zu leisten und ggf. andere Beratungs- oder Aufsichtsbehörden einzuschalten. Sie sollten neben den Pflegebedürftigen und ihren pflegenden Angehörigen auch Freunden, Nachbarn sowie dem Pflegepersonal als unabhängige, auf Wunsch auch anonyme Anlaufstelle für Konflikte in Pflegefragen zur Verfügung stehen.

Qualitätsmanagement

In den letzten Jahren hat sich eine inhaltliche Ausweitung der Konzepte des Qualitätsmanagements von der (statistischen) Qualitätsplanung, Qualitätsdokumentation und -kontrolle (geschlossene Nachweiskette) unter Verwendung normierter Qualitätssicherungssysteme (z. B. DIN EN ISO 9000) hin zu einer umfassenden strategischen Führungskonzeption (TQM), um Überleben und Erfolg von Einrichtungen zu sichern, durchgesetzt. Eine wesentliche Voraussetzung hierfür hat das Pflegequalitätssicherungsgesetz (PQsG) geleistet. Instrumente, etwa die des EFQM-Modells, müssen sich als Führungsmodell verstehen, das aufbauend auf einer kunden- und mitarbeiterorientierten Management-Philosophie Möglichkeiten beinhaltet, die es Einrichtungen erlauben, auf die vielfältigen Anforderungen des Marktes und der Gesellschaft flexibel, angemessen und vor allem nachhaltig zu reagieren. Qualitätsmanagement muss zentrale Managementaufgabe werden.

Während die einzelnen in einer Einrichtung tätigen Berufsgruppen und kooperierende Berufe, wie niedergelassene Ärzte, Therapeuten, Pflegende und Sozialarbeiter, jeweils nur die Aktivitäten der eigenen Berufsgruppe verantworten, muss das Management die Verantwortung für den Gesamtprozess übernehmen. Leistungsanbieter sollten deshalb mehr Gewicht auf die kontinuierliche Qualifizierung ihres Managements legen.

Zudem obliegt dem Management die Einführung und Anwendung von Instrumenten der Qualitätsentwicklung und Qualitätssicherung. Es ist die Aufgabe des Managements, die Überzeugung in die Einrichtung zu vermitteln, dass die Anwendung moderner Methoden und insbesondere die Beachtung des State of the Art in der Pflege und Betreuung zwar zunächst eine finanzielle und zeitliche Investition darstellt, dass sich diese Investitionen aber durch die Einsparungen für die Behebung von Versorgungsfehlern und durch die Erhöhung der Versorgungsqualität auszahlen.

In diesem Zusammenhang ist inzwischen klar, dass die Kosten des Qualitätsmanagements unvermeidlich sind und im Gegensatz zu früheren eher negativen Konnotationen wie Fehlerverhütungs- bzw. Prüfkosten als integrale Bestandteile aller Unternehmensprozesse und der Qualitätskultur interpretiert werden müssen.

Die Betriebe sollten sich zudem offensiver dem Ausbau von überbetrieblichen Qualitätsmanagement- bzw. Benchmarking-Prozessen stellen mit dem Ziel, im Vergleich mit anderen Betrieben von guten Ideen und Lösungen bei der Versorgung pflegebedürftiger Menschen zu lernen.

Folgende Eckpunkte sind für ein zukünftiges Qualitätsmanagement zentral:
- Entwicklung, Implementierung und Evaluierung von **Instrumenten und Methoden** zur Qualitätsverbesserung und Stärkung von Effekten in den vorhandenen Strukturen (z. B. Personalbedarfsermittlungsverfahren, Expertenstandards),
- Etablierung von modernen **Organisations- und Personalentwicklungsmaßnahmen** mit dem Ziel einer kunden- und mitarbeiterorientierten Qualitäts- und Unternehmenspolitik i. S. eines lernenden Unternehmens (Gestaltungsoption),
- Mitarbeiterorientierte und zugleich verpflichtende **Qualifizierungsmaßnahmen** (arbeitsplatzorientierte Lernmodelle, Indoor-Schulungen, kontinuierliche Fort- und Weiterbildung, Einführung von Lizensierungen).

Qualitätskultur ist Organisationskultur

Vor dem Hintergrund der Erfahrungen der zurückliegenden Jahre hat sich gezeigt, dass in den wenigsten Unternehmen wirklich beteiligungsorientierte Qualitätsmanagement-Systeme installiert wurden. Der Aufbau guter Qualitätsmanagement-Systeme setzt Transparenz-, Beteiligungs- und Gestaltungsoptionen voraus, um praxisrelevant zu werden und stellt eine Herausforderung an die gängige und eindimensionale Entwicklung von Kennzahlensystematiken und Checklisten dar; diese bilden zwar i. d. R. „etwas" ab, allerdings nicht immer die Qualität einer Leistung im Gegensatz zu diesen schematischen und aus Sicht der betroffenen Personen häufig abstrakten Instrumenten. Beteiligungsorientierung und Mitbestimmung sind als wesentliche Teile einer Qualitäts- und Organisationskultur zu sehen, die von einem „Humanity-Ansatz" ausgehen. Qualität der Arbeitsbedingungen und Qualität der Arbeit, Arbeitszufriedenheit, humane Arbeitsgestaltung sowie effiziente Organisations- und Führungsformen schaffen die Voraussetzung für eine hohe Qualität der Leistungserbringung und sind zentrale Ziele eines beschäftigtenorientierten Qualitätsmanagements i. S. einer Qualitätskultur. Das gilt gerade auch für den Grad an Transparenz, in dem den Beschäftigten Strukturen, Verantwortlichkeiten, Kommunikationswege sowie Prozesse in und zwischen Einrichtungen des Gesundheitswesens ersichtlich werden. Normen- und Verfahrenstransfer, Implementation, routinisierte Umsetzung, Evaluation und Nachhaltigkeit in der Fläche müssen daher unter hoher Beteiligung der Akteure gesichert sein (verbindliche Beteiligung und Umsetzung).

Dazu gehören vor allem Strategien innovativer Arbeitsorganisation im Rahmen von Organisations- und Personalentwicklungskonzepten:
- **Dezentralisierte und flexible Aufbauorganisation** (z. B. Abflachung von Hierarchien, kooperative teamartige Arbeitsstrukturen, selbständige, ergebnisorientierte Leistungszentren und Mitarbeiterteams),
- **Kontraktmanagement und Total Quality Management (TQM)** (z. B. Förderung unternehmerisch selbständigen Denkens und Handelns, Stärkung der

Arbeitsmotivation, Kunden- und Mitarbeiterorientierung, klare Qualitätsziele),
- **Moderne betriebswirtschaftliche Steuerungsinstrumente: Globalbudgetierung, Controlling, Kosten-Leistungs-Rechnung** (z. B. Stärkung von Eigenverantwortlichkeit, Ergebnisorientierung, Kostenbewusstsein und wirtschaftlichem Denken),
- **Einführung neuer Arbeitszeitmodelle** (z. B. Job sharing, Flexibilisierung, Gleitzeitsysteme etc.),
- **Aktivierung der Innovationspotentiale von Mitarbeitern durch Anreizsysteme** (z. B. lernförderliche Arbeitsorganisation, Förderung von Kompetenzen, betriebliches Vorschlagswesen, Partizipation an Entscheidungsprozessen, attraktive Arbeitszeitenregelungen, monetäre Anreizsysteme, Aufstiegsmöglichkeiten etc.),
- **Permanente und nachhaltige Qualifizierung der Mitarbeiter** (In-door-Qualifikationen, problemorientiertes Lernen, Modelle des Theorie-Praxis-Transfers, Multiplikatorenmodelle etc.).

Besonderer Wert sollte darauf gelegt werden, im Prozess der innerbetrieblichen Qualitätsentwicklung den Mitarbeitern klare Entscheidungsspielräume im Rahmen ihrer Zuständigkeiten einzuräumen. Studien haben gezeigt, dass die Erweiterung der Gestaltungsfreiheit bei den Arbeitsaufgaben mit einer höheren Zufriedenheit einhergeht.[811]

Qualitätsentwicklungsmaßnahmen, insbesondere wenn sie mit der Fort- und Weiterbildung von Mitarbeitern verbunden sind, sind in der Regel mit Anforderungen an die Organisationsentwicklung verknüpft. Die Fort- und Weiterbildungsplanung muss deshalb mit der Offenheit des Managements und des Pflegepersonals für Veränderungen der Rahmenbedingungen einhergehen, damit innovatives Denken und vermitteltes Wissen auch umgesetzt werden können. Qualitätssicherungsstrategien müssen immer an die spezifischen Bedingungen der implementierenden Einrichtungen angepasst werden. Fort- und Weiterbildungsmaßnahmen sollten daher in enger Verzahnung von Weiterbildungsträgern und Einrichtungen an den Gegebenheiten vor Ort ansetzen; ideal ist, wenn Qualifizierungsangebote mit betrieblichen Veränderungen verknüpft werden können.

Qualitätskompetenz

Eine qualitativ hochwertige Leistungserbringung ist am gesamten Prozess orientiert, sowohl sektoren- als auch berufsgruppenübergreifend (Disease-, Case-Management, Gesundheitskonferenzen, Optimierung von Kommunikationssystemen etc.). Normative Festlegung der Beteiligungspflicht und Verantwortung aller Berufe sowie die Formulierung von Ausbildungsstandards und Lizenzierungsverfahren, d. h. eine gesteuerte Befähigung aller Berufe, sind daher wesentliche Voraussetzungen für die Qualitätsentwicklung (verbindliche

---
811 Vgl. Görres, S. (1999a).

und überprüfbare Qualifikation). Die Grundlagen hierfür sind in der Ausbildung der jeweiligen Berufe zu schaffen und wesentlicher Bestandteil von Fort- und Weiterbildungen. Qualität darf nicht mehr als eine Form der Operationalisierung, sondern als integraler Bestandteil der Ausbildung aufgefasst werden; „Pflege- und Betreuungsarbeit ist Qualitätsarbeit". Dies setzt voraus, dass das Thema Qualität, Qualitätsentwicklung, -sicherung und -management systematisch in die Curricula einfließen und als eine wesentliche strategische Aufgabe erkannt werden.

Das Qualitätsniveau in den Einrichtungen ist entscheidend abhängig von der Qualifikation der Mitarbeiter. Um langfristig eine Verbesserung der Qualität in den Einrichtungen zu erlangen, sind zukünftig Veränderungskonzepte und -strategien erforderlich, die langfristig, prozesshaft und in integrierter Weise auch konzeptionell, organisatorische, personelle und qualifikatorische Bedingungen stärker als bisher berücksichtigen:

- Verändertes Verständnis des **Bildungsbegriffs** in einer sich wandelnden Gesellschaft,
- Zukunftsweisende **Abschlüsse**: Etwa generalistische Ausbildung der Pflege mit weiterer Spezialisierung,
- Dynamisierung des **Theorie-Praxis-Transfers** durch Lernortkooperationen,
- **Modernisierung** von Schulstrukturen und Entwicklung von Schulkulturen,
- Durchlässiges, flexibles **Stufensystem**, Vielfalt der Qualifikationen und neue Handlungsfelder: Orientierung an Bedarfe,
- Implementation von **Qualitätssicherungssystemen** in der Aus-, Fort- und Weiterbildung, kontinuierliche Qualitätsentwicklung und -verbesserung als Beitrag zur Professionalisierung,
- Einrichtung von Pilotschulen und Kompetenznetzwerken als Innovationspools,
- Kontinuierliche arbeitsplatzbezogene **Fort- und Weiterbildung,**
- Konsequente Weiterentwicklung der **akademischen Pflegeausbildung.**

8.2 Abschließendes Fazit: Zukünftiges Qualitätsmanagement ist Change Management

Fragen von Qualität sind nicht nur durch die Lösung technisch-funktionaler Problematiken und deren instrumenteller Handhabung in der Praxis zu gewinnen, vielmehr ist davon auszugehen, dass zukünftig Veränderungskonzepte und -strategien erforderlich sind, die langfristig, prozesshaft und in integrierter Weise auch konzeptionelle, organisatorische, personelle und qualifikatorische Bedingungen stärker als bisher berücksichtigen (Einführung bzw. Gestaltung von kunden- und mitarbeiterorientierten Strukturen und Abläufen, Dezentralisierung der Ressourcenverantwortung, Abbau von hierarchischen, funktions- bzw. berufsgruppenorientierten Organisationsformen, Einführung von Qualitätsmanagementkonzepten etc.).

Organisationen – vor allem jene, die sich mit personenbezogenen Dienstleistungen befassen – müssen diesen Wandel und den damit verbundenen Veränderungsdruck erkennen, herkömmliche Leistungen, Arbeitsorganisationen und Handlungsoptionen überprüfen und neue Strategien für die Anpassung an die veränderten Anforderungen an die Qualität entwickeln. Die Bereitschaft zum Wandel und zur Innovation von Leitbildern, Konzepten und Organisationsmodellen werden in diesem Kontext zu einer zentralen Aufgabe.

Infolgedessen sind für die Verbesserung der Qualität zunehmend mehr Innovations-, Management- und Organisationsentwicklungskonzepte gefragt, die in einer umfassenden Weise dazu geeignet sind, die strukturellen Bedingungsfaktoren aufzugreifen.

Handlungsansätze für ein Qualitätsmanagement der Zukunft fokussieren ein Selbstverständnis, das wesentlich auf der Prämisse „Qualitätsmanagement ist Change Management" beruht. Unter Change Management lassen sich Strategien und Instrumente zusammenfassen, die geeignet erscheinen, Innovations- und Modernisierungsprozesse nachhaltig zu initiieren und kontinuierlich weiterzuentwickeln. Für die Qualitätsentwicklung in unterschiedlichen Betreuungssystemen für Menschen mit Pflege- und Hilfsbedürftigkeit erwirken die parallel dazu forcierten Professionalisierungsbestrebungen, insbesondere im Bereich der Pflege, und die damit verbundenen zahlreichen Reformdiskussionen eine zusätzliche Dynamisierung. Problemdiagnosefähigkeit sowie die Kompetenz, organisations-, situations- und personenspezifisch Lösungen voranzutreiben, sind zukünftig bedeutende Qualifikationen und eine zentrale Herausforderung für die Einrichtungen sowie eine unverzichtbare Zukunftsinvestition. Mit dem Verständnis von „Qualitätsmanagement ist Change Management" werden nicht nur die Effizienz und Effektivität der Organisation und die Beschäftigten- und Kundeninteressen verändert, sondern ein längerfristiger „Kulturwandel" der Organisationen beabsichtigt, um den erforderlichen Lern- und Anforderungsprozess zu vollziehen. Innovationsstrategien in diesem Sinne sind keine kleinen unbedeutenden Veränderungen, sondern basieren auf Gesamtkonzeptionen und -strategien, die eine umfassende, prozesshafte und kontinuierliche Veränderung der Organisationen intendieren (vgl. dazu auch Luckey/Görres, 2001).

Probleme des Managements und der Steuerung (d. h. der Erzeugung, Sicherung und Kontrolle) von Versorgungsqualität resultieren vor allem aus der Konstruktion von Versorgungsunternehmen als Organisation. Wurden Einrichtungen in den verschiedenen Betreuungssystemen lange Zeit dem Modell totaler und bürokratischer Institution zugeschlagen, so ist mittlerweile die Einsicht erwachsen, dass Kontrolle, Effizienz und Rationalität der Organisation nicht im Vordergrund stehen und sich gezielt steuern lassen. Im Gegenteil: Diese Annahme hat im Zeitverlauf an Bedeutung und in zunehmendem Maße an Erklärungskraft verloren; die Beherrschbarkeitsideologie weicht einem Konzept der begrenzten Rationalität.[812]

Dahinter steht die Erkenntnis, dass die kulturelle oder institutionelle Umwelt einer Organisation eine Vielzahl von Bereichen umfasst, in denen jeweils spezifische Vorstellungen von „Rationalität" bzw. „richtiger" Organisationsgestaltung bestehen. Zum Teil sind die Rationalitätsvorstellungen der Akteure in den unterschiedlichen Bereichen der Organisationen sogar widersprüchlich. Die daraus resultierenden Inkonsistenzen erschweren die Bemühungen um eine effiziente Produktion und machen eine enge Steuerung und Koordination der Aktivitäten der Organisationsmitglieder durch Elemente der formalen Struktur problematisch.

Die Lösung lautet: Entkopplung und Vertrauen. Es wird von lose verkoppelten Teilsystemen einer Organisation gesprochen, die sich durch ein hohes Maß an Selbständigkeit ihrer Einzelelemente auszeichnen, wodurch sie gegenüber Steuerungsversuchen einer zentralen Instanz sperrig, unzugänglich und unberechenbar, zugleich aber auch höchst flexibel und anpassungsfähig sind, d. h. ein hohes Potential an Selbststeuerungsfähigkeit gepaart mit einem hohen Maß an Vertrauen aufbringen können. Wenn also Organisationen sich rationaler Steuerung durch die Umwelt und die oberen Instanzen entziehen, dann scheinen die Verlagerung von Entscheidungskompetenz und -verantwortung gerade auch für die Qualität einer Dienstleistung am Menschen an die Basis (d. h. etwa auf die einzelne Station und die dort tätigen Mitarbeiter), der Abbau vertikaler Kontrolle zugunsten von Selbststeuerung und Selbstkontrolle sowie eine stärke Orientierung des Handelns an den Wünschen der Kunden (d. h. der Bewohner, Angehörigen, Mitarbeiter) konsequent zur Herstellung einer lokalen, d. h. dezentralen Rationalität zu führen.[813]

Deshalb steht die Ergänzung direktiver Führungskonzepte durch integrative bzw. partizipative Qualitätsmanagementmodelle an der Tagesordnung der Reformen und ist ein probates Mittel für organisatorischen Wandel und Innovationskraft. Der Handlungsspielraum des einzelnen Akteurs (Mitarbeiter) bezogen auf Reflexions- und Handlungsmächtigkeit sowie Intentionalität, etwa im Umgang mit Standards, wird durch den strukturellen Kontext des Handelns (Qualitätsmanagement-System) erst ermöglicht und gleichzeitig durch diesen eingeschränkt: Handeln im Rahmen von *„codified interpretations of rules"*. Diese Dualität der Steuerung durch Strukturen einerseits und des eigenen Verhaltens durch den Akteur selbst andererseits mag zunächst als widersprüchlich und ineffizient gelten, anders sind nachhaltige Innovations- und Qualitätsprozesse in verschiedenen Betreuungssystemen aber kaum zu erzielen; nur auf dieser Grundlage lässt sich der Stellenwert von Qualitätsmanagementsystemen bemessen.

---

812 Vgl. Görres, S. (2003b).
813 Vgl. Görres, S. (2003b).

9 Literaturverzeichnis

Ackermann, S. (2002): „Die Orientierung behalten." In: Häusliche Pflege, Beilage doppel:punkt (8)

Adamski, D. & Harries-Hedder (2002): Grundzüge der Umsetzung des EFQM in der Suchtrehabilitation am Beispiel des Qualitätsmanagements in der Vereinstherapiehilfe. In: Suchttherapie (1): 173–175

Aebi, E. & Compi, L. & Hansen, H. (1993): Soteria im Gespräch. Bonn

Aktion Psychisch Kranke e. V. (Hrsg.) (1998): Bundesweite Erhebung zur Evaluation von Psychiatrie-Personalverordnung. Baden-Baden

Aktion Psychisch Kranke e. V. (Hrsg) (2002): Mit und ohne Bett–Personenzentrierte Krankenhausbehandlung im Gemeindepsychiatrischen Verbund. Bonn

Asam, W. (Hrsg.) (1991): Neue Alten-Politik. Freiburg

Arbeitsgemeinschaft für Erziehungshilfen (AFET) (Hrsg.) (2001): „Empfehlungen zu Qualitätsentwicklungsvereinbarungen." In: Jugendhilfe-Netz (4) http://www.jugendhilfenetz.de/archiv/index.html

Arnold, M. & Geisbe, H. (2002): Der Patient im Wettbewerb der Krankenhäuser. In: Arnold, M. & Klauber, J. & Schellschmidt, H. (Hrsg.): Krankenhaus Report 2002: Stuttgart: 55–59

Arnold, M. & Geisbe, H. (2002): Krankenhaus Report. Stuttgart

Ärztliche Zentralstelle Qualitätssicherung (ÄZQ) (Hrsg.) (2001): Beurteilung klinischer Messgrößen des Qualitätsmanagements, Konsenspapier der BÄK, KBV und AWMF. http://www.aezq.de/publikationen/AZQPublikationen/

Aust, B. (1994): Zufriedene Patienten? Eine kritische Diskussion von Zufriedenheitsuntersuchungen in der gesundheitlichen Versorgung. Veröffentlichungsreihe der Forschungsgruppe Gesundheitsrisiken und Präventionspolitik, Wissenschaftszentrum Berlin für Sozialforschung. Berlin

Banz, S. (1999): In: Maier, O.: Umfassendes Qualitätsmanagement in der stationären Psychiatrie. Konstanz: 149

Barth, M. (2002): Qualitätsentwicklung und -sicherung in der Altenpflege. München

Bartholomeyczik, S. & Ulmer, E.-M. & Linhart, M. (1999): Pflegebedarf nach Begutachtung – eine Analyse von MDK-Daten aus Hessen. In: Schmidt, R. & Entzian, H. & Giercke, K.-I. (Hrsg.): Die Versorgung pflegebedürftiger alter Menschen in der Kommune. Frankfurt a. M.: 100–104

Literaturverzeichnis

Bayrisches Staatsministerium für Arbeit und Sozialordnung, Familie und Frauen in Kooperation mit dem Verband der Bayrischen Bezirke, der Arbeitsgemeinschaft der Pflegekassenverbände in Bayern sowie dem Bundesverband privater Anbieter sozialer Dienste (LG Bayern) (Hrsg.) (2002): Qualitätssicherung und Personalausstattung in der Hauswirtschaft und im Schnittstellenbereich Hauswirtschaft/Pflege von stationären Altenhilfeeinrichtungen. München

Beck, I. (1994): Neuorientierung in der Organisation pädagogisch-sozialer Dienstleistungen für behinderte Menschen: Zielperspektiven und Bewertungsfragen. In: Europäische Hochschulschriften. Frankfurt a. M.

Beckmann, U. P. & Pallenberg, C. & Klosterhuis, H. (2001): Berichte zur Qualitätssicherung. Informationen der BfA für die Rehabilitationseinrichtungen im Rahmen des Qualitätssicherungsprogramms. In: Q-med (5): 129–139

Beikirch-Korporal. E. & Korporal, J. (1999): Debatte um die integrierte Pflegeausbildung. In: Igl. G. & Schiemann, D. & Gerste, B. & Klose, J. (Hrsg.): Qualität in der Pflege. Betreuung und Versorgung von pflegebedürftigen alten Menschen in der stationären und ambulanten Altenhilfe. Stuttgart: 97–114

Berauer, B. & Mummenthey, K. (2003): Qualitätsentwicklung an einem Beispiel der Hilfen zur Erziehung. In: SPI (Hrsg.). Qualitätsentwicklung und Qualitätswettbewerb in der stationären Erziehungshilfe. Dokumentation 2 der Schriftenreihe. München: 84–94

Berger, G. (1997): Die Qualitätsdiagnose – der grundlegende Baustein eines kompetenten Qualitätsmanagements in der Altenhilfe, Tagungsunterlagen. Stuttgart: 123–173

Berger, M. & Gaebel, W. (1997): Qualitätssicherung in der Psychiatrie. Wien; New York

Berger, G. (1999): Qualitäts- Controlling auf regionaler Ebene. In: Schmidt, R. & Entzian, H. & Giercke, K. I. (Hrsg.): Die Verordnung pflegebedürftiger alter Menschen in der Kommune; Frankfurt a. M.: 146–161

Berger, G. & Gerngross- Haas, G. (1999): Siesta-Qualitätsdiagnose, Konzeption und Durchführung. Kiel

Berner, M. M. & Rüther, A. & Stieglitz, R. D. & Berger, M. (2000): Das Konzept der „Evidence-based Medicin. Ein Weg zu einer rationalen Psychiatrie?". In: Der Nervenarzt (3): 173–179

Berns, E. (2002): Selbstbestimmung als wesentliches Kriterium für Qualität in der Behindertenhilfe. Ergebnisse einer Bewohnerbefragung in einer Einrichtung für Menschen, die als geistig behindert bezeichnet werden. Bremen

Besthorn, M. et al. s. o. (1999): Repräsentative Studie zur Verteilung schizophrener Patienten zur medizinischen Versorgungseinrichtungen in Deutschland. In: Neurol Psychiat (67): 487–492

Beywl, W. (1996): Die fünf Dimensionen der Qualität. In: Bundesministerium für Familie, Senioren, Frauen und Jugend (BMFSFJ) (Hrsg.): Materialien zur Qualitätssicherung in der Kinder- und Jugendhilfe, QS 5. Bonn: 8–19

Bieback, K.-J. (2004): Qualitätssicherung in der Pflege im Sozialrecht. In: Bundeskonferenz zur Qualitätssicherung im Gesundheits- und Pflegewesen e. V. (BUKO-QS). Heidelberg

Bissinger, S. (2002): Strukturen der Kinder- und Jugendhilfe, eine Bestandsaufnahme. In: Sachverständigenkommission Elfter Kinder- und Jugendbericht. Deutsches Jugendinstitut München (Hrsg.): Materialien zum 11. Kinder- und Jugendbericht Band 1, Strukturen und Jugendhilfe, Band 1. Opladen

Blonski, H. (1998): Qualitätsmanagement in der Altenpflege. Hagen

Blonski, H. (1999): QM-Systeme – Keine Insellösungen – Bewertung und Vergleich der ISO 9000er Familie, EFQM, TQM. In: Heim + Pflege: 295

Blum, K. (2002): Qualitätsverbesserung durch klinische Audits. Im Auftrag des Bundesministerium für Gesundheit (BMG). Düsseldorf

Blum, K. (2003): Klinische Audits als Verfahren der Qualitätssicherung. In: Arnold, M. & Geisbe, H.: Krankenhaus Report 2002. Stuttgart.

Bölicke, C. & Steinhagen-Thiessen, E. (2002): Qualität in der Pflege dementierender alter Menschen. In: Igl, G. & Schiemann, D. & Gerste, B. & Klose, J.: Qualität in der Pflege. Betreuung und Versorgung von pflegebedürftigen alten Menschen in der stationären und ambulanten Altenhilfe. Stuttgart: 179–190

Bremer Qualitäts-Siegel (BQS) (2002): Qualität sichtbar machen – BQS-Qualitätsreport 2001. Düsseldorf

Bremer Qualitäts-Siegel (BQS) (2003): Qualität sichtbar machen – Geschäftsbericht 2002/2003. Düsseldorf

Brombach, H. (1999): DRK: Ein modulares QM/QS-Modell wird am ehesten den Ansprüchen der verschiedenen Einrichtungen gerecht. In: Qualitätsmanagement in Einrichtungen und Diensten der freien Jugendhilfe. In: Jugendhilfe: 37 (5): 303

Brückers, R. (2003): Initiativen und Perspektiven der Qualitätssicherung aus der Sicht der AWO. In: Schnabel, E. & Schönberg, F. (Hrsg.): Qualitätsentwicklung in der Versorgung Pflegebedürftiger. Münster

Brückers, R. (2003): Qualitätssicherung aus Sicht der AWO. In: Schnabel, E. & Schönberg, F.: Qualitätsentwicklung in der Versorgung Pflegebedürftiger. Münster

Brüggemann, J. (2001): Mehr Gewicht auf Ergebnisqualität. Die neuen MDK-Anleitungen zur Prüfung der Qualität nach § 80 SGBXI. In: Häusliche Pflege (1)

Brüggemann, J. (2002): Der Pflegeprozess in der Altenpflege – eine umfassende Herausforderung. In: Igl. G. & Schiemann, D. & Gerste, B. & Klose, J. (Hrsg.): Qualität in der Pflege. Betreuung und Versorgung von pflegebedürftigen alten Menschen in der stationären und ambulanten Altenhilfe. Stuttgart: 337–348

Bullinger, H. J. & Klein, B.: Fraunhofer Institut (IAO) (1997): Tagungsunterlagen: Qualitätskonzept. Stuttgart

Büker, Ch. (2002): Pflegeberatung zu Hause etablieren. In: Forum Sozialstation Nr. 112 (6): 36–38

Literaturverzeichnis

Bundesärztekammer (Hrsg.) (2003): Curriculum Qualitätssicherung/Ärztliches Qualitätsmanagement. 3. Auflage. Köln

Bundesgesundheitsblatt, Gesundheitsforschung, -schutz. (2004): Heft 2

Bundesgeschäftsstelle Qualitätssicherung gGmbH (BQS) (Hrsg.) (2003): Qualität sichtbar machen – Geschäftsbericht 2002/2003. Düsseldorf

Bundeskonferenz zur Qualitätssicherung im Gesundheits- und Pflegewesen e. V. (BUKO-QS). (2004): Qualitätssicherung in der Pflege im Sozialrecht. Heidelberg

Bundeskonferenz zur Qualitätssicherung im Gesundheits- und Pflegewesen e. V. (BUKO-QS). (2004): 3. Berliner Memorandum. Berlin

Bundeskonferenz zur Qualitätssicherung im Gesundheits- und Pflegewesen e. V. (BUKO-QS). (2002): 2. Berliner Memorandum. Berlin

Bundesministerium für Familie, Senioren, Frauen und Jugend (BMFSFJ) (Hrsg.) (1996–2001): Kompendium Qualitätssicherung QS 1 bis 30. Bonn, Berlin

Bundesministerium für Familie, Senioren, Frauen und Jugend (BMFSFJ) (Hrsg.) (1996): Qualitätsmanagement in der Jugendarbeit für die Zentralstelle Jugendhaus Düsseldorf. Materialien zur Qualitätskriterien in der Kinder- und Jugendhilfe. QS 4 QS. Bonn

Bundesministerium für Familie, Senioren, Frauen und Jugend (BMFSFJ) (Hrsg.) (1997a): Qualität und Qualitätsstandards in der außerschulischen Jugend- und Erwachsenenbildung QS 9. Bonn

Bundesministerium für Familie, Senioren, Frauen und Jugend (BMFSFJ) (Hrsg.) (1997b): Prozessorientierte Qualitätssicherung in der politischen Bildung durch thematisch zentrierte Evaluation QS 13, Bonn

Bundesministerium für Familie, Senioren, Frauen und Jugend (BMFSFJ) (Hrsg.) (1998a): Materialien zur Qualitätssicherung in der Kinder- und Jugendhilfe. Qualitätsmanagement in der Caritas- Jugendhilfe GmbH Köln QS 18. Berlin

Bundesministerium für Familie, Senioren, Frauen und Jugend (BMFSFJ) (Hrsg.) (1998b): Qualitätsmanagement in der Caritas-Jugendhilfe GmbH Köln QS 19. Berlin

Bundesministerium für Familie, Senioren, Frauen und Jugend (BMFSFJ) (Hrsg.) (1998c): Empfehlungen der Expertenkommission der Bundesregierung zur Reform im psychiatrischen und psychotherapeutisch-psychosomatischen Bereich auf der Grundlage des Modellprogramms Psychiatrie. Bonn

Bundesministerium für Familie, Senioren, Frauen und Jugend (BMFSFJ) (Hrsg.) (1999a): Methodenregister Materialien zur Qualitätssicherung in der Kinder- und Jugendhilfe. Bonn

Bundesministerium für Familie, Senioren, Frauen und Jugend (BMFSFJ) (Hrsg.) (1999b): Case Management in verschiedenen nationalen Altenhilfesystemen Bd. 189 (1). Stuttgart

Bundesministerium für Familie, Senioren, Frauen und Jugend (BMFSFJ) (Hrsg.) (2000a): Qualitätsentwicklung in der ambulanten Kinder- und Jugendhilfe.

Materialien zur Qualitätssicherung in der Kinder- und Jugendhilfe QS 30. Berlin

Bundesministerium für Familie, Senioren, Frauen und Jugend (BMFSFJ) (Hrsg.) (2000b): Altenhilfestrukturen der Zukunft. Bonn

Bundesministerium für Familie, Senioren, Frauen und Jugend (BMFSFJ) (Hrsg.) (2001a): Dritter Altenbericht zur Lage der älteren Generation in der Bundesrepublik Deutschland. Berlin

Bundesministerium für Familie, Senioren, Frauen und Jugend (BMFSFJ) (Hrsg.) (2001b): Geriatrisches Netzwerk. Kooperationsmodell zwischen niedergelassenen Ärzten und geriatrischer Klinik mit Koordinierungs- und Beratungsstelle. Berlin.

Bundesministerium für Familie, Senioren, Frauen und Jugend (BMFSFJ) (Hrsg.) (2001c): Das Kinder- und Jugendhilfegesetz

Bundesministerium für Familie, Senioren, Frauen und Jugend (BMFSFJ) (Hrsg.) (2001d): Literatur Expertise zur Qualitätsbeurteilung der institutionellen Versorgung und Betreuung dementiell Erkrankter. Stuttgart

Bundesministerium für Familie, Senioren, Frauen und Jugend (BMFSFJ) (Hrsg.) (2001e): Bericht zum Modellprojekt Qualität in der stationären Versorgung Demenzerkrankter. Bd. 207.2. Stuttgart

Bundesministerium für Familie, Senioren, Frauen und Jugend (BMFSFJ) (2002a): Fachliche Leitlinien und Standards der Kinder- und Jugendhilfe. In: Bundesministerium für Familie, Senioren, Frauen und Jugend (BMFSFJ) (Hrsg.) Elfter Kinder- und Jugendbericht. Berlin: 63–65

Bundesministerium für Familie, Senioren, Frauen und Jugend (BMFSFJ) (Hrsg.) (2002b): 11. Kinder- und Jugendbericht, Teil B: 105–121. Berlin

Bundesministerium für Familie, Senioren, Frauen und Jugend (BMFSFJ) (Hrsg.) (2002c): Vierter Bericht zur Lage der älteren Generation in der Bundesrepublik Deutschland: Risiken, Lebensqualität und Versorgung Hochaltriger – mit besonderer Berücksichtigung demenzieller Erkrankungen. Berlin

Bundesministerium für Familie, Senioren, Frauen und Jugend (BMFSFJ) (Hrsg.) (2003): Qualität in deutschen Krankenhäusern – Strategien zur Einführung von Qualitätsmanagement. Bd. 154. Baden-Baden

Bundesministerium für Gesundheit (BMG) (Hrsg.) (1995a): Gemeindepsychiatrische Versorgung im Verbund ambulanter Angebote. Pilotprojekte in den neuen Bundesländern. Baden-Baden

Bundesministerium für Gesundheit (BMG) (Hrsg.) (1995b): Integration von Patienten einer psychiatrischen Langzeitklinik in dezentralen gemeinderegionalen Versorgungseinrichtungen. Endbericht des Evaluationsprojektes zur Entwicklung der psychiatrischen Versorgungsstruktur in Bremen im Zuge der Auflösung der Klinik Kloster Blangenburg. Baden-Baden

Bundesministerium für Gesundheit (BMG) (Hrsg.) (1995c): Qualitätsmanagement in Krankenhäusern. In: Maier, O.: Umfassendes Qualitätsmanagement in der stationären Psychiatrie. Konstanz

Literaturverzeichnis

Bundesministerium für Gesundheit (BMG) (Hrsg.) (1995d): Aufbau von gemeindepsychiatrischen Versorgungsstrukturen in ausgewählten Modellregionen in den neuen Bundesländern. Baden-Baden

Bundesministerium für Gesundheit (BMG) (Hrsg.) (1996a): Die psychiatrische Versorgung chronisch psychiatrisch Kranker–Daten, Fakten, Analyse. Baden-Baden

Bundesministerium für Gesundheit (BMG) (Hrsg.) (1996b): Leitfaden zur Qualitätsbeurteilung in psychiatrischen Kliniken. Baden-Baden, Bd. 143

Bundesministerium für Gesundheit (BMG) (Hrsg.) (1998): Akkreditierung und Zertifizierung von Krankenhäusern im Ausland. Bd. 102. Baden-Baden

Bundesministerium für Gesundheit (BMG) (Hrsg.) (1999a): Qualitätsmanagement im Krankenhaus. In: Maier, O. Umfassendes Qualitätsmanagement in der stationären Psychiatrie. Konstanz

Bundesministerium für Gesundheit (BMG) (Hrsg.) (1999b): Von Institutionen zu personalzentrierten Hilfen in der psychiatrischen Versorgung. Baden-Baden

Bundesministerium für Gesundheit (BMG) (Hrsg.) (2000): Modellprojekte. Psychiatrisches Case Management. Sektorenbezogene Untersuchung einer Gruppe von psychisch schwer und chronisch Kranken unter den Bedingungen einer koordinierten Betreuung und Behandlung im außerstationären Bereich. Baden-Baden

Bundesministerium für Gesundheit (Hrsg.) (2002): Leitfaden: Klinisches Audit, Bd. 143. Baden-Baden

Bundesministerium für Gesundheit und Soziale Sicherung (BMGS) (Hrsg.) (2003): Qualität in deutschen Krankenhäusern. Strategien zur Einführung von Qualitätsmanagement, Bd. 154. Baden-Baden

Bundesministerium für Jugend, Familie, Frauen und Gesundheit (Hrsg.) (1988): Empfehlungen der Expertenkommission der Bundesregierung zur Reform im psychiatrischen und psychotherapeutisch-psychosomatischen Bereich auf der Grundlage des Modellprogramms Psychiatrie. Bonn

Bundesgemeinschaft für Rehabilitation (Hrsg.) (2001): Die Zukunft der Rehabilitation für die Arbeit der Bundesarbeitsgemeinschaft für Rehabilitation ab 2001. In: Rehabilitation (40): 180–190

Bundesverband Evangelische Behindertenhilfe (BEB) (Hrsg.) (1999): Qualität pädagogischer Arbeit für Menschen mit geistiger Behinderung entwickeln und sichern. Stuttgart

Bundesvereinigung Lebenshilfe für Menschen mit geistiger Behinderung e. V. (Hrsg.) (1999): Instrumentarium zur Qualitätssicherung und Qualitätsentwicklung in Werkstätten für Behinderte der Lebenshilfe (QS-WfB). Marburg

Bundesvereinigung Lebenshilfe für Menschen mit geistiger Behinderung e. V. (Hrsg.) (2000): QUOFHI: Qualitätssicherung Offener Hilfen für Menschen mit Behinderung. Marburg

Butz,. N. (2001): Sektorenübergreifende Qualitätssicherung. In: AQS (Hrsg.): 1. Nationale Konferenz der AQS, Schriftenreihe der AQS. Bd. 1: Köln: 181–182

Büse, F. (1996): DIN EN ISO für Heime. Hannover

Büssing, A. & Glaser, J. (2000): Mitarbeiter- und Patientenorientierung in der Pflege als Teil des Qualitätsmanagements – Stand und Forschungsbedarf. In: Pflege. 14. Jg. (5)

Cellarius, J. (2002): Konzepte der Qualitätssicherung der LVA – tatsächliche Entwicklung. In: Igl, G.: Recht und Realität der Qualitätssicherung im Gesundheitswesen. Wiesbaden: 472–476

Courté-Wienecke, S. & Wenng, S. & Herkert, B. & Satzinger, W. (2000): Der Patientenbegleitbogen. In: Forum Sozialstation Nr. 107 (12): 14–17

Dahlgaard, K. (2002): Qualitätssicherung im Gesundheitswesen aus Sicht des Qualitätsmanagements. In: Zeitschrift für Sozialreform (4): 122–135

Damkowski, W. & Klie, T. & Kronseder, E. (2001): Ambulante Pflegedienste. Hannover:

Damkowski, W. & Seidelmann, & Voß, (2001): BMFSFJ-Bericht. Zum Modellprojekt Qualität in der stationären Versorgung Demenzerkrankter. Stuttgart

Dangel, B. & Korporal, J. (2001): Qualitätssicherung in der pflegerischen Versorgung-Ansatz und Implementierung eines berufe- und institutionsübergreifenden Qualitätssicherungsprojektes. In: Pflege. Jg. 14 (5): 317–326

Dangel-Vogelsang, B. (1999): Qualitätssicherung und Pflege. Hamburg

Deutscher Bundestag (Hrsg.) (1997): Bericht über die Lage der Psychiatrie in der Bundesrepublik Deutschland. Zur psychiatrischen und psychotherapeutisch/psychosomatischen Versorgung der Betroffenen; Drucksache 7/4200. Bonn

Deutsche Gesellschaft für soziale Psychiatrie (DGSP) (Hrsg.) (2000): Fundamente der psychiatrischen Pflege. In: Schädle-Deininger, H.: Wegbeschreibung. Denkschrift über psychiatrisch-pflegerisches Handeln. Frankfurt a. M.: 43–44

Deutsche Krankenhaus Verlagsgesellschaft mbH (2002): KTQ®-Manual, KTQ®-Katalog Version 4.0. Düsseldorf

Deutsches Netzwerk für Qualitätsentwicklung in der Pflege (DNQP) (Hrsg.) (2002): Expertenstandard Entlassungsmanagement und Dekubitusprophylaxe in der Pflege. Osnabrück

Deutsches Programm zur Qualitätsförderung von Leitlinien-Clearingverfahren (2003): In: Kirchner, H. & Fiene, M. & Ollenschläger, G.: Bewertung und Implementierung von Leitlinien. In: Rehabilitation (42): 74–82

Deutscher Paritätischer Wohlfahrtsverband, Landesverband Hamburg (Hrsg.) (2003): Gemeinsam für die Qualität

Dick, B. & Disson, B. & Krieg, J-C. & Schreiber, W. (2001a): Qualitätskriterien der Patientenversorgung in Kliniken und Abteilungen für Psychiatrie und Psychotherapie. In: Krankenhauspsychiatrie (12): 94–98

Literaturverzeichnis

Dick, B. & Disson, B. & Krieg, J.-C. & Schreiber, W. (2001b): Qualitätskriterien der Mitarbeiterorientierung in Kliniken und Abteilungen für Psychiatrie und Psychotherapie. In: Krankenhauspsychiatrie (12): 145–151

Deutsche Krankenhausgesellschaft (Hrsg.) (2000): Konzeptionelle Vorschläge der Deutschen Krankenhausgesellschaft zu einer Teilöffnung der Krankenhäuser. Düsseldorf

Deutsche Krankenhausgesellschaft (Hrsg.) (2003): Krankenhausumfrage 2002. Düsseldorf

Donabedian, A. (1966): Evaluation the quality of medical care. Milbank Memeorial Fund Quartly (2) New York: 166–206

Donabedian, A. (1992): Quality assurance in health care: consumers' role. Quality in Health Care 1, Nr. 4, 247–251

Döhner, H. & Schick, B. (1996): Gesundheit durch Kooperation. Die Rolle der Hausarztpraxis in der geriatrischen Klinik mit Koordinierungs- und Beratungsstelle. Hamburg

Eckert, H. (2001): Qualitätsmanagement in Rehabilitationseinrichtungen in der Bundesrepublik Deutschland – Eine stratifizierte repräsentative Studie zum Stand der Umsetzung. In: Rehabilitation (40): 337–345

Eckmann, H. (1995): Qualitätssicherung der Sozialhilfe in Behinderteneinrichtungen und im Verhältnis zur Evaluationsforschung und zum Qualitätsmanagement. In: Beiträge zum Recht der sozialen Dienste und Einrichtungen (28): 27

Egger, M. & Steinmetz, W. (2000): Bewertung der Erfahrungen bei der Zertifizierung des Produktions-Dienstleistungsbereiches im rheinland-pfälzischen WfB. In: Schubert, H.-J. & Zink, K. J.: Qualitätsmanagement in Gesundheits- und Sozialwesen. Neuwied: 130–142

Egner, U. & Gerwinn, H. & Müller-Fahrnow, W. & Schliehe, F. (1998): Das Qualitätssicherungsprogramm der gesetzlichen Rentenversicherung für den Bereich der medizinischen Rehabilitation. Konzepte, Stand der Umsetzung und Perspektiven. In: Rehabilitation Suppl. 1 (37): 2–7

Egner, U. & Gerwinn, H. & Schliehe, F. (2002): Das bundesweite Reha-Qualitätssicherungsprogramm der gesetzlichen Rentenversicherung. Erfahrungen aus einem mehrjährigen Umsetzungsprozess. In: ZaeFQ, Heft 96, S. 4–10

Ernst, G. (2001): Analyse von Rehabilitationseffekten mit und ohne ambulantem Begleitprogramm. Ein Beitrag zum Qualitätsmanagement im Gesundheitswesen. Braunschweig

Faby, S. (1999): Problemwahrnehmung in der Rehabilitation nach Hirnschädigung. Ein theoretisches Konzept als Basis für Maßnahmen der Qualitätssicherung. In: Jantzen, W.& Lanwer-Koppelin, W. & Schulz, K. (Hrsg.): Qualitätssicherung und De-Institutionalisierung. Berlin: 129–150

Flenker, I. & Follmann, A. & Nolting, H. D. (2001): Qualitätssicherung in der ambulanten Substitutionstherapie. In: Suchttherapie (2): 218–224

Frey Akademie (1998): QAP Handbuch. Zürich

Friesacher, H. (2004): Qualitätsmanagement in kleinen Einrichtungen nach dem GAB-Verfahren. In: Dr. med. Mabuse 150, Heft 7, 59

Fritze, J. (2002): Sozialrechtliche Rahmenbedingungen der integrierten Versorgung in der Psychiatrie. In: Aktion für Psychische Kranke: Mit und ohne Bett – Personenzentrierte Krankenhausbehandlung im gemeindepsychiatrischen Verbund. Bonn: 228–241.

Fritze, J. & Schmauß, M. (2003): Die Nullrunde und die Psychiatrie. In: Der Nervenarzt (74). 306

Fritze, J. & Saß, H. & Schmauß, M. (2001): Befragung der Fachgesellschaften durch den Sachverständigenrat für die konzentrierte Aktion im Gesundheitswesen zur Frage von Über-, Unter- und Fehlversorgung: Stellungnahme der Deutschen Gesellschaft für Psychiatrie, Psychotherapie und Nervenheilkunde (DGNNP). Pulheim, Aachen, Augsburg

Frühauf, T. (1999): Qualität sozialer Dienstleistungen weiterentwickeln – Instrumente und Systeme der Qualitätssicherung. In: Jantzen, W. & Lanwer-Koppelin, W. & Schulz, K.: Qualitätssicherung und De-Institutionalisierung. Berlin: 109–128

Frühauf, T. (2001): Chancen und Risiken neuerer gesetzlicher Entwicklungen für die Qualität der Dienstleistung in Einrichtungen der Behindertenhilfe. In: Schubert, H. J. & Zink, K. J.: Qualitätsmanagement im Gesundheits- und Sozialwesen. Neuwied, Kriftel: 11–31

Gaebel, W. (1995a): Qualitätssicherung im psychiatrischen Krankenhaus. Wien; New York

Gaebel, W. & Falkai, P. (1998): Zwischen Spezialisierung und Integration – Perspektiven der Psychiatrie und Psychotherapie. Wien; New York: 279–280

Gaebel, W. (2003b): DGNNP-Referat Qualitätssicherung und Leitlinien – aktueller Stand und Perspektiven der Leitlinienentwicklung. In: Der Nervenarzt (1), Bd. 74: 96

Gandjour, A. & Günster, Chr. & Klauber, J. & Lauterbach, K.-W. (2002): Mindestmengen in der stationären Versorgung. In: Arnold, M. et al.: Krankenhaus Report 2002. Stuttgart: 189–201

Garms-Homolova, G. (2002): Qualität in der ambulanten Pflege. In: Igl. G. & Schiemann, D. & Gerste, B. & Klose, J.: Qualität in der Pflege. Betreuung und Versorgung von pflegebedürftigen alten Menschen in der stationären und ambulanten Altenhilfe. Stuttgart: 243–255

Gebert, A. & Kneubühler, H. U. (2001): Qualitätsbeurteilung und Evaluation der Qualitätssicherung in Pflegeheimen. Bern: 365–369

Gerste, B. (2002): Initiativen zur Qualitätsentwicklung: Forderungen, Maßnahmen und Projekte. In: Igl, G. & Schiemann, D. & Gerste, B. & Klose, J. (Hrsg.): Qualität in der Pflege. Betreuung und Versorgung von pflegebedürftigen alten Menschen in der stationären und ambulanten Altenhilfe. Stuttgart: 117–128

Gerste, B. & Rehbein, I. (2001): Gleiches mit Gleichem statt mit Birnen. In: Gesundheit und Gesellschaft, Heft 3, S. 34–37

Gerste, B. & Schwinger, A. (2004): Qualitätssiegel und Zertifikate für Pflegeeinrichtungen. Ein Marktüberblick, WidO Materialien Bd. 51. Bonn: 7.

Gerdelmann, W. & Blatt, O. (2002): Qualitätsgesicherte medizinische Rehabilitation. Vom Pilotprojekt zur Routine. In: Die Ersatzkasse, Heft 5, S. 181–185

Gerull, P. (2000c): Hand- und Werkbuch Soziales Qualitätsmanagement: Konzepte und Erfahrungen. In: EREV-Schriftenreihe, Sonderausgabe

Gerull, P. (2000d): Prüf deine Qualität selber. In: neue caritas: 14–15; 24–28

Gerull, P. (2000a): Tendenzen des Umgangs mit der Qualitätsdiskussion in Einrichtungen der Erziehungshilfe. In: Merchel, J.: Qualitätsentwicklung in Einrichtungen und Diensten der Erziehungshilfe: S. 195–217.

Gerull, P. (2000b): Werkzeuge des Qualitätsmanagements. In. Ders. (Hrsg.): Hand- und Werkbuch, soziales Qualitätsmanagement: Konzepte und Erfahrungen. In: EKEV-Schriftenreihe, Sonderausgabe März: 3–9

Gerull, P. (2001): Qualitätsmanagement light. Münster

Giebing, J. A. & Francois-Kettner, H. & Roes, M. & Marr, H. (1996): Pflegerische Qualitätssicherung. Bielefeld

Gietl, G. & Lobinger, W. (2002): Leitfaden für Qualitätsauditoren, München

Gmür, W. (1999): Partizipatives Qualitätsmanagement nach dem „Münchner Modell". In: Peterander, F. & Speck, O.: Qualitätsmanagement in sozialen Einrichtungen. München: 169–182

Gottlieb, H. D. (2003): Rahmenverträge nach § 78 f SGB VIII, Abschlussbericht. Eine Untersuchung im Auftrag des Bundesministeriums für Familie, Soziales, Frauen und Jugend. In: Verein für Kommunalwissenschaften (Hrsg.): Aktuelle Beiträge zur Kinder- und Jugendhilfe 39. Berlin

Göpfert-Divivier, W. & Robitzsch, M. (2002): Qualitätsmanagement in der Altenpflege. In: Igl, G. & Schiemann, D. & Gerste, B. & Klose, J. (Hrsg.): Qualität in der Pflege. Betreuung und Versorgung von pflegebedürftigen alten Menschen in der stationären und ambulanten Altenhilfe. Stuttgart: 227–241

Görres, S. (1996): Instrumente der Qualitätssicherung. In: Klie, T.: Pflegeversicherung und Qualitätssicherung in der Pflege. Melsungen

Görres, S. & Luckey, K. & Stappenbeck, J. (1997): Qualitätszirkel in der Alten- und Krankenpflege. Bern

Görres, S. (1999a): Qualitätssicherung in Pflege und Medizin. Bern

Görres, S. (1999b): Qualitätssicherung in Pflege und Medizin. Bestandsaufnahme, Theorieansätze, Perspektiven am Beispiel des Krankenhauses. Bern; Göttingen, Toronto, Seattle

Görres, S. & Luckey, K. (2001): Organisationsentwicklung im Bereich der Pflege. In: Kriesel, P. & Krüger, H. & Piechotta, G. & Remmers, H. & Taubert, J.

(Hrsg.): Pflege lehren – Pflege managen. Eine Bilanzierung innovativer Ansätze. Mabuse. Frankfurt a. M. S. 59–79

Görres, S. & Hinz, I. & Reif. K. (2002): Pflegevisite: Möglichkeiten und Grenzen. In: Pflege, Bd. 15 (1): 25–32

Görres, S. (2003a): Qualitätsentwicklung in der Altenpflege. Vortrag anlässlich des Workshops „Pflegequalität aus Verbraucherperspektive" am Deutschen Zentrum für Altersfragen vom 28.–29. 1. 2003 in Berlin.

Görres, S. & Martin, S. (2003c): Versorgungssysteme für ältere Menschen. Prävention und Rehabilitation. In: Kruse, A. & Martin, A.: Lehrbuch für Gerontologie: Alterungsprozesse in multidisziplinärer Sicht. Im Druck. Bremen

Görres, S. (2003b): Quo vadis Qualitätsentwicklung in der Altenpflege? Lebensweltorientierung und Qualitätsmanagement. In: Verband katholischer Heime und Einrichtungen der Altenhilfe in Deutschland e. V. (Hrsg.): Dokumentation 14. Bundestagung. Ich möchte mein gewohntes Leben weiterführen. Freiburg i. B.: 22–36

Görres, S. & Mittnacht, B. (2004): Die Strategische Bedeutung von Qualitätsmanagementsystemen und Qualitätssiegel für die ambulante Pflege. In: Hasseler, M. & Meyer, M.: Ambulante Pflege: Neue Wege und Konzepte für die Zukunft. Professionalität erhöhen – Wettbewerbsvorteile sichern. Hannover: 153–164

Griechen, H. (2003): Der Senat für Arbeit, Frauen, Gesundheit, Jugend und Soziales. Referat. 33 (Hrsg.): Entwurf: Berufsordnung für Krankenschwestern, Krankenpfleger, Kinderkrankenschwestern und Kinderkrankenpfleger im Lande Bremen

Grieshaber, U. (2002): Qualitätsstandards für Pflegepflichteinsätze. In: Forum Sozialstation (8)

Groß-Hardt, M. & Härter, M. & Tausch, B. & Berger, M. (1999): Qualitätszirkel in der ambulanten psychiatrischen und psychotherapeutischen Versorgung. In: Härter, M. & Groß-Hart, M. & Berger, M. (Hrsg.): Leitfaden. Qualitätszirkel in Psychiatrie und Psychotherapie. Göttingen, Bern, Toronto, Seattle

Hacker, J. & Oberender, P. & Meder, G. (2001): Krankenhauszentrierte Integrierte Versorgung. In: Krankenhaus Umschau (7): 574–577

Hamel, T. & Windisch, M. (2000): QUOFHI. Qualitätssicherung Offener Hilfen für Menschen mit Behinderung. In: Bundesvereinigung Lebenshilfe für Menschen mit geistiger Behinderung e. V. (Hrsg.) Marburg

Harris, R. & Klie, T. & Ramin, E. (1995): Heime zum Leben: Wege zur bewohnerorientierten Qualitätssicherung. Hannover

Härtel, N. & Groß-Hardt, M. & Berger, M. (1999): Leitfaden Qualitätszirkel in Psychiatrie und Psychotherapie. Göttingen, Bern, Toronto, Seattle

Hartfiel, S. (1998): Qualitätsentwicklung und -kontrolle in sozialen Diensten: Ein kritischer Vergleich gegenwärtig angewandter Evaluationsinstrumente im Bereich der Dienste für geistig behinderte Menschen. Stuttgart

Hasseler, M. & Meyer. M. (2004): Ambulante Pflege: Neue Wege und Konzepte für die Zukunft. Hannover

Haubrock, M. & Gohlke, S. (2001): Benchmarking in der Pflege. Bern

Häussler, B. (1998): Qualitätszirkel in Rehabilitationskliniken. Was hat sich in der Praxis bewährt? In: Rehabilitation. Suppl. 1 (37): 20–23

Häußler, M. & Wacker, E. & Wetzler, R. (1996): Lebenssituation von Menschen mit Behinderung in privaten Haushalten. Bericht zu einer bundesweiten Untersuchung im Forschungsprojekt „Möglichkeiten und Grenzen selbständiger Lebensführung". Bayreuth

Heller, G. & Swart, E. & Mansky, T. (2003): Qualitätsanalysen mit Routinedaten. In: Klauber, J. & Robra, B.-P. & Schellschmidt, H. (Hrsg.): Krankenhaus-Report. Stuttgart: 271–288

Hellmann, W. (Hrsg.) (2002): Klinische Pfade – Konzepte, Umsetzung, Erfahrung. Landsberg/Lech

Hercher, S. & Riedel, A. (1998): Zielsetzung und Entwurf eines Instrumentes kooperativer Qualitätssicherung. In: Klie, T.: Kooperative Qualitätssicherung in der geriatrischen Rehabilitation. Freiburg: 172–192

Herholz, H. (2002): Zertifizierung und Akkreditierung von Leistungserbringern im Gesundheitswesen. Kassenärztliche Vereinigung Hessen

Hermanek, P. (2002): Sanktionen für 2002 aussetzen. Vergleichende (externe) Qualitätssicherung – die aktuell unbefriedigende Situation. In: Krankenhaus Umschau Heft 6, 485–487

Herweck, R. (1999): Case Management in Deutschland – Konkrete Schritte zur Umsetzung. In: Bundesministerium für Familie, Senioren, Frauen und Jugend (BMFSFJ) (Hrsg.): Case Management in verschiedenen nationalen Altenhilfesystemen. Stuttgart (1); Bd. 189: 81–87

Heyn, A. (2000): Den eigenen Auftrag erfüllen. In: Häusliche Pflege (3): 21–25

Hoffmann, G. (1997): Selbstbewertung in Einrichtungen der Altenhilfe – eine Methode für ein werteorientiertes Qualitätsmanagement, Tagungsunterlagen. In: Fraunhofer/AO: Qualitätskonzepte in der Altenpflege. Stuttgart: 112–122

Höhmann, U. & Müller-Mundt, G. & Schulz, B. (1998): Qualität durch Kooperation. Gesundheitsdienste in der Vernetzung. Frankfurt a. M.

Höhmann, U. (2002): Das Trajektmodell als Handlungskonzept zur Schnittstellengestaltung. In: Igl, G. & Schiemann, D. & Gerste, B. & Klose, J. (Hrsg.): Qualität in der Pflege. Betreuung und Versorgung von pflegebedürftigen alten Menschen in der stationären und ambulanten Altenhilfe. Stuttgart: 159–178

Hollstein-Brinkmann, H. (2000): Selbstevaluation in der ambulanten Jugendhilfe – ein Praxisforschungsbericht. In: Sozialmagazin (6). 25. Jg. S. 31–43

Huck, K. & Dorenburg, U. (1998): Modelle des Qualitätsmanagements für Einrichtungen der medizinischen Rehabilitation. In: Rehabilitation. Suppl. 1 (37): 57–64

Hunger, H.-G. (2002): Harte Zeiten in Greiz. In: Krankenhaus Umschau (5): 393–395

Igl, G. (1994): Prospektive Pflegeansätze in BSHG. In: Theorie und Praxis der sozialen Arbeit (8): 291–299

Igl, G. (1998): Öffentlich-rechtliche Grundlagen für das Berufsfeld Pflege im Hinblick auf vorbehaltene Ausgabenbereiche. Eschborn

Igl, G. (2002): Recht und Realität der Qualitätssicherung im Gesundheitswesen. In: Zeitschrift für Sozialreform (7,8): 4

Igl, G. (2002): Recht und Realität der Qualitätssicherung im Gesundheitswesen: Rehabilitationseinrichtungen – Krankenhaus – Stationäre Pflegeeinrichtung. Wiesbaden, Chmielorz

Igl, G. & Klie, T. (2002): Die jüngere Entwicklung der Qualitätsdiskussion in der Versorgung Pflegebedürftiger im Rahmen des SGB XI und der häuslichen Pflege. Stuttgart. In: Igl, G. & Schiemann, D. & Gerste, B. & Klose, J. (Hrsg.): Qualität in der Pflege. Betreuung und Versorgung von pflegebedürftigen alten Menschen in der stationären und ambulanten Altenhilfe. Stuttgart: 3–17

Igl, G. & Schiemann, D. & Gerste, B. & Klose, J. (Hrsg.) (2002). Qualität in der Pflege. Betreuung und Versorgung von pflegebedürftigen alten Menschen in der stationären und ambulanten Altenhilfe. Stuttgart

IKK-Landesverband Niedersachen (Hrsg.) (2000): Wann sind Patienten mit ihrem Pflegedienst zufrieden. In: Häusliche Pflege (2): 31–33

Imme, G. (1999): AWO: Zertifizierung durch externe Zertifizierungsgesellschaft nach AWO-typischen Qualitätsstandards. In: Qualitätsmanagement in Einrichtungen und Diensten der freien Jugendhilfe. In: Jugendhilfe 37 (5): 296

Institut für angewandte Pflegeforschung (Hrsg.) (2003): Tagungsdokumentation: Zukunftsorientiertes Qualitätsmanagement in ambulanter und stationärer Pflege. Bremen

Institut für Qualitäts-Systeme (IQ) (Hrsg.) (2003): Die gute Hospital-Praxis 2003. Hamburg

Janssen, B. & Burgmann, C. & Held, T. & Hoff, P. & Jänner, M. & Mecklenburg, H. & Prüter, C. & Ruth, A. & Saß, H. & Schneider, F. (2000): Externe Qualitätssicherung der stationären Behandlung schizophrener Patienten – Ergebnisse einer multizentrischen Studie. In: Der Nervenarzt, (5): 364–371

Jantzen, W. & Lanwer-Koppelin, W. & Schulz, K. (Hrsg.) (1999): Qualitätssicherung und De-Institutionalisierung. Berlin

Jäckel, W. & Gerdes, N. & Herdt, J. & Ollenschläger, G. (2002): Wissensmanagement in der Rehabilitation – Vorschlag zu einer systematischen Entwicklung von Leitlinien. In: Rehabilitation (41): 217–225

Kaap-Steen, G. & Müller, M. J. & Schanz, B. & Schlösser, R. (2001): Patientenzufriedenheit mit der Behandlung in der Psychiatrischen Klinik der Johannes-Gutenberg-Universität Mainz. In: Psych Pflege (7): 10–15

Kaplan, R. & Norton, D. (1997): Balanced Scorecard. Stuttgart

Kaltenbach, T. (1993): Qualitätsmanagement im Krankenhaus. Qualitäts- und Effizienzsteigerung auf der Grundlage des Total Quality Management. Melsungen

Karl, P. (1999): Über praktische Erfahrungen von zertifizierten Krankenhäusern in Deutschland: 133

Kauss, T. & Naegele, G. (1999): Die Seniorenbeiträge. Eine Möglichkeit der politischen Beteiligung für ältere Menschen oder zahnlose Tiger im Bereich der Kommunalpolitik. In: Schmidt, R. & Entzian, H. & Giercke, K.-I. (Hrsg.): Die Versorgung pflegebedürftiger alter Menschen in der Kommune. Frankfurt a. M.: 301–312

Keller, F. Wolfersdorf, M. & Ruppe, A. & Stieglitz, R.-D. (2000): Patientenzufriedenheit mit der stationären Depressionsbehandlung. In: Krankenhauspsychiatrie (11): 25–28

Keun, F. & Prott, R. (2004): Einführung in die Krankenhaus-Kostenrechnung. Wiesbaden

König, J. (2003): Der MDK – Mit dem Gutachter eine Sprache sprechen. Hannover

Kriesel, P. & Krüger, H. & Piechotta, G. & Remmers, H. & Taubert, J. (Hrsg.): Pflege lehren – Pflege managen. Frankfurt a. M.

Kinne, G. & Elsässer, D. & Best, S. & Jost, S. & Zschache, R. (2003): Regionale Vernetzung medizinischer und beruflicher Rehabilitation: Das Bad Krozinger Modell. In: Rehabilitation (41): 336–342

Kirchner, H. & Fiene, M. & Ollenschläger, G. (2003): Bewertung und Implementierung von Leitlinien. In: Rehabilitation (42): 74–82

Kistner, W. & Oppermann, G. (1995): Qualitätssicherung in der psychiatrischen Pflege. In: Gaebel, W.: Qualitätssicherung im psychischen Krankenhaus. Wien; New York: 133–136

Klauber, J. & Robra, B.-P. & Schellschmidt, H. (Hrsg.) (2003): Krankenhaus-Report 2003. Stuttgart

Klauber, J. & Robra, B.-P. & Schellschmidt, H. (Hrsg.) (2002): Krankenhaus-Report 2003. Stuttgart

Klare, A. & Wichmann, U. (1997): Effektivitäts- und Effizienzsteigerung von Arbeitsabläufen und Qualifizierung von Leitungsstandards in Weiterbildungseinrichtungen. In: Bundesministerium für Familie, Senioren, Frauen und Jugend (BMFSFJ) (Hrsg): Qualität und Qualitätsstandards in der außerschulischen Jugend- und Erwachsenenbildung QS 9. Berlin: 48–62

Klein, B. (1997): Qualifikationssysteme und Kostendruck, Tagungsunterlagen. Stuttgart: 13–15

Kleinfeld, A. & Barth, T. & Reiland, M. (2002): Externe Qualitätssicherung der medizinischen Rehabilitation im Bereich der gesetzlichen Krankenversicherung. In: ZaeFQ (96): 11–16

Klemper, D. (2002): Die Öffentlichkeit durch den Berufsstand anleiten. Kompetenzerhalten, Fortbildung und Zertifizierung von Ärzten in Kanada. WZB

Klemper, D. (2003): Ärzte-Tüv oder Kompetenzerhaltung. In: Mabuse 143: 44–46

Klie, T. (1991): Rechtliche Implikationen der Altenhilfe. In: Asam, W.: Neue Alten-Politik. Freiburg i. B.: 54–69

Klie, T. & Lörcher, U. (1995): Qualitätssicherung in der ambulanten und stationären Altenpflege. Östringen

Klie, T. (1996): Pflegeversicherung und Qualitätssicherung in der Pflege. Melsungen

Klie, T. (1998a): Rechtliche Aspekte der kooperativen Qualitätssicherung. In: Ders.: Kooperative Qualitätssicherung in der geriatrischen Rehabilitation. Freiburg: 146–169

Klie, T. (1998b): Kooperative Qualitätssicherung in der geriatrischen Rehabilitation. Freiburg

Klie, T. & Schmidt, R. (2000): Deutsche Pflegepolitik zwischen Besitzständen und europäischen Impulsen. In: Entzian, H. & Giercke, K. I. & Klie, T. & Schmidt, R. (Hrsg.): Soziale Gerontologie, Frankfurt a. M.: 32–58

Klie, T. (2002a): Recht und Qualitätssicherung in der Pflege alter Menschen. In: Igl, G. & Schiemann, D. & Gerste, B. & Klose, J. (Hrsg.): Qualität in der Pflege. Betreuung und Versorgung von pflegebedürftigen alten Menschen in der stationären und ambulanten Altenhilfe. Stuttgart: 19–33

Klie, T. (2002b): Rechtliche Rahmenbedingungen der Qualitätssicherung in der Pflege. In: Zeitschrift für Sozialreform (7, 8): 93

Klie, T. & Buhl, A. & Entzian, H. & Schmidt, R. (Hrsg.) (2002): Das Pflegewesen und die Pflegebedürftigen. Frankfurt am Main

Koch, U. (2000): Entwicklungstrend in der Rehabilitation – Der Beitrag der Rehabilitationswissenschaften und Qualitätssicherung. In: Deutsche Rentenversicherung (5): 251–268

König, J. (2003): Der MDK – Mit dem Gutachter eine Sprache sprechen. Hannover

Korsukéwitz, C. & Rose, S. & Schliehe, F. (2003): Zur Bedeutung von Leitlinien für die Rehabilitation. In: Rehabilitation (42): 67–73

Krankenhausfinanzierungsrecht (2003): In: Krankenhaus Umschau – Sonderheft. Kulmbach

Kröger, R. (2003): Leistungs-, Entgelt- und Qualitätsentwicklungsvereinbarungen als Einheit oder unterschiedliche Verfahren? Probleme und Perspektiven der Umsetzung. In: Sozialpädagogisches Institut (SPI) im SOS Kinderdorf e. V. (Hrsg.): Dokumentation der Fachtagung: Qualitätsentwicklung und Qualitätswettbewerb in stationären Einrichtungen. München

Kronberger Kreis für Qualitätsentwicklung in Kindertageseinrichtungen (Hrsg.) (1998): Qualität im Dialog entwickeln. Seelze

Kruse, A. & Martin, M. (2003): Lehrbuch für Gerontologie: *Alternsprozess* in multidisziplinärer Sicht. Bremen

Literaturverzeichnis

Kooperation für Transparenz und Qualität im Gesundheitswesen (KTQ) (Hrsg.) (2000): KTQ-Leitfaden zur Patientenbefragung. Düsseldorf

Kunze, H. (1995): Psychiatrie-Personalverordnung: Qualitätsoptimierung der stationären Versorgung. In: Gaebel, W.: Qualitätssicherung im psychiatrischen Krankenhaus. Wien, New York: 17–23

Kunze, H. (1997): Die Psychiatrie – Personalverordnung als Instrument der Qualitätssicherung in der stationären Psychiatrie. In: Berger, M.; Gaebel, W.: Qualitätssicherung in der Psychiatrie. Wien; New York: 53–66

Kunze, H. & Kaltenbach, U. (1996): Psychiatrie-Personalverordnung. Stuttgart

Kunz, G. & Ollenschläger, G. & Raspe, H. & Jonitz, G. & Klikmann, W. (2000): Lehrbuch evidenzbasierter Medizin in Klinik und Praxis. Köln

Kuratorium Deutsche Altenhilfe (KDA) (1998a): Qualitätshandbuch „Wohnen und Heim". Köln

Kuratorium Deutsche Altershilfe (KDA) (Hrsg.) (1998b): Qualitätshandbuch „Wohnen im Heim" – Ein Handbuch zur internen Qualitätsentwicklung in den AEDL-Bereichen. Köln

Längle, G. & Schwärzler, F. & Eschweiler, G. W. & Renner, G. & Schramm, K. & Waschulewski, H. (2002): Der Tübinger Bogen zur Behandlungszufriedenheit (TÜBB 2000) – Ein Instrument zur Qualitätsentwicklung in psychiatrischen Klinik. In: Psychiat. Prax (29): S. 83–89

Lauterbach, K. W.: Disease Management in Deutschland – Voraussetzungen, Rahmenbedingungen, Faktoren zu Entwicklung, Implementierung und Evaluation. Gutachten im Auftrag der VdAk und des AEV (http://www.vdak.de/dmp/dmp_gutachten.pdf)

Lecher, S. & Klapper, B. & Schaeffer, D. (2003): Endbericht zum Modellprojekt „Interprofessionelle Kommunikation im Krankenhaus" von April 1999 bis Mai 2002. Bielefeld

Lenzen-Großimlinghaus, R. & Steinhagen-Thiessen, E. (2000): Geriatrie und geriatrische Rehabilitation. In: Wahl, H. & Tesch-Römer, C.: Angewandte Gerontologie in Schlüsselbegriffen. Stuttgart: 290–295

Loh, M. (2000): Qualitätsentwicklung als Chance. In: Jugendhilfe (2), Neuwied.: 68–78

Luckey, K. & Görres, S. (2001): Organisationsentwicklung in der Bereichspflege. In: Kriesel, P. & Krüger, H. & Piechotta, G. & Remmers, H. & Taubert, J. (Hrsg.): Pflege lehren – Pflege managen. Frankfurt a. M.: 59–79

Lüngen, M. & Lauterbach, K. (2002): Ergebnisorientierte Vergütung bei DRG – Qualitätssicherung bei pauschalisierender Vergütung stationärer Krankenhausleistungen. Berlin

Maier, O. (1999): Umfassendes Qualitätsmanagement in der stationären Psychiatrie. Konstanz

Malorny, C. & Kassebohm, K. (1994): Brennpunkt TQM. Rechtliche Anforderungen. Führung und Organisation. Auditierung und Zertifizierung nach DIN EN ISO 9000 ff. Stuttgart

Matthes, N. & *Wiest, A.* (2002): Qualität im Krankenhaus – Überlegungen zu Begriffen und Methoden der Leistungsbeurteilung. In: Arnold, M. & Geisbe, H. (Hrsg.) Krankenhaus Report. Stuttgart: 161–174

Meinold, M. (1998): Qualitätssicherung und Qualitätsmanagement in der sozialen Arbeit. Freiburg im Breisgau

Mehrdoff, F. (2000): Vernetzte Rehabilitation am Beispiel des Managements nach einem Unfall. In: Rehabilitation, Heft 39, S. 231–236

Merchel, J. (1998): Qualität in der Jugendhilfe. Münster

Merchel, J. (2000): Qualitätsentwicklung in der Erziehungshilfe: Anforderungen zum Stellenwert der Qualitätsdiskussion und zu ihren methodischen Anforderungen. In: Ders. (Hrsg.): Qualitätsentwicklung in Einrichtungen und Diensten der Erziehungshilfe. Frankfurt a. M.

Merchel, J. (Hrsg.) (2001a): Qualitätsentwicklung in Einrichtungen und Diensten der Erziehungshilfe. Frankfurt a. M.

Merchel, J. (2001b): Qualitätsentwicklung in Einrichtungen und Diensten der Erziehungshilfe. In: Ders. (Hrsg.): Qualitätsentwicklung in Einrichtungen und Diensten der Erziehungshilfe. Frankfurt a. M.

Merchel, J. (2001c): Qualitätsmanagement in der Sozialen Arbeit. Münster

Metzler, H. & *Wacker, E.* (2001): Zum Qualitätsbegriff in der Behindertenhilfe. In: Schubert, H. J. & Zink, K. J. (Hrsg.): Qualitätsmanagement im Gesundheits- und Sozialwesen. Neuwied, Kriftel: 50–61

Metzler, H. (2001): Hilfebedarf von Menschen mit Behinderung. Fragebogen zur Erhebung im Lebensbereich „Wohnen und individuelle Lebensgestaltung". Tübingen

Mittnacht, B. (2000): Qualitätsmanagement in der Pflege. Das Beispiel einrichtungsübergreifender Versorgungsnetzwerke. Marburg

Möller, J. (2001): Nicht entweder – oder, sondern als auch: Qualitätsmanagement im Krankenhaus durch Verknüpfung von EFQM und KTQ. In: Krankenhaus Umschau Sonderheft: Qualitätsmanagement (6): 21–24

Möller-Leimkühler A. M. & *Dunkel, R.* (2003): Zufriedenheit psychiatrischer Patienten mit ihrem stationären Aufenthalt. Ergebnisse einer Stichtagserhebung. In: Der Nervenarzt (1): 42–46

Morganski (2001): Balanced Scorecard. München

Moen, R. D. & *Provost, L. P.* & *Nolan, T. W.* (1991): Quality Improvement Though Planned Experimentation

Müller-Fahrnow, W. & *Spay, K.* (2001): Qualitätsmanagement in Einrichtungen der medizinischen Rehabilitation – Rehabilitationswissenschaftlicher Ansatz für die Integration verschiedener methodischer Zugänge. In: Schubert, H. J.; Zink, K. J. Neuwied, Kriftel: 304–324

Müller-Kohlenberg, H. & *Münstermann, K.* (2000): Qualität von Humandienstleistungen. Opladen

Müller, M. J. & Schanz, B. (2002): Patientenzufriedenheit in der Psychiatrie. In: Psych Pflege (8): 319–322

Müller-Mundt, G. & Höhmann, U. & Schulz, B. & Anton, H. (2000): Anforderungen an das Qualitätsmanagement in der Gesundheitsversorgung aus der Sicht der Patientinnen. Ergebnisse aus dem Hessischen Modellprojekt zur kooperativen Qualitätssicherung. In: Müller-Kohlenberg, H. & Münstermann, K.: Qualität von Humandienstleistungen. Opladen: 183–193

Münder, J. (2003): Die Vereinbarungen nach SGB VIII §§ 78a ff. In: Verein für Kommunalwissenschaften (Hrsg.): Aktuelle Beiträge zur Kinder- und Jugendhilfe 39. Berlin

Morganski, B. (2001): Balanced Scorecard. München

Naegele, G. (2003): Die sozialen Dienste vor neuen Herausforderungen – dargestellt am Beispiel der sozialen Dienste für alte und/oder hilfebedürftige Menschen. In: Schnabel, E. & Schönberg, F. (Hrsg.): Qualitätsentwicklung in der Versorgung Pflegebedürftiger. Münster: 11–28

Nikolaus, T. (1998): Erfahrung mit dem geriatrischen Assessment und dem Modell der Übergangsbetreuung. In: Steinhagen-Thiessen, E.: Das geriatrische Assessment. Stuttgart

Nordmann, H. (1999): Entwicklungstand des Case Managements in Nordrhein-Westfalen. In: Bundesministerium für Familie, Senioren, Frauen und Jugend (BMFSFJ) (Hrsg.): Case Management in verschiedenen nationalen Altenhilfesystemen. Stuttgart. Bd. 189 (1): 94–100

Norton, W. W. & Freud, S. (1992): Hemmung, Symptom und Angst. Frankfurt am Main

Nübling, R. & Schrempp, C. & Kress, C. & Löschmann, C. & Neubart, R. & Kuhlmey, A. (2004): Qualitätssicherung und Qualitätsmanagement in der stationären Altenpflege. In: Bundesgesundheitsblatt, Gesundheitsforschung, -schutz. Heft 2, S. 133–140

Offermann, C. (2001): Qualitätsmanagement in Altenhilfeeinrichtungen. In: Schubert, H. J.; Zink, K. J.: Qualitätsmanagement im Gesundheits- und Sozialwesen. Neuwied: 200–212

Orlowski, U. & Wasem, J. (2003): Gesundheitsreform 2004: GKV-Modernisierungsgesetz (GMG). Heidelberg

Osterloh, M. & Frost, J. (2003): Prozessmanagement als Kernkompetenz. Wiesbaden.

Ollenschläger, G. & Thomeczek, C. & Kirchner, H. & Oesingmann, U. & Kolkmann, F. W. (2000): Leitlinien und evidenz-basierte Medizin in Deutschland. In: Gerontologie und Geriatrie (33): 82–89

Paeger, A. (2001): Effizient: Die kombinierte Bewertung. In: KU-Sonderheft Qualitätsmanagement (6): 13–20

Perkong, A. & Cording, C. (1999): Qualität in der Psychiatrie. Sichtweisen von Kliniken-Krankenkassen, MDK und Krankenhausträgern. Regensburg

Petermann, F. & Schmidt, M. H. (1999): Jugendhilfe-Effekte-Studie (JES). In: Kindheit und Entwicklung (2), Jg. 8

Petermann, F. & Speck, O. (1999): Qualitätsmanagement in sozialen Einrichtungen. München

Preuß, K. J. (2002a): Die Perspektive der Kostenträger bei der praktischen Anwendung von Benchmarking, Evaluation und Zertifizierung. In: Ders.: Managed Care. Stuttgart

Preuß, K. J. (2002b): Management Care. Stuttgart

Projektgruppe Wanja (Hrsg.) (2000): WANJA – Wirkung – Analyse in der Jugendarbeit. Münster

Prößdorf, K. (1995): Qualitätssicherung aus Sicht der Deutschen Krankenhausgesellschaft. In: Qualitätssicherung im psychiatrischen Krankenhaus. Wien; New York: 21–27

Räbiger, J. & Hasenbein, U. & Klatt, S. & Sinha, M. & Brenner, H. & Henke, K.-D. (2002): Konzepte für eine standardisierte Evaluation Managed-Care-orientierter Versorgungsmodelle in Deutschland: Ein Werkstattbericht. In: Preuß, J. K. (Hrsg.): Managed Care. Stuttgart: 116–131

RAL Deutsches Institut für Gütesicherung und Kennzeichen e. V. (Hrsg.) (1999): Ambulanter Pflegedienst Gütesicherung RAL-GZ.

Rau, H. (1996): Mit Benchmarking an die Spitze. Wiesbaden

Rave-Schwank, M. (2002): Was heißt Patienten-/Klientenorientierung in der Psychiatrie heute? In: Psychiat. Prax (29): 230–234

Reck-Hog, U. (2000): Kundenorientierung in der ambulanten Pflege. In: Müller-Kohlenberg, H. & Münstermann, K. (Hrsg.): Qualität von Humandienstleistungen, Opladen: 173–182

Reinhoff, O. (2000): Qualitätsmanagement. In: Schwarz, F. W. & Badura, B. & Busse, R. (Hrsg.): Das Public Health Buch. München, Wien, Baltimore: 585–598

Richter, E. (2000): Diakonie mit Qualität und Siegel. In: Forum Sozialstation Nr. 107 (12): 10

Rossbach, H.-G. (1999): Qualität im Kindergarten. In: Peterander, F. & Speck, O.: Qualitätsmanagement in sozialen Einrichtungen. München: 214–226

Roth, G. (2001a): Qualitätsmängel in der Pflege, Kohlhammer

Roth, G. (2002): Qualität in Pflegeheimen, Expertise im Auftrag des Bundesministerium für Familie, Senioren, Frauen und Jugend (BMFSFJ) (Hrsg.): Prozessorientierte Qualitätssicherung QS 13

Roth, G. (2003): Qualitätsmängel in der Pflege. In: Schnabel, E. & Schönberg, F.: Qualitätsentwicklung in der Versorgung Pflegebedürftiger. Münster: 65–102

Roth, G. & Rothgang, H. (2002): Pflegeversicherung und Sozialhilfe. Eine Analyse der Zielerreichung und Zielverfehlung der Pflegeversicherung hinsichtlich des Sozialhilfebezugs. In: Klie, T. & Buhl, A. & Entzian, H. & Schmidt, R. (Hrsg.) Das Pflegewesen und die Pflegebedürftigen. Frankfurt a. M.: 45–76

Roth, G. (2001b): Qualitätsmängel und Regelungsdefizite der Qualitätssicherung in der ambulanten Pflege. Stuttgart

Roes, M. & Francois-Kettner, H. & Schmälzle, G. & Lehmann, T. (2002): MUM – Ein Qualitätsprogramm zum Anfassen. Bern.

Roes, M. (2003): Entwicklung und Implementierung nationaler Expertenstandards. In: Pflege Bulletin, Heft 2

Rueter, K. & Mager, A. & Härter, M. & Kern, I. & Berger, M. (1999): Pilotprojekt an der Universitätsklinik Freiburg. In: Härter, N. et al.: Leitfaden Qualitätszirkel in Psychiatrie und Psychotherapie. Göttingen, Bern, Toronto, Seattle: 92–95

Sachverständigenkommission (Hrsg.). Kinder- und Jugendbericht. In: Materialien zum elften Kinder- und Jugendbericht, Bd. 1: Strukturen der Kinder- und Jugendhilfe. Opladen

Sager, M. (2000): Mit System fällt der Einstieg leichter. In: BALK Info. S. 127

Schädle-Deinger, H. & Villinger, U. (1996): Praktische Psychiatrische Pflege – Arbeitshilfen für den Alltag. Bonn

Selbmann, H. K. (2004): Bewertung und Zertifizierung von Akut-Krankenhäusern. In: Bundesgesundheitsblatt, Gesundheitsforschung, -schutz. Heft 2, 103–110

Schell, H. & Lauterbach, K. (2002): Evaluation, Benchmarking, Qualitätsmanagement und Zertifizierung als evidenzbasierte Gesundheitspolitik. In: Preuß, K. J. & Räbiger, J. & Sommer, J. H. (Hrsg.) Managed Care. Stuttgart: 36–42

Scheu, Ch. (2002): Disease Management – keine Qualität ohne Klinische Pfade. In: Hellmann, W. (Hrsg.): Klinische Pfade. Landsberg/Lech.161–194

Schleunig, G. (2002): Die Klinik im Gemeindepsychiatrischen Verbund. In: Aktion für psychisch Kranke: Mit und ohne Bett – Personenzentrierte Krankenhausbehandlung im Gemeindepsychiatrischen Verbund. Bonn

Schiemann, S. & Moers, M. (2004): Stationsgebundene Qualitätsentwicklung in der Pflege. Osnabrück

Schiemann, S. & Moers, M. (2002): Nationaler Expertenstandard Dekubitusprophylaxe in der Pflege. In: Igl, G. & Schiemann, D. & Gerste, B. & Klose, J. (Hrsg.): Qualität in der Pflege. Betreuung und Versorgung von pflegebedürftigen alten Menschen in der stationären und ambulanten Altenhilfe. Stuttgart: 205–225

Schmidt, R. (2002a): Impulse zur sektor- und systemübergreifenden Qualitätsentwicklung. In: Klie, T. & Buhl, A. & Entzian, H. & Schmidt, R. (Hrsg.): Das Pflegewesen und die Pflegebedürftigen. Frankfurt a. M.: 289–328

Schmidt, R. & Entzian, H. & Giercke, K.-I. (1999): Die Versorgung pflegebedürftiger alter Menschen in der Kommune. Frankfurt a. M.

Schmidt, R. (2002b): Soziale Dienste und demographischer Wandel. In: Klie, T. & Buhl, A. & Entzian, H. & Schmidt, R. (Hrsg.): Das Pflegewesen und die Pflegebedürftigen. Frankfurt a. M.: 77–93

Schmidt, R. (2003): Perspektiven einer nachhaltigen Qualitätsentwicklung in der Versorgung Pflegebedürftiger. In: Schnabel, E. & Schönberg, F. (Hrsg.): Qualitätsentwicklung in der Versorgung Pflegebedürftiger. Münster: 29–47

Schnabel, E. & Schönberg, F. (2003): Qualitätssicherung und Nutzungsperspektive. In: Ders.: Qualitätsbeurteilung in der Versorgung Pflegebedürftiger. Münster: 168–190

Schneeweiss, S. & Eichenlaub, A. & Schellschmidt, H. & Wildner, M. (2003): Qualitätsmodell Krankenhaus (QMK), Ergebnismessung in der stationären Versorgung. Abschlussbericht

Schneider, R. (2002): Kundenbefragung als Instrument der internen Qualitätssicherung. In: Klie, T.: Das Pflegewesen und die Pflegebedingungen. Frankfurt a. M.: 246–268

Schnoor, H. & Hergesell, M. & Pehl, T. (2002): Qualitätszirkel an Sonderschulen. Erwartungen und Befürchtungen von Lehrern bezüglich der Mitarbeit in Problemlösegruppen. In: Sonderpädagogik 32 (3, 4): 140–148

Schölkopf, M. (2002): Trends in der Alten(pflege)politik der Bundesländer. In: Klie, T. & Buhl, A. & Entzian, H. & Schmidt, R. (Hrsg.): Das Pflegewesen und die Pflegebedürftigen. Frankfurt a. M.: 246–268

Schönberg, F. & Schnabel, E. (2002): Qualitätssicherung: Nutzerorientierung und „patient view" in stationären Altenpflegeeinrichtungen. In: Klie, T. & Buhl, A. & Entzian, H. & Schmidt, R. (Hrsg.): Das Pflegewesen und die Leistungs- und Kostenträger, Interessenvertretungen der Nutzer sowie Berufsverbände. Frankfurt a. M.

Schrappe M. & Wolf-Ostermann, K. & Schlichtherle, S. & Lauterbach, K. W. (2000): Stand der Zertifizierung in bundesdeutschen Krankenhäusern. In: Krankenhaus f&W (6): 644–646

Schrappe, M. (2003): Der Patient als Kunde – Maßstab für Leistungserbringer im Gesundheitswesen, Dresden

Schubert, H. J. & Zink, K. J. (2001): Qualitätsmanagement im Gesundheits- und Sozialwesen. Neuwied, Kriftel

Schubmann, R. (2000): Qualitätsmanagement im Gesundheitswesen – eine ärztliche Aufgabe? Prozessoptimierung mit dem EFQM-Modell für Business Excellence. In: Präv.-Rehab. (4): 167–170

Schulz, M. (2002): Zur Messung von Outcome-Kriterien im Bereich der psychiatrischen Pflege – Möglichkeiten, Grenzen und methodische Probleme. In: Psych Pflege (8): 339–342

Schützwohl, M. & Kluge, H. & Becker, T. & Kalert, T. W. (2001): Mitarbeitermeinungen in der Erprobungsphase einer standardisierten Dokumentation für komplementäre psychiatrische Dienste. In: Gesundheitswesen (63): 370–375

Schwarte, N. & Oberste-Ufer, R. (2001a): LEWO II, Lebensqualität in Wohnstätten für erwachsene Menschen mit geistiger Behinderung. Ein Instrument für fachliches Qualitätsmanagement

Schwarte, N. & Oberste-Ufer, R. (2001b): Qualitätssicherung und -entwicklung in der sozialen Rehabilitation Behinderter. Anforderungen an Prüfverfahren und Instrumente. In: Schubert, H. J. & Zink, K. J. (Hrsg.): Qualitätsmanagement im Gesundheits- und Sozialwesen. Neuwied: 62–88

Schwarz, F. W. & Badura, B. & Busse, R. (2000): Das Public Health Buch. München

Siegrist, K. & Schlebusch, P. & Trenckmann, U. (2002): Fragen wir den Kunden–Patientenzufriedenheit und Qualitätsentwicklung. In: Psychiat Prax, Heft 29: 201–206.

Sießegger, T. (1997): Wie stehen wir denn da? Betriebsvergleich ambulanter Pflegedienste – erste Zahlen für die Praxis. In: Häusliche Pflege (6, 7): 18-23

Simnacher, G. (1999): Qualitätsmanagement in der stationären Psychiatrie aus Sicht der Krankenhausträger. In: Qualität in der Psychiatrie: 11

Sobotka, M. (2002): Aufforderung eines zukunftsweisenden Qualitätsmanagements aus der Sicht der Oecotrophologie. Altenpflege Messe. Münster

Sozialministerium Baden-Württemberg (Hrsg.) (1997): Ambulante Geriatrische Rehabilitation.

Sozialministerium Schleswig-Holstein (2003): Qualität von innen heraus. In: Häusliche Pflege (3)

Spieß, K. & Tietze, W. (2000): Qualitätssicherung in Kindertagesstätten. In: Zeitschrift für Erziehungswissenschaften. 5. Jg.: 139–162

Spieß, K. & Tietze, W. (2001): Gütesiegel als neues Instrument der Qualitätssicherung von Humandienstleistungen. Gründe, Anforderungen und Umsetzungsüberlegungen am Beispiel von Kindertagesstätten. Diskussionspapier Nr. 243, DIW Berlin

Speck, O. (1999): Die Ökonomisierung sozialer Qualität. Zur Qualitätsdiskussion in Behindertenhilfe und sozialer Arbeit. München, Basel

Spiegel, H. (1998): Selbstevaluation – Qualitätsentwicklung und Qualitätssicherung „von unten". In: Merchel, J.: Qualität in der Jugendhilfe. Münster: 351–373

Sozialpädagogisches Institut im SOS-Kinderdorf e. V. München (SPI) (Hrsg.) (2003): Dokumentation der Fachtagung „Qualitätsentwicklung und Qualitätswettbewerb in der stationären Erziehungshilfe" am 7. und 8. November 2002 in Berlin. Dokumentation 2 der Schriftenreihe. München.

Spießl, H. & Leber, C. & Kaatz, S, & Cording, C. (2002): Was erwarten Patienten von einer psychiatrischen Abteilung an einem Allgemeinkrankenhaus. In: Psychiat. Prax (29): 417–419

Steinmetz, W. & Egger, M. (2001): Einführung eines Qualitätsmanagements orientiert an SYLQUE in Vorschulischen Einrichtungen der Caritas-Behindertenhilfe – Erfahrungen eines Pilotprojektes. In: Schubert, H. J. & Zink, K. J. (Hrsg.): Qualitätsmanagement im Gesundheits- und Sozialwesen. Neuwied, Kriftel: 149–167

Stockwell, F. (2002): Der Pflegeprozess in der psychiatrischen Pflege. Göttingen

Stöcker, G. (2003): Die neuen Berufsgesetze in der Pflege und ihre Auswirkungen. Unveröffentlichter Vortrag. Bremen

Stötzel, A. & Appel, M. (2000): Das WANJA-Instrumentarium zur Qualitätsentwicklung in der Offenen Kinder- und Jugendarbeit. In: Müller- Kohlenberg, H. & Münstermann, K. (Hrsg.): Qualität von Humandienstleistungen. Opladen: 249–257

Struck, N. (1999): Die Qualitätsdiskussion in Deutschland. In: SPI-Schriftenreihe 1 SOS-Kinderdorf e. V. (Hrsg.): Qualitätsmanagement in der Jugendhilfe

Sturm, U. (2000): Die Bedeutung von Psychoseminaren aus der Sicht der Pflegenden. In: Psych Pflege (6): 132–141

Swoboda, E. & Kühnel, B. & Waanders, R. & König, P. (2000): Zufriedenheit der Patienten mit einer psychiatrischen Versorgung im Krankenhaus. Ergebnisse einer Patientenbefragung. In: Krankenhauspsychiatrie (11): 13–19

Tews, B. & Seitz, M. (1999): Der Pflege-TÜV. In: Häusliche Pflege (9)

Thelen, A. (2001): Am Montag kommt die Neue. In Pflegen Ambulant (3): 38

Tietze, W. & Schuster, K. M. & Rossbach, H. G. (1997): Kindergarteneinschätzskala (KES). Berlin

Trowitsch, L. & Rust, B. (2000): Erfahrungsbericht über das Bad Gandersheimer Modell zur Komplexrehabilitation – Aufbau eines südniedersächsischen Kompetenznetzwerkes für die Verzahnung der medizinischen und beruflichen Rehabilitation bei Patienten mit chronischem Rückenschmerz. In: Rehabilitation (39): 291–296

Tschinke, I. (2003): Dezentral organisierte Qualitätssicherung am Beispiel der Organisationsform Bezugspflege. In: Psych Pflege (9): 210–213

Uhl, A. (2001): Mit Strukturen und messbaren Werten Orientierung geben. In: Häusliche Pflege (6)

Uhlig, T. (2001): Entwicklung der Geriatrie in der Bundesrepublik Deutschland. In: Gerontologie und Geriatrie. Suppl. 1 (34): I/70-I/78

van Ee, B. & Verleum, M. J. & Giebing, H. (1993): Schulungsmaterial, Bildungsmodul pflegerische Qualitätssicherung: Planung, Durchführung, Vergleich und Anpassung. Utrecht

Verband katholischer Heime und Einrichtungen der Altenhilfe in Deutschland e. V. (2003): Dokumentation 14. Bundestagung „Ich möchte mein gewohntes Leben weiterführen". Freiburg i. B.

Villinger, U. (1999): Die unsichtbare Seite der Pflege – Qualitätsmerkmale psychiatrischer Pflege auf einer Station. In: Mabuse (117): 35–38

Vitt, G. (2002): Pflegequalität ist messbar. Hannover

von Eiff, W. (2000): Krankenhaus-Betriebsvergleich. Berlin

von Renteln-Kruse, W. & Nerenheim, D. & Thiesmann, R. & Meier-Baumgartner (1998): Erste Erfahrungen mit der Assessment Unit im Albertinen Haus. In: Steinhagen-Thiessen, E. (Hrsg.): Das geriatrische Assessment. Stuttgart: 130–134

Wacker, E. & Metzler, H. (2001): Zum Qualitätsbegriff in der Behindertenhilfe. In: Schubert, H. J. & Zink, K. J. (Hrsg.): Qualitätsmanagement im Gesundheits- und Sozialwesen. München

Wacker, E. & Wetzler, R. & Metzler, H. & Hornung, C. (1998): Leben im Heim. Angebotsstrukturen und Chancen selbstständiger Lebensführung in Wohneinrichtungen der Behindertenhilfe. Bericht zu einer bundesweiten Untersuchung im Forschungsprojekt: Möglichkeiten und Grenzen selbstständiger Lebensführung in Einrichtungen. In: Bundesministerium für Gesundheit (BMG) (Hrsg.) Baden-Baden

Wahl, H. & Tesch-Römer, C. (2000): Angewandte Gerontologie in Schlüsselbegriffen. Stuttgart

Wagner, K. (2003): PQM-Prozessorientierung Qualitätsmanagement-Leitfaden zur Umsetzung der ISO 90001:2000

Wallrafen-Dreisow, H. (2002): Qualitätssichernde Maßnahmen aus Sicht der Pflegeeinrichtungen. In: Igl, G. & Schiemann, D. & Gerste, B. & Klose, J. (Hrsg.): Qualität in der Pflege. Betreuung und Versorgung von pflegebedürftigen alten Menschen in der stationären und ambulanten Altenhilfe. Stuttgart: 293–309

Weig, W. & Wienöbst, J. (1996): Ergebnisse einer Umfrage zum Thema „Langzeitpatienten" in psychiatrischen Krankenhäusern. In: Spektrum (25): 120–126

Welti, F. (2002): Rechtliche Rahmen der Qualitätssicherung in der medizinischen Rehabilitation. In: Igl., G. (Hrsg.): Recht und Realität der Qualitätssicherung im Gesundheitswesen. Wiesbaden: 460–471

Wendt, W. R. (1999): Case Management im Sozial- und Gesundheitswesen. Freiburg im Breisgau

Wetzler, R. (2003): Qualitätsmanagement in Wohneinrichtungen der Behindertenhilfe. Eine empirische Bestandsaufnahme. Freiburg im Breisgau

World Health Organization (WHO) (Hrsg.) (1983–1987): Kurzberichte von Arbeitsgruppen zur Entwicklung von Standards für die Pflegepraxis. Kopenhagen

Wiesner, R. (2003): Vier Jahre Neuregelung des Paragraphen 78a ff. SGB VIII – Erwartungen und Erkenntnisse aus der Sicht des Bundesgesetzgebers. In: Dokumentation der SPI-Schriftenreihe SOS-Kinderdorf e. V. (Hrsg.): Qualitätsentwicklung und Qualitätswettbewerb. München

Wingenfeld, K. (2003): Studien zur Nutzerperspektive in der Pflege, IPW Bielefeld (www.ipw-bielefeld.de)

Wissenschaftliches Institut des AOK (Hrsg.) (2004): Qualitätssiegel und Zertifikate für Pflegeeinrichtungen. Ein Marktüberblick. Wido Materialien Bd. 51, Bonn

Watzlawick, P. & Beavin, J. H. & Jackson, D. D. (1967): Pragmatics of Human Communication. New York

WidO (Hrsg.) (1998): Der Pflegemarkt in Deutschland – ein statistischer Überblick: 28

Zapf, W. (2003): Im Mittelpunkt die Prozesse. In: Krankenhaus Umschau Spezial: Controlling (4): 7–11

Ziller, H. (1999): Entwicklungsstand des Case Managements in Hessen. In: Bundesministerium für Familie, Senioren, Frauen und Jugend. Stuttgart (BFSFJ) (Hrsg.): Case Management in verschiedenen nationalen Altenhilfesystemen. Bd. 189 (1): 106–109

Zopf, W. (2003): Im Mittelpunkt die Prozesse. In: Krankenhaus Umschau Spezial: Controlling, (4): 7–11

www.abvp.de
www.aezq.de
www.ads-pflege.de
www.ads-pflege.de/stellungnahmen
www.aeksh.de/4recht_ethikgoae/gesetzt/HeilberufeG/index.htm
www.aqua-institut.de
www.aqs.de
www.aerztetag.de/05/40Organe/05Aerzte/index.html
www.awmf.de/metho.htm
www.awmf-online.de
www.awmf.org
www.äzq.de
www.baek.de
www.berlin.de/sengsv/index/html
www.bmfsfj.de/dokumente/Bestellservice/ix29391.htm
www.bmgs.bund.de
www.bmgs.bund.de
www.bqs-online.de
www.BUKO-QS.de
www.bundesaerztekammer.de/Aerztetag/105_DAET/03Beschluss/Top1/30.html
www.bundesaertzekammer.de/30/Berufsfoerderung/10Mbo/index.html
www.bundesaerztekammer.de/05/index.html
www.bundesaerztekammer.de/30/Qualitaetssicherung/60Gremien/20Einv/BQS.htm
www.caritas-bamberg.de
www.degmed.de
www.demo-pro-qm.de

Literaturverzeichnis

www.destatis.de
www.deutsche-efqm.de/
www.dgvt.de
www.din.de/en/din contents.htms
www.diw.de
www.dkgev.de
www.dki.de
www.domino-ev.de/qualität/qu-main.html
www.dnqp.de
www.destatis.de/basis/d/gesu/gesutable14.htm
www.dzfa.uni-heidelberg.de/AfE/afe-studie-gerent.html
www.fh-muenster.de
www.gab-muechen.de
www.gemidas-qm.de
www.Ggmg.de
www.gmds.de
www.gmkonline.de
www.gsg-dortmund.de
www.g-b-a.de
www.g-k-v.com
www.gutegemeinschaft-pflege.de
www.ifp-bayern.de/cms/TQ2.pdf
www.ikj-mainz.de
www.ipp-muenchen.de
www.ipp-muenchen.de(texte)qm_muenchener_modell.pdf
www.iqd.de/ambulant
www.kopi.de
www.ktq.de
www.ktq.de/Homepage/Weiterentwicklung/psych.html
www.leitlinien.de
www.mdk.de
www.muenchen.de/beschwerdestelle-altenpflege/fachveröff.htm
www.netcomplett.de/schirm
www.netzwerk-ggmbh.org/HOME.htm
www.q-m-k.de
www.Patienten-information.de/start-schizo.tm
www.procumcert.de
www.proqm.de

www.qbvp.de
www.rh-isp.de
www.sgbVIII.de/S123.html
www.sozialePraxis.de
www.spi.nrw.de
www.spi.de
www.spi.nrw.de/materil/quast_krit.pdf
www.svr.de
www.swz-net.de
www.uke-uni-hamburg.de/institute/mediziniologie/ims21gerontologie/Pro-NETZ-Bericht_030614.pdf
www.uni-duesseldorf.de
www.uni-hamburg.de
www.vdab.de
www.vincentz-net.de
www.zg-aekn.de